Kinesiologie
ganzheitlich und sanft

Dr. Isa Grüber

Kinesiologie

ganzheitlich und sanft

südwest

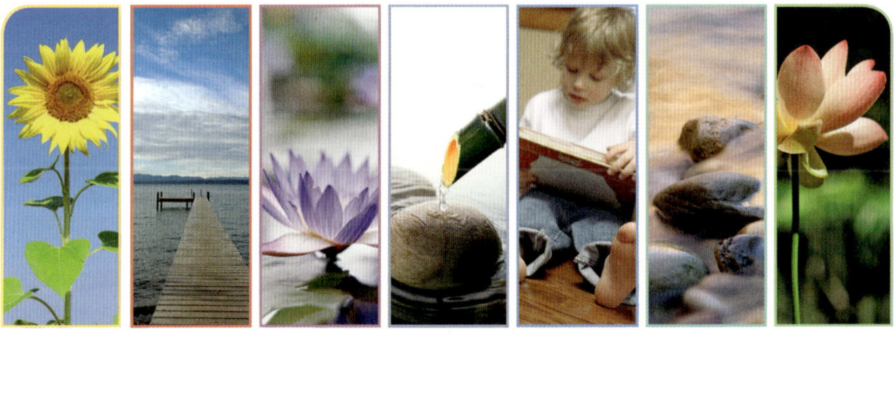

Vorwort zur vollständig überarbeiteten und erweiterten Neuauflage

Als dieses Buch 1998 unter dem Titel „Praxisbuch Kinesiologie“ zum ersten Mal erschien, war die Kinesiologie im deutschsprachigen Raum noch relativ unbekannt. In meiner Umgebung war ich weit und breit die Einzige, die mit dieser Methode arbeitete. Heute hat sie sich nicht nur fest im Spektrum der alternativen Heilmethoden etabliert. Sie wird auch von ganzheitlich arbeitenden Ärzten und Zahnärzten, von Lehrern und Managementtrainern angewendet. Sie alle machen sich den Effekt des kinesiologischen Muskeltests zunutze, um schnell und präzise herauszufinden, was einem Patienten, Kunden oder Schüler Stress bereitet und was ihn für seine jeweiligen Anforderungen individuell stärkt.

Während Kinesiologie und andere komplementäre Therapien in den USA, Australien, Kanada und Neuseeland schon lange an den Universitäten gelehrt werden, beginnen sie nun endlich auch in Deutschland die universitäre Ausbildung zu erobern. In einem Bachelor-Studiengang Komplementärtherapie kann Kinesiologie mit einem wissenschaftlichen Studium kombiniert werden. Es hat sich also eine Menge getan.

Von Mensch zu Mensch

Nach über zwanzig Jahren Erfahrung mit Kinesiologie bin ich immer noch fasziniert davon, wie »auf den Punkt“ ich in kurzer Zeit damit arbeiten kann. Der Muskeltest, präzise ausgeführt, ist durch nichts zu ersetzen. Bisherige Versuche, Geräte zu entwickeln, mit denen man dem Körper Fragen stellen könne, sind wenig erfolgreich. Es gibt nichts, was den persönlichen Kontakt von Mensch zu Mensch ersetzen kann.

Doch Muskeltesten ist eine Kunst, wie das Spielen eines Instruments. Es erfordert Können, Sorgfalt und Erfahrung. Um korrekte Ergebnisse beim Testen zu erzielen, müssen wir es unter professioneller Anleitung erlernen und immer wieder üben, bis wir die nötige Sicherheit darin haben.

Neue Schwerpunkte

In den letzten zwanzig Jahren hat sich die Kinesiologie weiterentwickelt und Wissen aus anderen Gebieten integriert, zum Beispiel Ergebnisse aus der neueren Gehirnforschung. Die Grundlagen der Kinesiologie und ihre Wirkungsweise, wie sie in diesem Buch beschrieben werden, haben sich jedoch nicht verändert.

Auch die Anliegen meiner Klienten sind in dieser Zeit gleich geblieben. Sie kommen mit Stresssymptomen verschiedenster Art: Beziehungsstress in Familie und Beruf, Lernprobleme und Schulstress, Ängste und Phobien, psychosomatische Beschwerden. Auch wenn heutzutage immer öfter die Diagnose Burnout gestellt wird, geht es letzten Endes um nichts anderes als die Frage: Wie gehe ich mit äußerem und innerem Stress um?

Der Schwerpunkt meiner Praxis hat sich im Laufe der Jahre verlagert. Inzwischen arbeite ich regelmäßig im Psychotherapieteam einer psychosomatischen Klinik, und diese Erfahrungen und Anregungen fließen in meine Praxis mit ein. Ich begleite daher vor allem Erwachsene, die unter psychischem und emotionalem Stress leiden.

Schon immer war ich von der Kombination von Kinesiologie und NLP (Neurolinguistisches Programmieren) begeistert. Nun ist noch ein prägender Baustein hinzugekommen, der sich durch meine ganze Arbeit zieht: meine Zusatzausbildung in der körperorientierten Traumatherapie Somatic Experiencing® nach Dr. Peter Levine.

In den Körper spüren

Auch wenn der Begriff Trauma in aller Munde ist und die Forschung auf diesem Gebiet große Fortschritte macht, wissen die meisten Menschen immer noch zu wenig darüber, was bei einem Trauma in Körper und Seele geschieht und welche Heilungsmöglichkeiten es gibt.

Viele Klienten kommen mit Symptomen wie einem dauerhaft erhöhten inneren Stresspegel, der Unfähigkeit zu entspannen, Schlafstörungen, Schwindel ohne medizinischen Befund, hohem Blutdruck etc. Sie wissen nicht, dass ihre Beschwerden mit unverarbeiteten Traumata zusammenhängen, zum Beispiel einem länger zurückliegenden Unfall, einem Krankenhausaufenthalt als Kind oder einem nicht verarbeiteten Verlust.

Neu hinzugekommen ist in diesem Buch daher ein Kapitel über die Behandlung von Traumata in der kinesiologischen Praxis. In diesem Kapitel geht es darum, worauf Behandler und Klienten achten müssen, wenn Traumafolgesymptome im Spiel sind, und wie ich meine Erfahrungen aus der körperorientierten Traumatherapie in die kinesiologische Arbeit einbringe.

Beide Methoden lassen sich gut miteinander verknüpfen. In beiden spielt der Körper mit seiner inneren Weisheit die entscheidende Rolle. In der Kinesiologie knüpfen wir durch den Muskeltest an dieses Wissen an, bei Somatic Experiencing® durch direktes Spüren in den Körper. Beide Wege gehen davon aus, dass es im Körper eine Instanz gibt, die weiß, was uns heilt. Wenn wir uns auf sie einlassen, lernen wir unserer Intuition zu vertrauen und unserem Herzen zu folgen.

Bonn, November 2011

Dr. Isa Grüber

Vorwort

Mit diesem Buch möchte ich einen Eindruck davon vermitteln, was mit Kinesiologie möglich ist. Es ist ein sehr persönliches Buch und auf der Basis langjähriger eigener Erfahrung in der Praxis entstanden. Auch wenn es in erster Linie für Laien geschrieben wurde, kann es ebenso für interessierte Therapeuten von Nutzen sein.

Mein Lebensweg führte mich auf Umwegen zur Kinesiologie. Als Sinologin lebte und arbeitete ich fünf Jahre lang in China und Taiwan. Dort erlebte ich die erstaunliche Wirkungsweise der traditionellen chinesischen Medizin und war von ihrem ganzheitlichen Menschenbild sehr beeindruckt. Nach meiner Rückkehr aus China hörte ich vom kinesiologischen Muskeltest. Ich war fasziniert und skeptisch zugleich. Doch die Neugier auf dieses einfache und doch so geniale Instrument, mit dem man Energieblockaden aufspüren kann, ließ mich nicht mehr los. Es folgten die Lektüre von Fachbüchern und Seminare zum Thema, erste Versuche mit Freunden, weitere Fortbildungen, Erfolgserlebnisse beim Durchführen kinesiologischer Korrekturen und schließlich der Wunsch, diese besondere Methode professionell auszuüben und zu ihrer Verbreitung beizutragen.

Harmonie für Körper und Geist

Die Kinesiologie ist eine ganzheitliche Heil- und Behandlungsmethode. Sie kann auch als Selbsthilfe angewendet werden. Zahlreiche praktische Tipps und anschauliche Übungen in diesem Buch zeigen, wie jeder damit Stress abbauen, seine Energie erhöhen und seine Konzentrationsfähigkeit verbessern kann. Die Übungen sind leicht zu erlernen und eine konkrete Lebenshilfe.

Darüber hinaus beschreibt dieses Buch, wie Kinesiologie von professionellen Therapeuten angewendet wird und was man mit ihr erreichen kann. Sie ist flexibel einsetzbar als Soforthilfe in akuten Fällen, als Kurzzeittherapie oder als längerfristige Begleitung für Menschen, die ihren körperlichen Beschwerden auf den Grund gehen wollen, konkrete Hilfe bei einem Problem oder in einer Krise suchen und sich persönlich weiterentwickeln möchten.

Schwachpunkte erkennen mit dem Muskeltest

Das Herzstück der Kinesiologie ist der Muskeltest. Er ist viel mehr als nur das Herunterdrücken eines Arms. Muskeltesten will gelernt sein. In der Heilkunde oder in der Persönlichkeitsentfaltung sollte es äußerst gewissenhaft angewendet werden. Durch viele längst standardisierte Tests und Behandlungsverfahren können professionelle Kinesiologen Blockaden und Ungleichgewichte aufspüren und behandeln.

Der kinesiologische Muskeltest macht es möglich, jeden Menschen individuell nach seinen Bedürfnissen zu befragen und zu behandeln. Der Test dient als eine Art verlängerter Arm der inneren Weisheit. Niemand weiß besser als der eigene Körper eines Menschen, was ihm fehlt, um wieder ins Gleichgewicht zu kommen. In einzigartiger Weise verbindet die Kinesiologie die Prinzipien der traditionellen chinesischen Medizin mit denen der westlichen ganzheitlichen Heilkunde.

Beim Muskeltest können wir zum Beispiel über den Deltamuskel an der Schulter fragen, was uns hindert, ausgeglichen und stressfrei zu sein. Dieser Indikator zeigt stellvertretend für den Organismus die Reaktionen auf Gedanken und Gefühle, aber auch auf Nahrungsmittel oder einen anderen Stressor.

Mithilfe des Muskeltests werden Energiestörungen aufgespürt und geeignete Maßnahmen gefunden, um über eine Art »Akupunktur ohne Nadeln« blockierte Energien wieder zum Fließen zu bringen. Muskelverspannungen oder -schwächen zeigen an, dass das seelische Gleichgewicht aus dem Lot geraten ist. Individuell ausgerichtete Behandlungsschritte harmonisieren sanft und wirkungsvoll gleichzeitig Energiehaushalt, Bewegungsapparat, Stoffwechsel und Psyche. So werden die Selbstheilungskräfte auf natürliche Weise angeregt. Gesundheit und Wohlbefinden werden dauerhaft gestärkt.

Mit NLP ist Kinesiologie noch wirksamer

Eine Bereicherung meiner kinesiologischen Arbeit erlebe ich durch das NLP (Neurolinguistisches Programmieren), das sich damit befasst, wie jeder Mensch die Welt individuell wahrnimmt und sich selbst programmiert. Als NLP-Master habe ich dieses Wissen in mein Behandlungskonzept integriert. Nach meiner Erfahrung können mit NLP Veränderungen in der inneren Einstellung, im Lebens- und Körpergefühl nach einer kinesiologischen Sitzung noch klarer nachvollzogen werden.

Als Heilpraktikerin kann ich mit Kinesiologie Menschen mit Krankheiten oder körperlichen Symptomen behandeln. Wer nicht über die Zulassung zu einem Heilberuf verfügt, darf diese Methode vorbeugend oder beratend einsetzen.

Selbstverständlich sind viele Details in den Praxisbeispielen verändert worden, um die Vertraulichkeit der Einzelarbeit mit meinen Klienten zu wahren. Aus Gründen der Einfachheit in der Darstellung habe ich mich durchgehend für die männliche Bezeichnung »Klient«, »Kinesiologe« usw. entschieden.

Dr. Isa Grüber

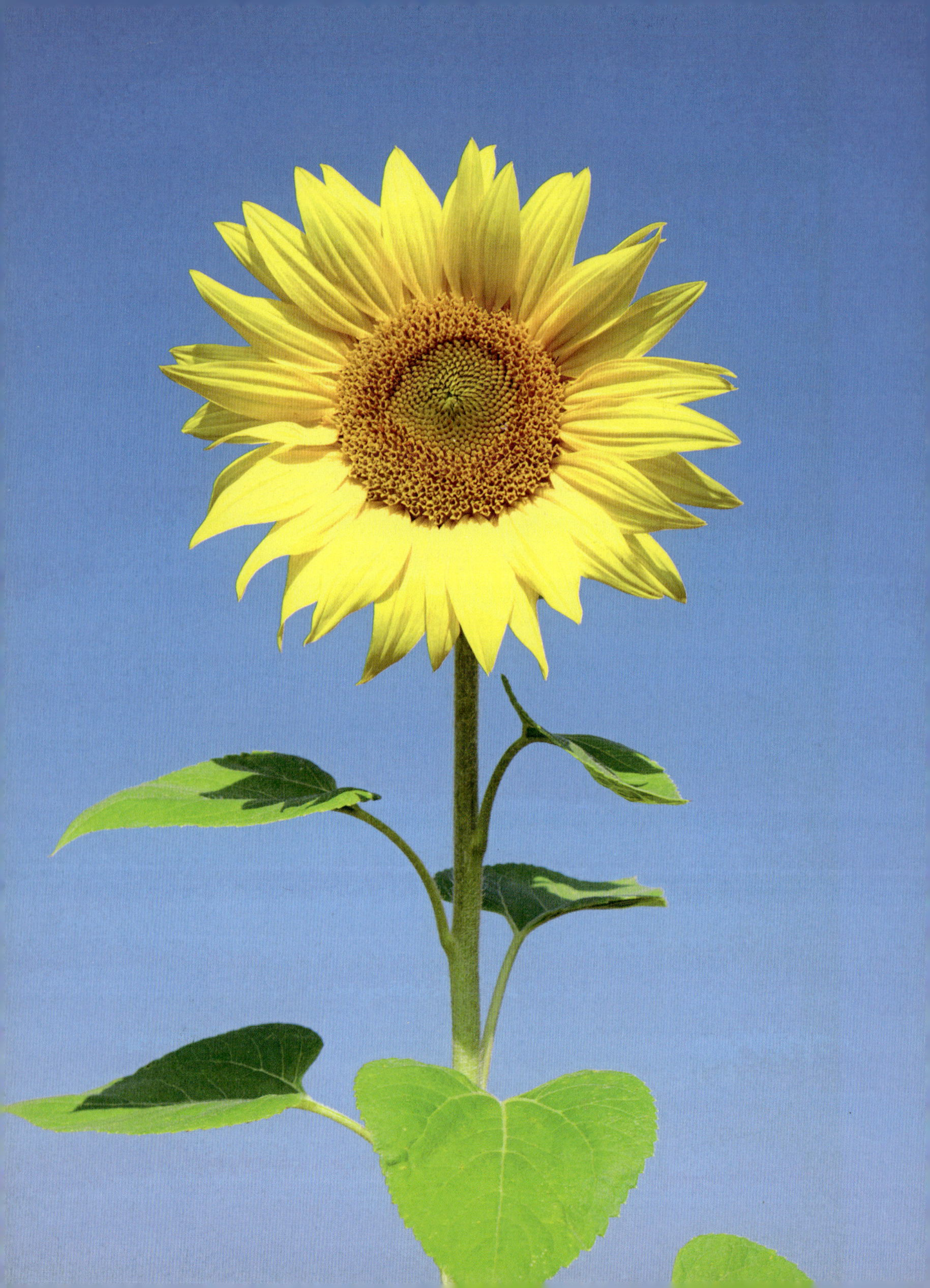

Körpertest – Der Weg zur Diagnose

Jeder Mensch hat sein individuelles genetisches Muster. Jeder Körper speichert die Geschichte seines Lebens in den Muskeln und allen anderen Zellen. Keine zwei Körper, keine zwei Ursachen von Ungleichgewicht und eine zwei Wege zurück in die Balance sind identisch.

Die Kinesiologie interessiert sich für die Frage: Was benötigt dieser Mensch jetzt für Körper, Geist und Seele, um ins Gleichgewicht zu kommen und sich zu heilen? Und wer könnte darüber genauere Informationen geben als der eigene Körper?

Wo die Energie fließt

Wie finden wir heraus, wo das Problem liegt?

Wer Hilfe bei einem emotionalen oder körperlichen Problem sucht und sich der Kinesiologie zuwendet, kann eine ganzheitliche, individuelle und auf den Punkt gebrachte Behandlung erwarten.

Stellen Sie sich vor, der Strom in Ihrem Haus fällt aus. Kurzschluss. Wo ist der Defekt? Als Laie muss man suchen und ausprobieren, um die Fehlerquelle zu entdecken. Der Elektriker dagegen prüft mit speziellem Gerät schnell, welche Steckdose, welches Kabel oder Gerät den Kurzschluss verursacht hat. Sobald der Auslöser gefunden ist, kann die Reparatur rasch durchgeführt werden.

Kinesiologie bringt die Dinge auf den Punkt

Genauso findet die Kinesiologie mithilfe des Muskeltests gezielt und schnell heraus, wo es klemmt. Dies kann eine Energiebahn sein, die blockiert ist, oder ein Organ, das überbelastet ist. Vielleicht ist es auch ein Muskel, der nicht richtig arbeitet und das Gleichgewicht stört, so dass andere Muskeln seine Funktion übernehmen müssen.

Kleine Reize mit großer Wirkung

Selbst kleine Reize können so stark sein wie das sprichwörtliche weiche Wasser, das den harten Stein formt. Oft genügt schon ein kleiner Reiz, um etwas in Gang zu bringen – wenn es der richtige ist: Die entsprechende Bachblüte, die optimale Farbe in der Farblichttherapie, das individuell passende Medikament, die Stimulation einiger weniger Akupunkturpunkte ohne Nadeln, Entspannung und Stärkung von Muskeln, Lösen von Blockaden im Energiefluss, eine neue Sichtweise des Problems – allein dadurch erkennt man oft wieder Licht am Ende des Tunnels.

Der Muskeltest

Wie finde ich als Therapeutin mithilfe der Kinesiologie heraus, welche der vielen möglichen Behandlungsweisen bei einem bestimmten emotionalen oder körperlichen Problem der direkte Weg zu Besserung und Lösung ist? Welche Möglichkeiten bleiben mir neben meiner Erfahrung und Intuition und natürlich dem mühsamen Weg des Ausprobierens, Abwartens und Hoffens?

Ganz einfach: Ich befrage den Körper meiner Klienten und teste aus, welcher Reiz der richtige ist.

Als Kinesiologin steht mir nicht nur eine breite Palette von Behandlungsmöglichkeiten zur Verfügung, sondern darüber hinaus ein ebenso geniales wie einfaches Instrument, um schnell und treffsicher herauszufinden, welche Behandlung in diesem Augenblick optimal ist: der Muskeltest.

Schwache und starke Muskeln

Die Kinesiologie hat entdeckt, dass jeder Muskel stark und schwach sein kann. Ein starker Muskel hält meinem Druck stand, ein schwacher Muskel gibt bereits bei leichtem Druck nach. Das hat nichts damit zu tun, wie gut durchtrainiert ein Mensch ist. Es geht nicht um Muskelkraft, sondern getestet wird lediglich, wie schnell oder ob überhaupt ein Muskel auf den leichten Druck, den man im Test auf ihn ausübt, reagiert.

Körperlicher und emotionaler Stress zeigen sich in einem schwachen Muskel. Die Kinesiologie macht sich dieses Phänomen zunutze, um Stressfaktoren, Ungleichgewichte und Blockaden auszutesten und dem Körper mit einem ausgeklügelten System Fragen zu stellen.

Der direkte Weg zu den Ursachen des Problems

Wir können die Muskeln dazu gebrauchen, mit dem Körper zu kommunizieren. Mithilfe der Informationen, die mir der Körper meiner Klienten durch den Muskeltest gibt, können wir einem Problem gemeinsam auf den Grund gehen.

Wir tun dies in dem Sinne, dass wir die Ursachen eines bestehenden Ungleichgewichts in Muskeln, Energiesystem und Emotionen aufdecken und dann geeignete Maßnahmen austesten und durchführen, die das Gleichgewicht wiederherstellen. Nach jedem Schritt wird per Muskeltest das Resultat überprüft. Bei einem positiven Ergebnis bekommen wir unmittelbar Feedback durch einen starken Muskel.

Der Körper weiß am besten, was er braucht

Niemand weiß besser als der eigene Körper, welche Behandlung gerade passt wie der Schlüssel zum Schloss. So kann zum Beispiel bei akuten Muskelschmerzen das Massieren ganz bestimmter Punkte schlagartig zum Nachlassen des Schmerzes und wieder freier Bewegung führen.

Nach einem Unfall, bei dem jemand von einem von rechts kommenden Auto angefahren wurde, kann vielleicht Stressabbau auf die Blickrichtung rechts erreichen, dass er wieder entspannter Auto fährt. Bei diffusen Stimmungsschwankungen (»Ich fühle mich oft deprimiert, obwohl ich eigentlich keinen Grund dazu habe«) kann das Austesten einer oder mehrerer Blüten für die Seele Aufschluss darüber geben, was der Auslöser ist. So könnte etwa eine Blüte, die bei Perfektionismus angezeigt ist, ein Hinweis darauf sein, mehr Geduld und Liebe für sich selbst aufzubringen.

Den Knoten im Kopf lösen

Bei Kindern, die sich in der Schule und bei den Hausaufgaben leicht ablenken lassen, können die richtigen Bewegungsübungen die Konzentration und das Auffassungsvermögen erheblich verbessern.

Wer unter Dauerstress im Beruf oder gar Mobbing leidet, kann durch einige wenige ausgetestete kinesiologische Korrekturen die oft monatelang angestaute Spannung einmal abbauen und ein vielleicht schon fast vergessenes Gefühl von Ruhe und Frieden erleben.

Sekundenschnell kann für jeden sein persönliches Stressmuster ausgetestet werden – und dazu geeignete Selbsthilfetipps, um sich selbst in besonders belastenden Situationen stark machen zu können.

Neues Wohlbefinden durch inneres Gleichgewicht

Die Kinesiologie wirkt auch vorbeugend – sie ist förmlich dazu prädestiniert, gesundheitliche Störungen und Ungleichgewichte in einem sehr frühen Stadium zu erkennen und zu beseitigen. Sie hilft schnell; oft genügen schon einige wenige Sitzungen. Sie lenkt die Aufmerksamkeit weg vom Problem hin zur Lösung mit dem

Kinesiologie für Kinder und Erwachsene

Kinesiologie kann bei Kindern und Erwachsenen jeden Alters angewendet werden. Sie funktioniert auch ohne Worte oder mit wenigen Worten.

- Sie verschafft uns Zugang zu unserer innersten Weisheit, die viel umfassender ist als unser Verstandeswissen.
- Sie respektiert die persönliche Einzigartigkeit jedes Menschen, indem sie alle Behandlungsschritte individuell austestet.
- Sie kann bei den verschiedensten Problemen und Situationen hilfreich sein und sich im Miteinander in der Familie und am Arbeitsplatz positiv auswirken.
- Sie entspricht den Bedürfnissen unserer Zeit, in der viele Menschen spirituell interessiert sind, sich persönlich weiterentwickeln möchten und sanfte Heilmethoden suchen, die tief und nachhaltig greifen.

Ziel, diese Blickrichtung beizubehalten. Und sie hilft ganz ohne Nebenwirkungen oder Erstverschlimmerung, denn im Sinne der traditionellen chinesischen Medizin bringt sie den Menschen immer wieder ins Gleichgewicht und schafft dadurch Gesundheit und Wohlbefinden.

Gesundheitsorientiertes Denken

Die Kinesiologie behandelt keine Krankheiten. Sie kennt den Begriff »Krankheit« nicht. Sie befasst sich ausschließlich mit dem Austesten und Korrigieren von Ungleichgewichten in Muskeln, Stoffwechsel, Energiefluss und emotionaler Verfassung. Zwei Menschen mit der gleichen Krankheit werden unterschiedlich je nach ihren Bedürfnissen ausbalanciert. Behandelt wird der Mensch in seiner Ganzheit. Die Kinesiologie konzentriert sich auf individuelle Ursachen für das Ungleichgewicht im Körper eines Menschen.

Die Lehre von den Bewegungsabläufen

Die Kinesiologie ist eine ganzheitliche Behandlungsmethode und eine Selbsthilfemethode für Erwachsene und Kinder. Ich übersetze dieses schwierige Wort gern mit

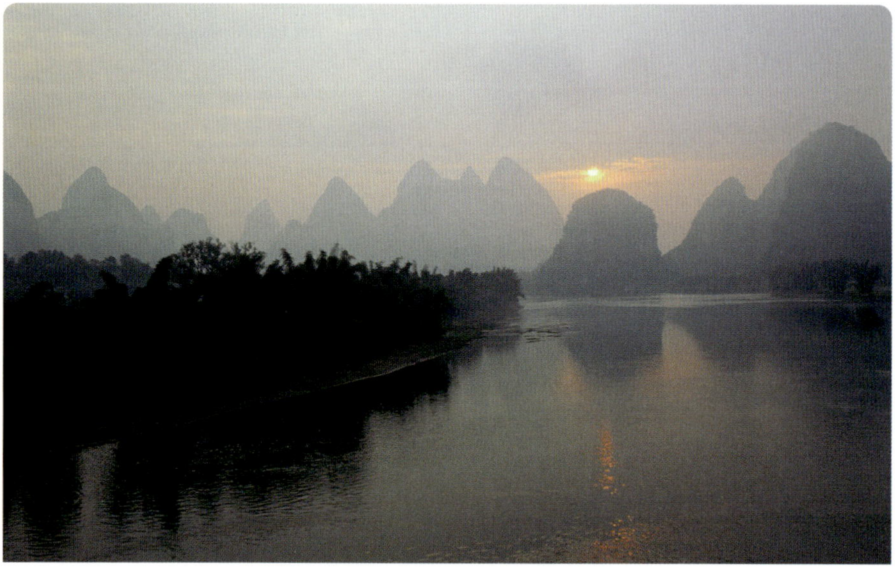

Die fernöstliche Weisheit begreift das gleichmäßige Fließen der großen Wasserläufe als Sinnbild für das harmonische und freie Strömen der Lebensenergie.

»Lehre von den Bewegungsabläufen«. Die Kinesiologie spürt gestörte Bewegungsabläufe auf und testet dazu den optimalen Weg aus, um sie wieder ins Gleichgewicht zu bringen.

Wörtlich bedeutet Kinesiologie **»Lehre von der Bewegung«**. Sie hat zwar eine Menge mit China zu tun, aber nicht vom Namen her. Das Wort kommt ursprünglich aus dem Griechischen von *kinesis* = Bewegung und *logos* = Lehre.

Leben ist Bewegung

Sinnbild des Lebens war in der Antike der Fluss. Wir sind gesund und im Gleichgewicht, wenn alles fließt:

- Blut, das den Körper bis in die äußersten Winkel mit lebenswichtigem Sauerstoff versorgt
- Energie, die der Motor für alle Körperfunktionen und für unseren Antrieb ist
- Lymphe, die Schlacken und Gifte abtransportiert

- Liquor, die Gehirn- und Rückenmarksflüssigkeit, welche unsere Steuerzentrale mit Nährstoffen versorgt
- Informationen, die durch Nervensignale weitergegeben werden

Wir sind gesund, wenn wir uns frei bewegen können, wenn alle Muskeln ohne Einschränkung beweglich sind, wenn nichts wehtut oder verspannt ist, wenn jedes Organ seine Pflicht erfüllt und im Gesamtzusammenhang des Organismus funktioniert.

Leben ist Veränderung

Das einzig Konstante im Leben ist die Veränderung. Auch unser Körper ist in ständigem Umbau begriffen. Jeden Tag stoßen wir unzählige Hautschuppen ab, verdauen und verstoffwechseln wir Nahrung, bilden wir Millionen neuer Zellen. Unser Herz arbeitet ohne Pause Tag und Nacht, ebenso unser Gehirn, auch im Schlaf.

Unser Körper braucht Bewegung, innerlich wie äußerlich. Wir bestehen zu 70 bis 80 Prozent aus Wasser, damit in den Zellzwischenräumen alles fließen kann. Lymphstau führt zu Überlastung und Allergien, Gefäßprobleme zu Herzinfarkt, Thrombose oder Schlaganfall, Verstopfung zu Rückvergiftung. Wir sind ein hochaktiver Organismus, der ständig in Bewegung ist. Überall, wo diese Bewegung eingeschränkt ist, gibt es Probleme.

Veränderungen in der Umwelt

Im übertragenen Sinn fließen wir auch mit dem Leben mit. Keine Beziehung zwischen zwei Menschen bleibt ewig so, wie sie heute ist. Alles entwickelt sich weiter: jeder Einzelne, die Gesellschaft, das Bewusstsein, die Wissenschaft. Wir sehen uns neuen Medien gegenüber, einer veränderten wirtschaftlichen Situation, neuen Chancen und Möglichkeiten, Risiken und Gefahren. Die Herausforderung für uns ist es, mit dieser Entwicklung mitzugehen, uns anzupassen, zu reagieren und zu agieren. Das bedeutet auch, andere Sichtweisen einzunehmen, dazuzulernen, geistig beweglich zu sein. Immer wenn wir uns diesem Fluss widersetzen, tauchen Probleme auf und wir leiden.

Alles im Fluss

Die Kinesiologie setzt genau hier an und untersucht: Wo ist etwas nicht mehr in Bewegung, und wie gerät es wieder in Gang? Mithilfe des Muskeltests findet sie Blockaden heraus, regt die Durchblutung und den Lymphfluss an, bringt gestaute Energien wieder ins Fließen und erleichtert es, aus dem Teufelskreis festgefahrener Gedanken herauszukommen. In jeder kinesiologischen Sitzung bewegt sich etwas.

Die drei Säulen der Gesundheit

Der Mensch ist eine Einheit von Körper, Seele und Geist und spricht auf ganzheitliche Behandlung sehr gut an. Das Besondere an der Kinesiologie ist, dass sie wie kaum eine andere Methode diese Einheit des Menschen wahrnimmt. Bei einer kinesiologischen Sitzung wird am Muskel getestet und dabei zugleich die emotionale Belastung des Menschen berücksichtigt. Die rein körperliche Muskelkorrektur bekommt dadurch eine neue Dimension und wirkt dauerhaft.

Die körperliche Ebene

Sind Bewegungsabläufe auf körperlicher Ebene gestört, kommt es zu Fehlfunktionen, Schmerzen oder eingeschränkter Bewegung. Muskeln stehen mit Organen und Energiebahnen des menschlichen Körpers in Zusammenhang.

Ein ständig schwacher Muskel kann ein Hinweis darauf sein, dass ein bestimmtes Organ Unterstützung braucht und dass der Energiefluss zu diesem Organ gestört ist. Die Kinesiologie testet Muskeln auf ihre Funktionsfähigkeit hin. Bei einem schwachen Muskel findet sie schnell heraus, wie er wieder gestärkt werden kann.

Störungen im Bewegungsapparat

Jemand kommt zum Beispiel mit Rückenschmerzen in meine Praxis. Über den Muskeltest finde ich heraus, dass eine Reihe von Muskeln schwach ist. Ich teste aus, welche Punkte massiert werden müssen, um die Muskeln zu stärken und der Wirbelsäule mehr Halt zu geben. Möglicherweise ist es sinnvoll, wenn mein Klient zu Hause regelmäßig diese Punkte massiert und sich so selbst helfen kann. Hier liegt tatsächlich eine eher körperliche Störung vor, die dem Patienten Unbehagen und Schmerzen bereitet. Sein Gleichgewicht wird durch Punktmassage wiederhergestellt.

Die geistige Ebene

Bei Stress und Problemen sind Bewegungsabläufe im geistigen Bereich gestört. Immer wenn es erforderlich ist, die eigene Einstellung anzupassen, dies aber nicht geschieht, wird das Leben mühsam.

Das kann eine 50-jährige Sekretärin sein, die jahrzehntelang auf der Schreibmaschine geschrieben hat und sich nun plötzlich auf Computerarbeit umstellen soll. »Ich hasse Technik«, sagt sie. »Mit den Dingern komme ich nie zurecht.« Erst wenn ihr Arbeitsplatz ernsthaft bedroht ist, begreift sie, dass sie umdenken muss. Die Kinesiologie kann ihr helfen, von Widerwillen und Angst umzuschalten auf die Bereitschaft, sich auf das Abenteuer Computer einzulassen.

Mit Umdenken kommt man weiter

In einer Familie hängt der Haussegen schief, weil die Tochter einen Freund hat, der den Eltern nicht gefällt. Er ist nach Meinung der Eltern nicht gut genug für die Tochter. Das kann zu Streit, Bitterkeit und im Extremfall zum Zerwürfnis zwischen Eltern und Tochter führen. Angesagt ist also, dass etwas in Bewegung kommt, was völlig festgefahren ist. Die Kinesiologie kann hier eine große Hilfestellung sein – wenn die Betroffenen es wollen. Sie hilft, Ursprünge von Glaubenssätzen aufzudecken, und zeigt, wie leicht es sein kann, seine Meinung zu ändern. Die Kinesiologie erleichtert Menschen diejenigen Veränderungen, die sie selbstverantwortlich wollen.

Die seelische Ebene

Bei Depressionen oder Angstzuständen sind Bewegungsabläufe im seelischen Bereich gestört. Oft ist das der Fall, wenn Gefühle nicht richtig zugelassen und ständig unterdrückt werden. Eine Depression geht häufig mit einem Zustand des Nicht-Fühlens einher. Wer aufhört, immer nur mit dem Kopf an eine Sache heranzugehen, und wieder anfängt zu fühlen, wird automatisch ruhig, innerlich weit und gewinnt das

Vertrauen ins Leben zurück. Die Kinesiologie arbeitet über den Körper, löst Spannungen und Blockaden, taut eingefrorene Emotionen auf. Dann schmelzen sie und sind nicht länger bedrohlich.

Die drei Ebenen sind eine Einheit

Diese drei Ebenen Körper, Seele und Geist sind natürlich nicht voneinander trennbar.

Ich arbeitete mit einer 64-jährigen Frau, die unter starken Ischiasbeschwerden litt. Beim Muskeltesten fand ich heraus, dass der Quadratus lumborum, ein ganz wichtiger Stützmuskel zwischen Rippen und Becken, schwach war. Als zugehörige Emotion testete ich Trauer aus. Meine Patientin hatte vor 15 Jahren ihren Ehemann nach langer Krankheit verloren, dann einen langjährigen Freund, und nun lebte sie seit Jahren allein mit ihrem Hund. Seit einigen Monaten kränkelte der Hund, und alle Behandlungen konnten seinen Verfall nicht aufhalten. Bei dem Gedanken, bald ohne ihren geliebten Hund zu sein, überfiel sie tiefe Trauer. Sie drohte den Halt im Leben zu verlieren, und in ihrem Körper schalteten entscheidende Muskeln ab, die dem Körper Halt geben.

Hilfsmittel bei seelischen Problemen

Was kann Kinesiologie hier tun? Wie immer gibt es kein Patentrezept, sondern es wird individuell ausgetestet, was hilft. Meine Patientin brauchte Blüten für die Seele, die den Schmerz lindern würden. Zusätzlich stärkten wir den schwachen Muskel und löschten das Muster, das automatisch beim Gefühl von Trauer diesen wichtigen Muskel beeinträchtigte. Von da an führte ihre Trauer nicht mehr dazu, dass dieser Muskel abschaltete. Das bedeutete für die Wirbelsäule und andere stützende Muskeln eine große Erleichterung.

Wie Fühlen und Denken wieder ungehindert fließen

Am folgenden Beispiel sehen wir, wie bei Stress durch bestimmte individuell ausgetestete Berührungen Entspannung herbeigeführt wird und dadurch plötzlich einige Dinge ganz klar werden.

Kinesiologie fördert leichtes Lernen

Das menschliche Gehirn funktioniert sehr komplex. Es nimmt Informationen auf, wertet sie aus und speichert sie. Über komplizierte neuronale Verknüpfungen steuert es Emotionen, Reaktionen und Verhaltensweisen. Zeitgleich mit der Bedeutung eines Begriffs erkennt das Gehirn Erfahrungen, die in diesem Zusammenhang bereits gemacht wurden. Wenn wir lernen, nehmen wir Neues auf, und es bewegt sich etwas.

Umgekehrt fördert Bewegung das Lernen. Eine eigene Richtung der Kinesiologie befasst sich damit, wie durch körperliche Bewegung die besten Voraussetzungen für leichtes Lernen geschaffen werden können. Sie hat eine Reihe genau abgestimmter Bewegungen und Muskeltests entwickelt, die integrieren und zentrieren. Aufmerksamkeit und Konzentration sind die Folge. Die bekannteste ist die Überkreuzübung. In mehreren Varianten integriert sie die beiden Gehirnhälften. Logisches und bildhaftes Denken können wieder gemeinsam funktionieren.

In der kinesiologischen Praxis gibt es hierfür die sogenannten **Bahnungen**, individuell angepasste Bewegungsfolgen, die zusammen mit einem Kinesiologen durchgeführt werden. Unter Stress kann es vorkommen, dass wir Augen oder Ohren abschalten: Wir sehen zwar etwas, nehmen es aber nicht auf, wir hören zwar, aber hören nicht zu. Das Gehörte oder Gesehene wird nicht verstanden und kann nicht verarbeitet werden. Kinesiologischer Stressabbau in der Praxis und leichte Selbsthilfeübungen für zu Hause und in der Schule helfen, sich schnell für leichteres Lernen bereitzumachen.

Eine Klientin war seit einiger Zeit mit ihrer Ehe unzufrieden und trug sich mit dem Gedanken an Trennung. Wir vereinbarten eine kinesiologische Sitzung mit dem Ziel, Klarheit für sie zu erreichen. Während ich bei ihr bestimmte ausgetestete Körperpunkte hielt, lag sie bequem auf der Liege und ließ vor ihrem inneren Auge einen Film ablaufen. Von Zeit zu Zeit atmete sie sehr tief ein und aus. Danach erzählte sie, dass sie in kurzer Zeit sehr intensiv die verschiedensten Gefühle wahrgenommen hatte: Wut auf ihren Mann, seine körperliche Anziehungskraft, Angst vor dem Alleinsein, die Erinnerung an gemeinsames Lachen und tiefe Liebe für ihn. Gleichzeitig sah sie ganz deutlich einiges, was ihr vorher nicht so bewusst gewesen war und was sie mit ihm klären musste. Sie staunte, lachte, war erleichtert und wusste ganz klar, welche die nächsten Schritte waren und wie es weitergehen konnte. Sie hatte sich entschieden, ihrer Ehe noch eine Chance zu geben.

Das Ergebnis einer kinesiologischen Sitzung ist völlig offen. Es kommt etwas in Bewegung, Festgefahrenes kann sich auflösen. Die Kinesiologie unterstützt Menschen, ihre eigene innere Wahrheit zu finden und zu fühlen, was sie wollen und ob sie mit den Konsequenzen leben können.

Kurze Entstehungsgeschichte der Kinesiologie

Anfang der sechziger Jahre entdeckte der amerikanische Chiropraktiker Dr. George Goodheart ein sensationelles Phänomen: Nicht ein verkrampfter Muskel ist Ursache für Verspannungen und Beschwerden, sondern sein schwacher Gegenspieler.

Am Beispiel einer Schwingtür ist das leicht zu verstehen. Sie wird nach beiden Seiten von Federn in der Balance gehalten. Wenn eine Feder ausleiert und schwach wird, zieht sich die andere automatisch zusammen. Es würde nun kaum sinnvoll sein, die zusammengezogene Feder in die Länge zu ziehen, solange die schwache Feder auf der anderen Seite nicht gestärkt wird.

Gleichgewicht schaffen

Wenn wir dieses Beispiel auf den menschlichen Körper übertragen, entspricht unsere Wirbelsäule der Schwingtür. In der Chiropraktik wird über die Wirbelsäule der ganze Mensch behandelt, weil von ihr Nerven in alle Teile des Körpers ausgehen. Die einzelnen Wirbel und andere Knochen werden von Muskeln in ihrer Position gehalten. Wenn Wirbel verlagert sind, die ganze Wirbelsäule gekrümmt ist oder das Becken schief steht, sind meist schwache oder überspannte Muskeln dafür verantwortlich. Ist zum Beispiel ein beliebiger Muskel links von der Wirbelsäule überspannt und sein Gegenspieler auf der rechten Seite schwach, ist es notwendig,

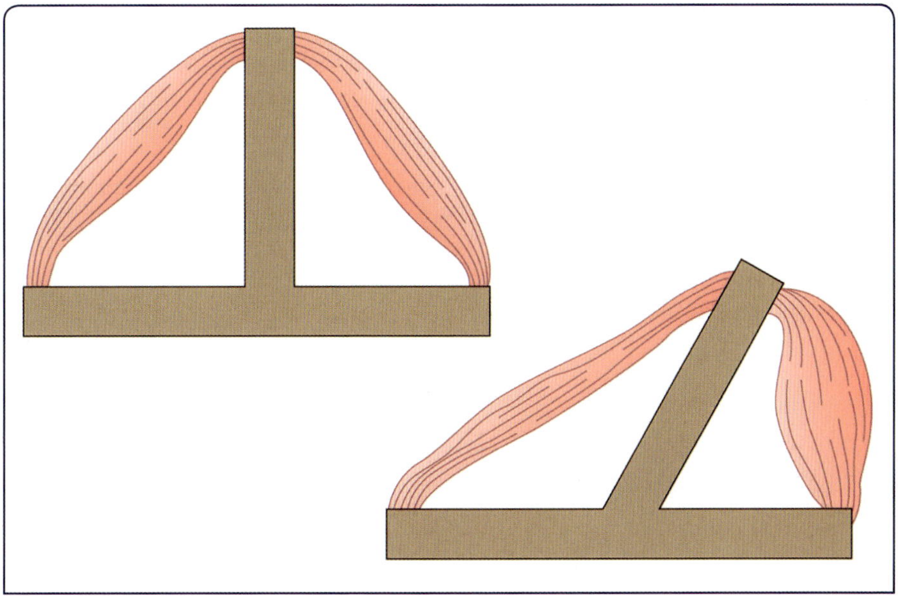

Wenn wir in Balance sind, ist unser Muskeltonus normal (links). Ein schwacher Muskel löst dagegen Verkrampfungen und Beschwerden im gegenüberliegenden Muskel aus (rechts).

zuerst den schwachen Muskel zu stärken, bevor man den überspannten Muskel lockert.

In vielen Experimenten entdeckte Dr. Goodheart mehrere Methoden, einen Muskel zu stärken, der sich beim Testen als schwach erwiesen hatte. Bestimmte Reflexpunkte (neurolymphatische und neurovaskuläre Punkte) können, wenn sie stimuliert werden, einen Muskel an einer ganz anderen Körperstelle beeinflussen. Dr. Goodheart erkannte die Zusammenhänge zwischen der Lebensenergie, die nach der traditionellen chinesischen Medizin entlang der Meridiane fließt, und der Funktionsweise bestimmter Muskeln, die – je nach Befinden des Patienten – auf leichten Druck schwach oder stark reagieren.

Anregung der Lymphe

Die neurolymphatischen Punkte wirken anregend auf das Lymphsystem. Dieses körpereigene Entsorgungssystem entschlackt und entgiftet den ganzen Körper.

Fließt die Lymphe, kann sie überflüssige und schädliche Stoffe abtransportieren. Bei Lymphstau kommt es zu körperlichen Beschwerden.

Über den ganzen Körper verteilt gibt es viele solcher Punkte, die über das Lymphsystem Bezug zu bestimmten Muskeln haben. Sie sind leicht daran zu erkennen, dass sie druckempfindlich reagieren. Wenn sie massiert werden, lässt ihre Empfindlichkeit meist schon nach einigen Sekunden nach.

Durch die Massage der neurolymphatischen Punkte gerät die Lymphe in Fluss und kann Schlacken aus dem Muskel abtransportieren. Der Muskel kann seine Funktion wieder erfüllen. Ein doppelter Effekt ist die Folge: Muskeln werden gestärkt, und zugleich wird der Lymphfluss angeregt.

Förderung der Durchblutung

Die neurovaskulären Punkte wirken auf die Blutgefäße und fördern gezielt die Durchblutung einzelner Muskeln. Sie liegen meist am Kopf und werden nur leicht mit den Fingerkuppen berührt. Das führt zu tiefer Entspannung. Auch hier reicht im Allgemeinen eine kurze Zeit von höchstens einer Minute aus. Zuletzt spürt man unter den Fingerspitzen ein leichtes, gleichmäßiges Pulsieren.

Stimulation bestimmter Muskelzellen

Nach jeder Stimulation oder Punktmassage wird der behandelte Muskel nachgetestet, um zu überprüfen, ob er hält. Wenn die Korrektur erfolgreich war, ist er nun stark, wenn nicht, muss weiter geforscht werden.

Manchmal reichen diese beiden Methoden nicht aus, um einen schwachen Muskel zu stärken. Dann kann man auch direkt am Muskel arbeiten. Ansatz und Ursprung werden dabei quer zur Faserrichtung massiert und der Muskel so angeregt.

Muskeln und Energie

Der nächste wichtige Schritt in der Geschichte der Kinesiologie erfolgte, als Dr. Goodheart eine weitere revolutionäre Entdeckung machte. Er fand heraus, dass eine Verbindung zwischen unserer Muskulatur und dem Akupunktursystem der traditionellen chinesischen Medizin besteht.

Die chinesische Energielehre

Vor 5000 Jahren begannen die Chinesen, ihre Energielehre zu entwickeln. Nach diesem System fließt die Lebensenergie (chinesisch *Qi*, ausgesprochen: tschi) in Energiebahnen, den sogenannten Meridianen, durch den Körper.

Jeder Meridian hat Bezug zu einem oder mehreren Organen. Es gibt zum Beispiel den Magenmeridian, den Blasen- und Gallenblasenmeridian, den Lungen- und Dickdarmmeridian. Insgesamt haben wir 14 solcher Meridiane. Sie sind alle hintereinandergeschaltet wie in einem Kanalsystem. Wenn die Energie in allen Meridianen ungehindert fließt, sind wir nach chinesischer Vorstellung gesund und im Gleichgewicht. Ist die Energie jedoch blockiert, entsteht Über- und Unterenergie. Die Folge sind Beschwerden. Überenergie äußert sich beispielsweise in einer Entzündung oder in Kopfschmerzen, Unterenergie etwa in schlechter Durchblutung.

Chinesische Diagnostik

Ärzte, die mit der traditionellen chinesischen Medizin arbeiten, benutzen vor allem die Pulsdiagnose, um Energieungleichgewichte aufzudecken. In jahrelanger Ausbildung lernen sie, durch Tasten am Handgelenk den Zustand der einzelnen Meridiane differenziert zu erfassen. Behandelt werden die Energiestörungen hierbei mit Akupunkturnadeln.

Wie Muskeln und Energiebahnen zusammenhängen

Goodhearts Entdeckung, dass Muskeln in Verbindung zu Meridianen und Organen stehen, war für die Kinesiologie bahnbrechend. Der Zustand der Meridiane konnte von nun an schnell und einfach durch Muskeltests ermittelt werden. Erstmals war es möglich, Energiestörungen ohne Nadeln zu korrigieren, und zwar durch Halten oder Massieren der jeweiligen Reflexpunkte.

Muskeltests, das wussten die Kinesiologen nun, sagen nicht nur etwas über den Zustand der Muskulatur aus, sondern auch über den Gesundheitszustand des ge-

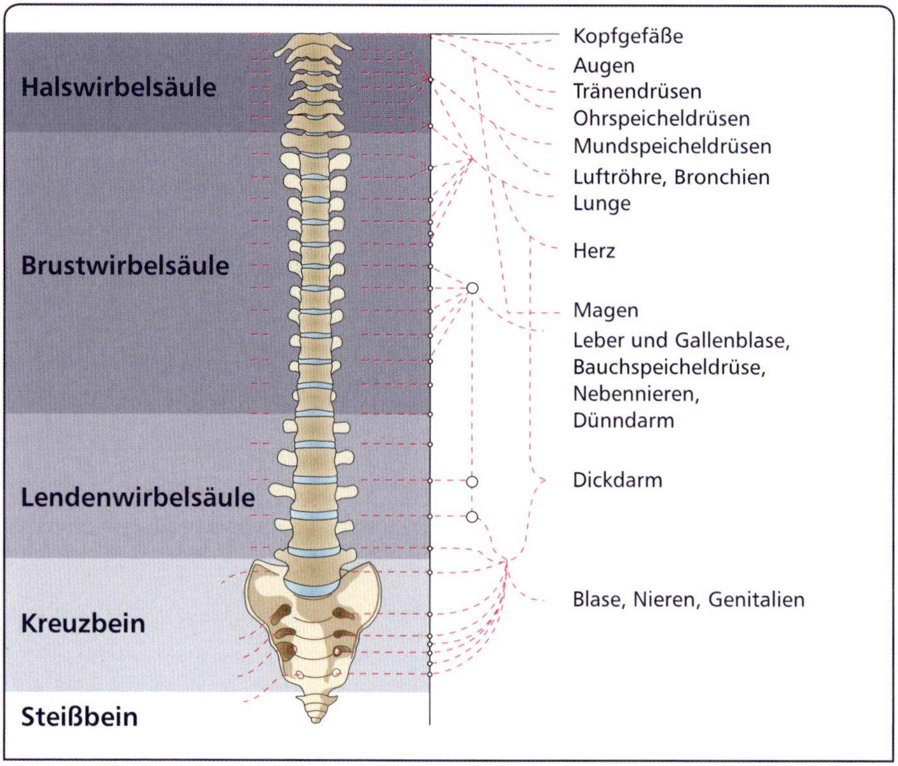

Sehr wichtig für das Wohlbefinden ist die Korrektur von Fixierungen und Verlagerungen in der Wirbelsäule, da alle Organe durch dort austretende Nerven versorgt werden.

samten Organismus. Wenn schwache Muskeln gestärkt werden, beeinflussen diese Korrekturen also nicht nur die Muskeln selbst, sondern auch die mit ihnen in Wechselwirkung stehenden Meridiane und Organe. Die Korrektur setzt an einer Stelle an und wirkt auf das ganze System – ein Netzwerk aus Emotionen, Meridianen und Organen.

Wie Verspannungen entstehen

Wenn der Kopf schmerzt und der Rücken wehtut, könnte es sein, dass Ihre Wirbelsäule damit auch auf psychische Probleme reagiert. Vielleicht sollten Sie sich jetzt fragen: Fühle ich mich überlastet? Was sitzt mir im Nacken?

Starke Emotionen können sich negativ auf Muskeln, Meridiane und Organe auswirken. In der Kinesiologie können wir diese wechselseitigen Einflüsse am Beispiel der Angst sehr gut nachvollziehen. Angst, Schrecken oder Panik beeinträchtigen den Blasen- oder Nierenmeridian.

Wenn wir Angst haben, ziehen wir den Kopf ein. Dabei ist ein Muskel beteiligt, der dem Blasenmeridian zugeordnet wird: der Rückenstrecker. Ängstliche Menschen haben eine eingezogene Körperhaltung. Die Angst sitzt in ihrem Körper oft im Rückenstrecker. Eine kinesiologische Balancierung dieses Muskels hat eine befreiende Wirkung auf den Blasenmeridian und die Angstgefühle.

Der Muskeltest als Informationslieferant

Der Muskeltest kann auch eingesetzt werden, um weitergehende Informationen abzufragen. Der Körper gibt, wenn man ihm in einer bestimmten Sprache Fragen stellt, klare Antworten. Diese Sprache muss man erlernen. Nehmen wir an, jemand steht seit Monaten unter Dauerstress und möchte endlich zur Ruhe kommen. Das Ziel der kinesiologischen Balancierung könnte also sein: »Ich bin ruhig und gelassen.« Wenn er diesen Satz ausspricht, wird ein schwacher Muskel Stress anzeigen. Dann werden geeignete Behandlungsschritte ausgetestet und durchgeführt. Das Ziel der Sitzung ist erreicht, wenn der Muskel »Ja« sagt zu der Aussage »Ich bin ruhig und gelassen«, indem er im Test stark reagiert.

Vielfältige Anwendungsmöglichkeiten

Im Lauf der Jahre hat sich die Kinesiologie rasant weiterentwickelt. Sie wird längst weltweit in über 40 Ländern praktiziert. Viele Lehren wurden integriert, und ihre Spezialisierung schreitet voran. Jeder Versuch, den neuesten Stand der vielfältigen Richtungen darzustellen, ist schnell überholt. Immer mehr Berufsgruppen machen sich auch die Kinesiologie zunutze, um ihre Arbeit zu erleichtern und zu verbessern.

- Kinesiologisch arbeitende **Zahnärzte** prüfen mit Muskeltest, ob ihre Patienten bestimmte Zahnersatzmaterialien vertragen oder nicht. Außerdem können in der Zahnheilkunde die Kiefergelenkmuskeln kinesiologisch behandelt werden.

– **Sportler** unterstützen mit Kinesiologie ihr Training und versetzen sich körperlich und seelisch vor dem Wettkampf in den bestmöglichen Zustand.
– **Musiker**, **Schauspieler** und **Sänger** bekämpfen damit ihr Lampenfieber vor dem Auftritt.
– **Führungskräfte** erkennen immer mehr, dass es ihre Persönlichkeit ist, die über Erfolg oder Misserfolg entscheidet und dass Kinesiologie ein leichter, schneller und effektiver Weg ist, um intensiv an sich zu arbeiten.

Wie funktioniert der Muskeltest?

Muskeltesten wird jeden Tag in physiotherapeutischen Praxen und in Krankenhäusern durchgeführt. Therapeuten testen damit beispielsweise nach einer Verletzung oder einer Operation, wie stark ein Muskel ist. Ihre Testverfahren beziehen sich auf die Muskelkraft. Sie sind Bestandteil des üblichen Programms neurologischer Untersuchungen. Ihr Zweck ist, Schädigungen an Muskeln, Nerven oder am Gehirn festzustellen. Die Kraft wird nach einer Skala von null bis fünf gemessen. Grad null bedeutet überhaupt keine Bewegung, Grad fünf die volle Kraft. Muskelschwäche ist hier alltägliche Diagnose.

So wird getestet

!

Ganz wichtig ist, dass der Muskel isoliert getestet werden muss, also nicht im Verbund mit den Muskeln, mit denen er normalerweise zusammenarbeitet.
– Wir bringen den Muskel in eine bestimmte Position, bei der seine beiden Enden sich möglichst weit annähern.
– Wir testen nur die ersten fünf Zentimeter seines Bewegungsradius.
– Dabei üben wir langsam und gleichmäßig Druck auf den Muskel aus. Es geht nicht darum, wer von uns beiden der Stärkere ist oder wie stark der Muskel ist. Es geht einzig und allein darum, ob der Muskel dem Druck standhält.
– Schmerzende Muskeln werden gar nicht getestet. Schmerz ist bereits ein klarer Hinweis auf eine Energiestörung. Der Muskel ist also schwach und sollte deshalb behandelt werden.

Kinesiologischer Muskeltest

In der Kinesiologie testen wir nicht die Kraft eines Muskels, sondern seine Reaktion. Wir gehen von seiner vollen Kraft, also Grad fünf, als Normalzustand aus. Ein Muskel ist stark, wenn er leichtem Druck standhalten kann. Starke Muskeln leisten beim Testen, unabhängig von der Körperkraft der Testperson, sofort Widerstand. Schwache Muskeln zeigen sich auf unterschiedliche Weise. Bei manchen geht bei einem schwachen Muskel der Arm sofort ganz herunter. Sie verfügen generell über wenig Muskelkraft. Bei durchtrainierten Frauen und Männern genügt ein leichtes Zittern des Muskels, um zu wissen, dass er schwach testet. Hier ist schon das kleinste Nachgeben als eine Abweichung vom Normalzustand zu werten.

Das Energiemodell

Vom Modell der traditionellen chinesischen Medizin her gesehen testen wir die Energie, die dem Muskel zur Verfügung steht:

Sind wir ausgeglichen und stressfrei, fließt die Energie frei durch alle Meridiane und damit durch den ganzen Körper. Auch alle Muskeln werden mit Energie versorgt. Wirkt hingegen ein Stressfaktor auf uns ein, kommt es unmittelbar zu einer Blockade im Energiefluss des Körpers. Auch der Muskel, den wir gerade testen, wird in diesem Augenblick nicht mit Energie versorgt. So wie eine Lampe nicht leuchtet, wenn wir den Schalter ausgeknipst haben, ist auch der Muskel vorübergehend außer Funktion.

Wenn ein Muskel also meinem Druck standhalten kann, bedeutet das, dass die Energie im Muskel und im zugehörigen Meridian ohne Blockaden ungehindert fließt. Zittert der Muskel, flattert er oder gibt er ganz nach, weiß ich, dass dieser Energiefluss unterbrochen ist. Die Ursache der Muskelschwäche und damit der Energiestörung kann auch im seelischen Bereich liegen.

Das Modell der unwillkürlichen Reaktionen

Ein anderes Erklärungsmodell für den Muskeltest beschreibt Christa Keding-Pütz. Auf die Frage, warum bei Stress die willkürlichen, also bewusst gesteuerten Muskeln des Körpers abschalten, fand sie eine interessante Erklärung. Im Normalzustand, also ohne besonderen Stress, gehorchen unsere Muskeln unseren Befehlen. Wir nehmen etwas in die Hand, heben die Beine beim Treppensteigen, führen die Tasse zum Mund.

Bei Stress, also bei Gefahr, ist schnelleres Handeln gefragt. Hier übernimmt sofort ein automatisches Reaktionssystem, das von Rückenmarksreflexen oder vom Kleinhirn gesteuert wird, die Kontrolle der Muskeln. Wir müssen blitzschnell reagieren, und dafür wird für einen Augenblick die bewusst gesteuerte Muskeltätigkeit unterbrochen. Wenn wir zum Beispiel eine heiße Herdplatte berühren, ziehen wir unwillkürlich und ohne nachzudenken reflexartig unsere Hand zurück. Eine bewusste Entscheidung für diese Bewegung würde viel zu lange dauern, und wir würden uns verletzen.

Diese automatische Reaktion setzt ein bei echter und bei vermeintlicher Gefahr, also auch bei einer Gefahr, die nur in der Fantasie existiert. Das Überlebenssystem des Körpers hat keine Zeit für eine solche Unterscheidung, denn sie könnte uns das Leben kosten. Daher gilt die Devise: Lieber hundertmal zu oft falscher Alarm im Nervensystem als einmal zu wenig.

Für den Muskeltest bedeutet das: Sobald ein Stressreiz auf uns einwirkt, wird das willkürliche Muskelsystem kurzfristig außer Kraft gesetzt. Für einen kurzen Augen-

Was passiert beim Muskeltesten?

Durch den Druck während des Testens wird der Muskel leicht gedehnt. Die Spindelzellen im Muskel registrieren das und leiten die Information an das Rückenmark weiter. Wenn diese Information den motorischen Teil des Rückenmarks passiert, zieht sich der getestete Muskel reflexartig zusammen. Wir nehmen ihn dann als stark wahr. Wird dieser Reflex aus irgendeinem Grund verzögert oder behindert, fällt der Muskeltest schwach aus. Die Auslöser für eine solche Verzögerung sind vielfältig. Es können Mitteilungen vom Gehirn, von anderen Gliedmaßen und von Gelenken sein. Auch Sinneswahrnehmungen, die wir als angenehm oder unangenehm empfinden, starke Emotionen und gedanklicher Stress können den Reflex beeinträchtigen.

blick können wir diese Muskeln nicht bewusst steuern. Wir nehmen sie dann als »schwach« wahr, obwohl sie gar nicht wirklich schwach sind, sondern nur gerade außer Funktion.

Eindeutige Antworten

Muskeltesten, um dem Körper Fragen zu stellen, geht schnell und ist angenehm. Es strengt meine Klienten und mich nicht an. Innerhalb kürzester Zeit habe ich damit aus 100 Blüten die passende herausgefunden oder aus einer umfassenden Tabelle von Emotionen die zutreffende gefunden.

Eigene Erfahrungen sammeln

Für die meisten Menschen ist es ein Erlebnis, wenn sie zum ersten Mal an sich selbst das Muskeltesten und -korrigieren erfahren. Zuerst, ohne ihr Zutun und meist gegen ihren Willen, ist der Muskel schwach. Nachdem ein bisschen massiert oder berührt wurde, ist er wieder stark und hält dem Druck stand.

Bei meinen Vorträgen über Kinesiologie führe ich gern vor, wie Stressfaktoren Muskeln schwächen. Zucker ist ein solcher Stressauslöser. Zucker schwächt bei fast allen Menschen den Milz-Pankreas-Meridian und den Latissimus dorsi oder breiten Rückenmuskel. Er ist ein wichtiger Muskel für den Rücken und verläuft von der Wirbelsäule hinauf zur Schulter. Er hält den Rücken aufrecht und die Schultern unten. Wir benutzen ihn bei allen kräftigen Armbewegungen, beispielsweise beim Schwimmen, Rudern, Kegeln oder wenn wir zum Wurf ausholen.

Kein Zaubertrick

Es ist mir am liebsten, wenn auf meine Bitte um eine freiwillige Vorführperson ein großer, kräftiger Mann nach vorne kommt, der ganz offensichtlich über mehr körperliche Kraft verfügt als ich. Zuerst erkläre ich ihm, wie ich teste. Dann bitte ich ihn, einen Arm seitlich an den Körper zu legen, und zwar mit dem Handrücken zur Hosennaht. Der Ellenbogen ist dabei durchgedrückt. Beim Testen versuche ich, seinen gestreckten Arm vom Körper wegzuziehen, während er ihn an den Körper andrückt.

Zunächst teste ich den breiten Rückenmuskel an sich. Anschließend teste ich ihn noch einmal nach dem Genuss von etwas Zucker. Angenommen, der Muskel ist zunächst stark. Meine Testperson nimmt etwas Zucker auf die Zunge, und ich teste den Muskel erneut. Bei den meisten Menschen testet er jetzt schwach. Weißer Zucker geht sofort ins Blut und treibt den Zuckerspiegel schnell in die Höhe. Er wirkt sofort auf die Bauchspeicheldrüse, die Insulin bereitstellen muss, um den Blutzuckerspiegel wieder zu normalisieren. Dieser Kreislauf wird bereits in Gang gesetzt, während der Zucker noch im Mund ist. Der Milz-Pankreas-Meridian reagiert mit einem schwachen Muskel. Es ist verblüffend, mit welcher Leichtigkeit ich jetzt selbst bei einem großen, kräftigen Mann den gestreckten Arm wegziehen kann.

Der Körper lügt nicht

Bei einem der ersten Seminare, die ich über Kinesiologie besuchte, gab es in der Pause Wasser, Kaffee, Tee und Kekse. Damals trank ich sehr viel Kaffee. Ich glaubte, ohne ihn nicht existieren zu können. Da sah ich, wie die Seminarleiterin bei einem Teilnehmer austestete, ob er Kaffee vertrug. Sein Muskeltest fiel schwach aus. »Ich weiß, dass Kaffee mir nicht bekommt«, lachte er. Das wollte ich auch probieren. Zu meiner großen Überraschung hatte auch ich nicht die geringste Chance, den Arm oben zu halten. Ich war sehr betroffen. Wenn mir jemand gesagt hätte: »So viel Kaffee ist nicht gut für dich«, hätte ich ihn wahrscheinlich ausgelacht und den wohlgemeinten Ratschlag sofort beiseitegeschoben. Oder ich hätte gegenargumentiert, dass es bei mir anders sei, dass ich den Kaffee morgens bräuchte, um richtig wach zu werden. Kein Mensch auf der Welt hätte mich mit Worten vom Gegenteil überzeugen können.

Aber so war es mein Körper, der mir mit einem schwachen Muskel in aller Deutlichkeit signalisierte: Kaffee schwächt meine Energie.

Lösungen testen

Die Leiterin des Kurses hatte sich in ihrer kinesiologischen Arbeit auf Allergien und Nahrungsmittelunverträglichkeiten spezialisiert. Wir testeten aus, dass ich eine Woche lang ganz auf Kaffee verzichten sollte und danach zwei Tassen pro Tag vertragen konnte. Ich hatte so übertrieben, dass die Toleranz meines Körpers gegenüber Kaffee in diesem Augenblick auf null gesunken war. Deshalb brauchte er eine völlige Erholungspause. Dann konnte er ihn in kleinen Mengen wieder ohne Probleme vertragen.

Der Körper weiß, was ihn stärkt

Tief innen wissen wir genau, was für uns gut ist – welche Nahrung, Umgebung, Musik, auch welche Farbe, welches Bild, welcher Lebensstil. Die meisten von uns haben jedoch den Zugang zu diesem inneren Wissen verloren. Es ist zugeschüttet durch viele andere Reize. So belasten wir unseren Körper mit schädlichen Nahrungsmitteln und nehmen sein Unbehagen noch nicht einmal mehr wahr. Geschmacksverstärker und Aromastoffe gaukeln dem Gehirn etwas vor, was in den Nahrungsmitteln tatsächlich gar nicht enthalten ist, und lassen uns nach mehr verlangen. Wir haben verlernt, unserem Körper zu vertrauen. Um den Anschluss an dieses Wissen zurückzugewinnen, brauchen wir Unterstützung. Der Muskeltest ist sozusagen der verlängerte Arm unserer inneren Weisheit.

Den Körper antworten lassen

Für eher kopfgesteuerte Menschen kann es eine ganz neue Erfahrung sein, sich der Weisheit des eigenen Körpers zu überlassen. Ich erinnere sie dann daran, dass sie beim Testen nicht nachdenken und antworten müssen. Das übernimmt jetzt ihr Körper für sie.

»Ich bin ein Kopfmensch. Bisher hat das immer gut funktioniert. Aber jetzt bin ich an einem Punkt, wo ich mich allein mit dem Kopf im Kreis drehe. Ich stoße zum ersten Mal in meinem Leben an meine Grenzen. Ich merke inzwischen, wie ich mich mit all den klugen Worten selbst überliste. Eine Lösung bringt es mir nicht«, stellte die redegewandte Pressesprecherin eines Verbands resigniert fest. »Ich bin jetzt bereit, mich voll auf meinen Körper einzulassen. Ich achte auf seine Reaktionen und vertraue ihm.«

Informationen aus dem Körpergedächtnis

In der Kinesiologie wird der Muskeltest eingesetzt, um Informationen vom Körpergedächtnis zu erhalten. Unsere Zellen speichern Erinnerungen. Stellen Sie sich vor, Sie sitzen in Ihrem Wagen, fahren vergnügt irgendwohin, hören flotte Musik und denken an nichts Böses. Plötzlich rollt von rechts ein Ball auf die Straße, und ein Kind rennt ihm hinterher vor Ihr Auto. Mit Sicherheit werden Sie in Ihrem Schrecken sofort auf das Bremspedal treten und eine Vollbremsung machen. Dazu brauchen Sie nicht erst zu überlegen, es geschieht reflexartig, wie von selbst.

In diesem Moment speichert Ihr Körper in den Muskeln, die daran beteiligt sind, alles, was geschieht: alle Bewegungen, die Anspannung, den Zeitpunkt und den Schrecken. Falls Sie viel zu schnell gefahren sind, vielleicht auch noch Schuldgefühle. Es scheint, als ob dieser Speichermechanismus vor allem im Augenblick starker Emotionen in Gang gesetzt würde.

In diesem Beispiel könnten die Emotionen möglicherweise mit den Muskeln verknüpft sein, die die Schultern plötzlich hochziehen oder das rechte Bein ruckartig anziehen.

Nicht abgebauter Stress bleibt im Körper

Mit dem Muskeltest können wir den Zeitpunkt des Schocks, die betroffenen Muskeln und die beteiligten Emotionen enttarnen und den damit verbundenen Stress aus dem Körper lösen. Dabei ist es egal, wie weit das Ereignis zurückliegt, ob einige Tage, Monate oder Jahrzehnte. Dieses Vorgehen ist beispielsweise nach Unfällen, wenn einem der Schrecken buchstäblich noch in den Knochen sitzt, sehr wirksam und nützlich.

Aus der Körperhaltung lesen

Auch die Körperhaltung und der Gang eines Menschen spiegeln seine Lebenseinstellung und die Geschehnisse seines Lebens wider. Wir können eine Menge über diesen Menschen und den Zustand seines Körpers daraus ablesen. Genauso wie unser Gesicht nicht nur Veranlagung ist, sondern sich im Lauf der Jahre dadurch ausprägt, welche Muskeln wir mit welchen Emotionen wie gebrauchen, trifft dies auch für den Körper zu.

Der Körper lügt nicht. Er erzählt selbst dem flüchtigen Beobachter Geschichten. Hängende Schultern, ein schlurfender Gang, ein vornübergebeugter Rücken, ein eingezogener Hals oder ein federnder, aufrechter Gang, ein hoch erhobenes Haupt, ein wacher Blick verraten uns viel über diesen Menschen und über seinen augenblicklichen Gesundheits- und Energiezustand.

Eine zusammengefallene Körperhaltung ist zwar nicht normal, aber durchaus üblich. Nach vorne gezogene Schultern haben wie viele andere körperliche Phänomene ihren Ursprung in Einstellungen, Erlebnissen und Emotionen. Sie sind das Ergebnis von jahrelangen schwächenden Einflüssen. Wenn wir den Körper zum Reden bringen, hat er uns eine Menge zu sagen.

Wie hoch ist das Energieniveau?

Dr. John Diamond begründete eine Richtung der Kinesiologie, die sich mit den Einflüssen ganz verschiedener Faktoren auf unseren Körper befasst. Die Behaviorale Kinesiologie (behaviour ist der englische Begriff für Verhalten) testet aus, ob Lebensstil und Umfeld eines Menschen sich schwächend oder stärkend auf seine Körperenergien auswirken. Dr. Diamond testete Nahrungsmittel, Kleidung aus verschiedenen Materialien, Farben, Neonlicht, getöntes Glas in Sonnenbrillen, Zigaretten und noch viele andere Dinge aus. Dabei kam er zu einem interessanten Ergebnis.

Sechs Hauptfaktoren sind entscheidend für einen hohen oder niedrigen Energiepegel und damit unser Lebensgefühl:

- Einstellungen
- Nahrung
- Emotionen
- Körperhaltung
- soziale Beziehungen
- Umwelteinflüsse

Das eigene Wohlbefinden beeinflussen

Emotionen wie Angst oder Hass, Liebe oder Freude finden ihren eindeutigen Niederschlag in einem schwachen bzw. starken Muskel. Das Gleiche gilt auch für Töne oder innere Vorstellungen. Stellen Sie sich vor, Sie hören abends plötzlich das Martinshorn eines Polizei- oder Krankenwagens, und Ihre Tochter ist noch nicht nach Hause gekommen. Wie fühlen Sie sich bei diesem Gedanken? Ihr Muskeltest würde jetzt mit Sicherheit schwach ausfallen.

Gestalten Sie Ihr Leben so, dass Sie sich möglichst oft stärken! Mit dem Muskeltest können Sie individuell herausfinden, was Ihr Energieniveau stärkt und was es schwächt. Wir können viel für unser Wohlbefinden tun:

- Bilder an den Wänden haben eine Wirkung auf uns, positiv oder auch negativ.
- Das Urlaubsfoto auf dem Schreibtisch stärkt in den meisten Fällen.
- Farben in der Wohnung, im Büro oder in der Kleidung können uns anregen, aber auch aggressiv machen, uns beruhigen, aber auch lustlos werden lassen.
- Naturgeräusche wie ein plätschernder Bach oder Vogelgezwitscher stärken unsere Energie. Wir verbinden damit vielleicht Frühlingsgefühle, die Erinnerung an einen Urlaub in den Bergen oder einen Spaziergang im Park.
- Diamond fand auch heraus, dass der Satz »Ich schaffe das nicht« schwächt, die Aussagen »Ich kann das« oder »Ich tue mein Bestes« dagegen stärken.

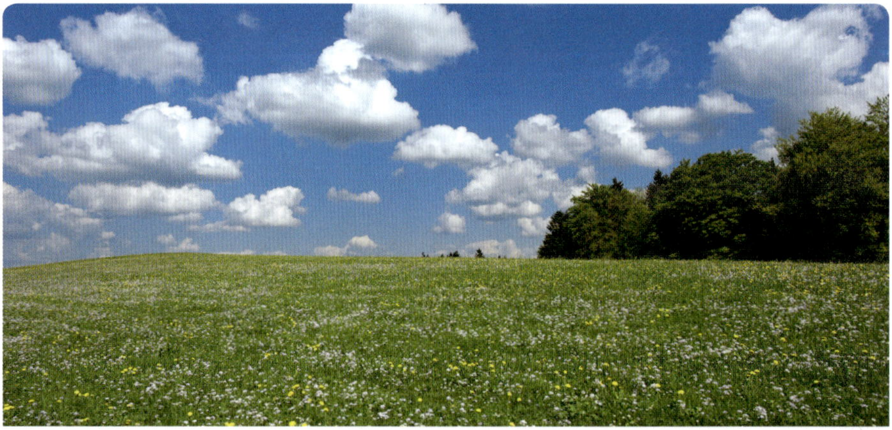

Helle Farben, Natur, die Erinnerung an den letzten Urlaub – all das stärkt unsere Energie.

Schnelle Hilfe durch Stressabbau

Alles, so stellte der Stressforscher Dr. Hans Selye fest, was eine Anpassung im Körper erfordert, ist Stress. Wir unterscheiden dabei zwischen dem positiven Eustress und dem negativen Disstress. Eustress entsteht beispielsweise bei einer Arbeit, die zwar kraftraubend ist, die wir aber trotzdem gern machen. Disstress wird durch Angst oder Widerwillen, Frust oder Ärger hervorgerufen. In der Kinesiologie bauen wir negativen Stress ab. Wenn ich von Stress spreche, meine ich in diesem Zusammenhang also Disstress.

Dabei hängt viel von unserer Einstellung ab. Gartenarbeit zum Beispiel ist anstrengend. Dem einen bereitet sie jedoch Freude und bringt Erholung, also Eustress, für den anderen ist sie lästige Pflicht und bedeutet damit Disstress.

Veränderungen sind auch anstrengend

Den größten Stress bereiten uns unsere unangenehmen Emotionen, wie Selye feststellte. Dazu gehören zum Beispiel Eifersucht, Angst, Jähzorn oder Rachegefühle. Außerdem ist all das Stress für uns, was eine Veränderung in unseren Lebensgewohnheiten mit sich bringt. Dabei steht der Verlust eines geliebten Menschen an erster Stelle. Ganz weit oben auf der Liste werden auch gravierende Lebenseinschnitte wie Pensionierung, Kündigung, Heirat oder Geburt eines Kindes angesiedelt. Schulden verursachen je nach Größenordnung Stress, aber auch ein Wechsel der Wohnung, Arbeitsstelle oder Schule. All dies macht eine Anpassung an neue Lebensumstände erforderlich.

Loslösung mit dem Muskeltest

Vor einiger Zeit wirkte ich in einer Fernsehsendung der Reihe »Telepraxis« über Kinesiologie mit. Wir drehten zuerst in der Praxis und dann im Studio. Vor dem zweiten Dreh war ich sehr aufgeregt. Ich beschloss, kurz vor dem Termin bei einer befreundeten Kollegin eine kinesiologische Sitzung zu nehmen, um Stress abzubauen. Ich wollte in optimalem Zustand im Studio erscheinen.

Der Muskeltest offenbarte schon bei dem bloßen Gedanken an mein Interview jede Menge Stress und abgeschaltete Muskeln. In meiner Vorstellung entstanden lauter Monster im Studio, die nur darauf warteten, dass ich mich verhedderte oder dass mir nichts einfiel. Am Ende der Sitzung fühlte ich mich gelöst und voller Vorfreude. Ich war überzeugt, dass alle Beteiligten mir zur Seite stehen würden. So war es dann auch. Ich fuhr entspannt ins Studio. Alle waren interessiert und professionell, und ich fühlte mich sehr unterstützt.

Was passiert bei Stress im Körper?

In Stresssituationen werden wir durch Hormonausschüttung auf Kampf oder Flucht vorbereitet, wie in Urzeiten, als uns noch wilde Tiere bedrohten. Das Stresshormon Adrenalin versetzt den Körper in Alarmbereitschaft. Die Blutgefäße verengen sich, mehr Blut wird in die Muskeln und das Gehirn gepumpt. Innerhalb von Sekunden geht eine Fülle von körperlichen Veränderungen vor sich.

Wo Gefahren lauern

Auch wenn uns heute im Allgemeinen kein wildes Tier mehr bedroht, reagiert unser Körper immer noch nach dem gleichen Muster. Bei starkem Stress spannen sich unsere Muskeln an und sind bereit, in der »lebensbedrohlichen« Situation für unser Überleben zu sorgen. Stresshormone bereiten den Körper auf Kampf oder Flucht vor, damit wir sofort aktiv werden können. Durch Bewegung können die Stresshormone schnell abgebaut werden, und das System kehrt zu seinen normalen Funktionen zurück. Ein sinnvoller biologischer Regelkreislauf.

Doch das wilde Tier ist für uns moderne Menschen der Stau, der Chef, die Abendnachrichten oder die Mathearbeit. Wir können weder weglaufen noch kämpfen. Wie oft unterdrücken wir stattdessen unsere Emotionen! Die Produktion von Stresshormonen läuft weiter auf Hochtouren, und der Körper gerät immer mehr aus dem Gleichgewicht.

Bewegung baut die Stresshormone wieder ab

Wenn wir uns dann nicht bewegen, müssen die Stresshormone auf anderem Weg abgebaut werden. Dafür braucht der Körper sehr viel Kraft. Leber, Nieren und Lunge leisten Entgiftungsarbeit.

In dieser Phase sind wir nicht voll leistungsfähig, in unserer Reaktion eingeschränkt und ruhebedürftig. Wer sich und seinem Körper diese Ruhephasen nicht gönnt, verschleißt sich.

Es gibt also zunächst zwei Möglichkeiten für den Körper, mit Stress und seinen Begleiterscheinungen fertig zu werden:

- Der natürliche Weg, Stresshormone abzubauen, ist die Bewegung.
- Wenn das nicht geschieht, muss sich der Körper eine Pause gönnen, in der er alle anderen Funktionen zurückstellt und sich ganz auf diese Aufgabe konzentriert.

Wer trotzdem weitermacht wie bisher, lässt seinem Körper vielleicht nur die Wahl, sich Aufmerksamkeit und Erholung über eine Krankheit zu verschaffen.

Muskel- und Gedankenstress lösen

Die kinesiologische Arbeit stützt sich auf das Wissen um den Zusammenhang zwischen Stress und Muskeln. Sie behandelt emotionalen Stress über den Körper und löst ihn mit einfachen Methoden auf. Einige davon kann jeder überall allein durchführen. In diesem Buch erhalten Sie zahlreiche Selbsthilfetipps, mit denen Sie sich und Ihren Kindern in verschiedenen Lebenslagen helfen können.

Stress ist ein zentrales Thema in der Kinesiologie. Er wird angezeigt durch einen schwachen Muskeltest. Zu den Stressfaktoren zählen wir alles, was das Gleichgewicht von Körper, Geist und Seele stört. Das können äußere Faktoren sein wie Lärm, Umweltgifte, allergieauslösende Stoffe oder Nahrungsmittel, aber auch innere Faktoren wie Sorgen, Ängste oder Horrorvorstellungen. Wenn wir uns mit unseren Gedanken im Kreis drehen wie der Hamster im Laufrad, ist es an der Zeit, Stress abzubauen.

Auf welche Weise wirkt die Kinesiologie stresslösend?

Emotionaler Stress spiegelt sich im Zustand der Muskulatur, zum Beispiel in Rückenschmerzen oder Schulter- und Nackenverspannungen, oder in körperlichen Symptomen wie etwa Kopf- und Magenschmerzen. Umgekehrt hat eine angespannte Körperhaltung Auswirkungen auf die Gemütsverfassung eines Menschen.

Die Kinesiologie greift in diesen Regelkreis an einer Stelle ein und durchbricht ihn. Das Ergebnis ist sofort nachvollziehbar. Nicht nur der Muskel, auch der Gedankenstress hat sich gelöst. Da eine kinesiologische Behandlung über das reine Gespräch hinausgeht, ist die Wirkung unmittelbar auch im Körper zu spüren – als Entspannung, Energetisierung oder eine andere Sicht der Dinge.

Die innere Einstellung entscheidet

Wie kann man durch Stressabbau entspannen, wenn die äußeren Umstände doch unverändert bleiben?

Es sind nicht so sehr die Verhältnisse, die den Stress verursachen, sondern unsere Einstellung dazu. Stellen Sie sich vor, Sie gehen mit einer Freundin ins Kino. Hinterher tauschen Sie sich mit ihr über den Film aus und stellen fest, dass bei ihr völlig andere Szenen oder Dialoge einen tiefen Eindruck hinterlassen haben als bei Ihnen.

Die Sicht der Dinge ist individuell

Jede hat etwas anderes wahrgenommen, weil jede den Film durch ihre persönliche Brille gesehen hat. Diese Brille können wir uns bildlich aus vielen Schichten bestehend vorstellen. Die Schichten setzen sich zusammen aus Erziehung, Wertesystemen, Geschmack und Vorlieben, Wünschen, Sehnsüchten, unseren wunden Punkten und unserer momentanen Stimmung. Die äußere Realität, in diesem Fall der Film, wird durch diese Brille gefiltert und als jeweilige innere Realität von jedem Menschen individuell – und damit anders – wahrgenommen.

Wege aus der Tunnelrealität

Wenn wir in einer Krise stecken, uns Sorgen machen oder Schmerzen haben, verengt sich unsere Sicht der Dinge immer mehr. Der größte Teil unserer Aufmerksamkeit ist fixiert auf das Problem. Wir haben den Blick für mögliche Lösungen verloren. Unser Tunnelblick macht uns glauben, dass es immer so weitergeht bis an unser Lebensende oder bis zur Katastrophe.

Konkrete Lebenshilfe

Da Kinesiologie ganz konkret Stress abbaut, ist sie u. a. hervorragend geeignet als akute Hilfe in besonders stressbelasteten Lebenslagen. Das kann z. B. ein Vorstellungsgespräch, der Wiedereinstieg in den Beruf, das Abitur oder eine akute Beziehungskrise sein.

Wir erschaffen unsere Realität durch unsere Einstellungen. Wir gehen ein bevorstehendes Ereignis anders an, wenn wir zuvor unseren Stress abbauen können und mit einer positiven Ausstrahlung zu wichtigen Terminen gehen.

Stress kann mithilfe der Kinesiologie auf vielfältige Weise abgebaut werden:

- als eine Art Soforthilfe
- als Stressabbau auf vergangene Erlebnisse hin
- als stärkende Vorbereitung auf ein wichtiges bevorstehendes Ereignis
- als unterstützende Maßnahme bei Dauerstress

Doch diese Perspektive kann sich zum Glück schnell ändern. Bei jedem Behandlungsschritt einer kinesiologischen Sitzung wird sozusagen eine Schicht aus der Brille entfernt. Wir können dadurch die Situation anders einschätzen und entdecken neue Möglichkeiten, sie zu ändern oder zu akzeptieren. Plötzlich finden wir uns am Ausgang des Tunnels, und die Welt wird wieder hell und weit.

Ganzheitliche Methode zur Vorbeugung und Heilung

Die Kinesiologie ist als Behandlungsmethode für alle geeignet, die organisch nicht krank oder ohne Befund und psychisch gesund sind, aber trotzdem Unterstützung bei körperlichen Beschwerden oder seelischen Problemen brauchen.

Wenn der Arzt bei körperlichen Symptomen keine organische Ursache feststellen kann, herrscht erst einmal Ratlosigkeit. Viele Beschwerden sind psychosomatisch, das heißt die Ursache wird in seelischen Zuständen vermutet. Die Betroffenen empfinden sie jedoch als sehr real und unangenehm, und sie suchen weiter nach Hilfe.

Aber wo? Sie wollen sich vielleicht durchaus mit sich selbst auseinandersetzen, sich aber nicht zu einer langen Psychotherapie verpflichten.

Für diesen Personenkreis sind einige Sitzungen in einer professionellen kinesiologischen Praxis möglicherweise genau das Richtige.

Gezielte Hilfe für den ganzen Menschen

In der Kinesiologie orientieren wir uns nicht an Symptomen, sondern an dem einzelnen Menschen in seiner Ganzheit. Wir bekämpfen nicht Symptome. Unser Ziel ist immer Gesundheit im Sinne von **Gleichgewicht auf allen Ebenen**.

Die Kinesiologie kann Langzeitbegleitung, Kurzzeittherapie oder akute Hilfe in Krisensituationen sein. Ideal geeignet ist sie auch als Coaching oder als Instrument der Persönlichkeitsentwicklung. Sie arbeitet konkret, zielorientiert und in einem zeitlich überschaubaren Rahmen.

Psychische Belastungen

Mit kinesiologischen Sitzungen können wir Menschen helfen, die gerade in einer belastenden Lebenssituation sind und zunehmend unter Stress oder Erschöpfung leiden. Das kann zum Beispiel für Eltern von kleinen Kindern zutreffen, für die Phase vor einer Operation, für Menschen auf Stellensuche oder beim Hausbau, für Studenten während der Diplomarbeit. Wer sich Sorgen macht, schläft vielleicht schlecht ein, wird nachts wach, malt sich das Thema in den schwärzesten Farben aus und wacht morgens gerädert auf. Medikamente lösen das Problem nicht, denn sie verändern weder etwas an den Fakten noch an der Einstellung dazu. Beruhigungs- und Schlafmittel helfen kurzfristig, aber sie vernebeln das Problem nur, anstatt eine Lösung zu unterstützen.

Bei zwischenmenschlichen Problemen

Viele Menschen werden allein damit fertig, andere gönnen sich professionellen Beistand. Wer in einer solchen Situation von Kinesiologie schon weiß oder gerade durch Freunde oder Verwandte davon hört, ist glücklich dran. Probleme, die zunächst unendlich groß scheinen, können sich mit ihrer Unterstützung überraschend schnell in der inneren Wahrnehmung verändern.

Wie sich die Sicht der Dinge ändern kann

Ich arbeitete in meiner Praxis mit dem Redakteur einer Tageszeitung an einem beruflichen Problem, das ihm sehr viel Stress bereitete. Er sollte einen neuen Kollegen an die Seite gestellt bekommen, dessen Einarbeitung man ihm übertragen hatte. Es wurde gemunkelt, dass der Neue anschließend sein Vorgesetzter werden sollte. Mein Klient hatte diesen Mann einmal bei einer Besprechung erlebt und fand ihn arrogant und unangenehm. Es graute ihm davor, mit ihm oder gar unter ihm zu arbeiten. Er schmiedete insgeheim bereits Pläne, wie er den neuen Kollegen ausbooten wollte, indem er ihm wichtige Informationen vorenthielt. Einige Zeit danach arbeitete ich mit diesem Redakteur an einem anderen Thema und fragte ihn, wie er mit seinem neuen Kollegen zurechtkäme. Er lachte und meinte: »Ach, der ist harmlos. Ich kann gar nicht mehr verstehen, wieso ich mir damals solche Sorgen gemacht habe.«

Viele Anwendungsgebiete

Da Kinesiologie keine Krankheiten behandelt, sondern mit dem Muskeltest Ungleichgewichte aufdeckt und korrigiert, ist die Liste ihrer möglichen Anwendungsgebiete beinahe unbegrenzt. Dazu gehören beispielsweise Bluthochdruck, chronische Erschöpfung, Konzentrationsschwäche, Lernprobleme, Beschwerden vor und während der Menstruation, Schlafstörungen, Migräne, Muskelverspannungen, Rückenschmerzen, Unfalltraumata, Ängste sowie alle psychosomatischen und stressbedingten Symptome. Die Kinesiologie kann die Schulmedizin nicht ersetzen, aber durchaus ergänzen. Vieles, was sonst mit Medikamenten bekämpft wird, lässt sich mit ihr sanft und ohne Nebenwirkungen in den Griff kriegen.

Neben den aufgeführten gesundheitlichen und seelischen Indikationen sind es die unzähligen und vielfältigen individuellen Probleme, die auf Kinesiologie sehr gut ansprechen. Eine Behandlung verändert die Sicht der Dinge und den Energiezustand positiv. Dies kann große Auswirkungen auf das Leben der Betroffenen haben.

Zuversicht statt Angst und Sorge

In meiner Praxis arbeitete ich mit einem achtjährigen Jungen. Seine Mutter hatte ihn zu mir gebracht, weil er bei den Hausaufgaben stundenlang trödelte. Er sah darin zwar kein Problem, aber was wir taten, machte ihm Spaß, und er war begeistert dabei. Nach ein paar Sitzungen meinte er, sich besser konzentrieren zu können.

Seine Mutter sah das ganz anders. Sie klagte mir ihr Leid: »Ich mache mir solche Sorgen um meinen Sohn. Er wird meinem Bruder immer ähnlicher. Und der war ein Versager. Ich weiß wirklich nicht mehr, was ich tun soll.«

Ich machte ihr klar, wie wichtig es für ihren Sohn war, dass sie eine andere Einstellung zu seinen Fähigkeiten fand. Wir alle kennen das Gefühl, wenn uns jemand seine eigenen Vorstellungen überstülpt oder etwas über uns sagt, was nicht stimmt. Das kann sehr verletzend sein. Manchmal geht dabei das ursprüngliche Vertrauen verloren. Das Kind spürt das unbewusst und ist verunsichert.

Nach einer kinesiologischen Sitzung hatte sich ihre Vorstellung von ihrem Sohn als Versager gewandelt in Ruhe, Zuversicht und die Hoffnung, dass der Junge seinen Weg schon gehen werde. Sie war sehr erleichtert. Vor Kurzem traf ich sie bei einem Einkaufsbummel. Glücklich erzählte sie mir, dass ihr Sohn mühelos den Übertritt ins Gymnasium geschafft hatte und es ihm dort sehr gut gefiel.

Anleitung zur Entspannung

Ein von Ohrgeräuschen (Tinnitus) geplagter Mann sucht Unterstützung. Er braucht konkrete Hilfestellung für seinen Alltag. Stress ist ein Auslöser für Tinnitus. Kinesiologie kann neben medizinischen Maßnahmen den Stress bei akuten Problemen in Beruf und Privatleben reduzieren, Anleitungen zur Entspannung geben und helfen, Alltagsprobleme leichter zu lösen und zusätzliche Stressbelastungen zu vermeiden.

Konkrete Hilfe im Notfall

Wenn eine Sekretärin von ihrem Chef sexuell belästigt wird, braucht sie zunächst einmal Unterstützung, um sich aus dieser Situation zu lösen. Es würde ihr zu diesem

Zeitpunkt zunächst einmal wenig helfen, in einer langen Psychotherapie ihre problematische Vaterbeziehung aufzuarbeiten, denn das dauert zu lange. Die Angst ist es, die sie lähmt und überhaupt erst ermöglicht, was da geschieht. Sie braucht konkrete Hilfe, um diese Angst zu überwinden, die sie vielleicht davon abhält, dem Chef Paroli zu bieten, Kollegen um Hilfe zu bitten oder Anzeige zu erstatten.

Die Kinesiologie kann im Notfall helfen, die allergrößte Verzweiflung abzubauen, Gelassenheit herzustellen und gemeinsam zu überlegen, was der oder die Betroffene tun kann, um dann gezielt daran zu arbeiten.

Neue Perspektiven

Eine Mutter von zwei kleinen Kindern, die gerade von ihrem Mann verlassen wurde und nicht ein noch aus weiß, braucht ganz konkrete Hilfestellung. Es geht darum, dass sie ihr Leben weiter als lebenswert empfindet und nicht nur als Pflichtprogramm, das damit beginnt und endet, ihre Kinder zu versorgen. Sie braucht neue Perspektiven und eine Stärkung ihres Selbstwertgefühls als Frau.

Mehr Selbstsicherheit

Ein Werbefachmann muss von Zeit zu Zeit vor einer Gruppe von potenziellen Auftraggebern eine Präsentation durchführen. Seitdem er dabei einmal einen völligen Blackout hatte, leidet er jedes Mal wochenlang vor einem solchen Termin unter Zittern und Alpträumen. Konkrete Hilfe heißt für mich in diesem Beispiel, den Stress in Bezug auf den Blackout von damals zu lösen. Danach ist es notwendig zu erkennen, wer ihm den größten Stress bereitet, welche Vorstellungen er von diesen Menschen hat, und gezielt daran zu arbeiten.

Probleme unserer Zeit

Wir leben in einem Zeitalter, das so schnelllebig ist wie kein anderes zuvor. Wir werden mit Informationen überschüttet, die im selben Augenblick schon wieder überholt sind. Gehirnforscher haben festgestellt, dass die Gehirne junger Menschen sich anpassen, indem sie mehr Informationen gleichzeitig verarbeiten können als die ihrer älteren Zeitgenossen. Noch nie überschwemmte eine derartige Flut von Neuerscheinungen den Bücher- und Zeitschriftenmarkt, noch nie gab es so viele Fernsehprogramme zur Auswahl. Um potenzielle Verbraucher zu fesseln, werden die Informationen leicht verdaulich in kleinen Häppchen angeboten. Unterhaltung auf Knopfdruck – und dadurch mehr Glück?

Auf der Suche nach Werten

Gleichzeitig verlieren ehemals verbindliche Normen und Werte ihre Gültigkeit. Traditionelle Wertvorstellungen lösen sich einfach auf. Es gibt kaum noch etwas, woran sich ein junger Mensch orientieren kann. Gefühle von Sinnlosigkeit und Einsamkeit sind in unserer Gesellschaft in allen Altersgruppen weit verbreitet. »Sehnsucht nach Werten«, so lautete unlängst das Titelthema einer populären Wochenzeitschrift.

Überhäuft von verführerischen Glücksangeboten der Werbung stellen die Menschen enttäuscht fest, dass Glück sich entgegen allen anderslautenden Versprechen nicht kaufen lässt. Immer mehr Konsum führt zu immer größerer innerer Leere. Langeweile und Überdruss machen sich breit.

Materieller Erfolg allein macht nicht glücklich

In Daseinsfragen wie zum Beispiel der Frage nach dem Sinn des Lebens sind wir alle auf uns allein gestellt. Selbst erfolgreiche Menschen in der Mitte des Lebens fragen sich irgendwann: »Ich habe alles, eine attraktive Frau, reizende Kinder, ein schönes Haus, einen zufriedenstellenden Beruf, genug Geld. Und trotzdem fehlt etwas. Soll das wirklich schon alles gewesen sein?« Viele Menschen flüchten in Drogen verschiedenster Art. Doch nach dem Rausch folgt die Ernüchterung, und alles ist noch schlimmer.

Ein Leben aus zweiter Hand

Talkshows und das sogenannte Reality-TV lassen uns am Leben – anderer Menschen – in all seiner Vielfalt teilnehmen. Während wir bequem im Fernsehsessel sitzen, erleben wir tragische Schicksale auf dem Bildschirm mit, Rettung aus der Not, Operationen, Liebesgeschichten, Morde und ihre Aufdeckung, alles live oder zumindest fast wie in der Realität. Die Zukunft liegt in den Medien. Das hat vielfältige Auswirkungen auf unsere Freizeit. Statt Freunde einzuladen, surfen oder chatten wir im Internet und »kommunizieren« mit wildfremden Codenamen. Dabei ist es völlig egal, welcher Mensch sich dahinter verbirgt. Kommunikation wird zum Spiel, Herz-zu-Herz-Kommunikation wird seltener und kostbarer.

Der schöne Schein

Fernsehen und Illustrierte gaukeln uns auch Scheinrealitäten vor, in denen es oberstes Ziel ist, möglichst schön und reich zu sein. Wenn man dann seinen oft so eintönig wirkenden Alltag betrachtet, der weit weg ist von diesem »Idealzustand«, kann das frustrieren.

Schädliche Isolierung

Wir wissen heute, dass Menschen mit einem funktionierenden sozialen Beziehungsnetz gesünder sind und länger leben. Aber was nützt uns dieses Wissen angesichts der Tatsache, dass viele Beziehungen nicht mehr lange halten, Ehen zunehmend scheitern und die Zahl der beziehungsunfähigen oder -unwilligen Menschen zunimmt? Wenn dann noch Krankheit dazukommt, ist der Arzt manchmal eine der wichtigsten Bezugspersonen.

Neue Ängste

Angstzustände und Phobien sind weit verbreitet. Neben vielfältigen Belastungen in der Familie gibt es auch jede Menge Stress im Beruf. Unter verschärftem wirtschaftlichem Konkurrenzdruck nimmt die Menschlichkeit im Arbeitsleben ab, und Phänomene wie Mobbing nehmen zu.

Auch Flugangst war früher kein großes Problem. Heute ist es modern, Urlaub in fernen Ländern zu machen. Wer früher vielleicht nie aus seinem Heimatort herausgekommen wäre, jettet heute um die halbe Welt. Das ließe sich ja vermeiden. Aber was ist, wenn Fliegen zum Beruf gehört, wie für Geschäftsleute, Journalisten, Politiker, Trainer und viele andere? Dann steht vielleicht die berufliche Existenz auf dem Spiel. Flugangst lässt sich übrigens kinesiologisch sehr gut behandeln.

Neue Krankheitsbilder

Die Menschen leiden heute unter völlig neuen Beschwerdebildern. Neben den alten psychosomatischen Beschwerden wie Kopf-, Rücken- oder Magenschmerzen gibt es jede Menge neue: beispielsweise das chronische Erschöpfungssyndrom oder das Sick-Building-Syndrom (engl. *sick* = krank, *building* = Gebäude), eine Reaktion auf Klimaanlagen und Baustoffe in Bürogebäuden. Sie sind multifaktoriell, das heißt sie lassen sich nicht mehr auf einen einzigen Grund zurückführen. Auch ihre klingenden Namen können nicht darüber hinwegtäuschen, dass sie medizinisch oft nicht fassbar sind, da sie keine augenfällige Ursache haben.

Ein dauerhaft niedriger Energiepegel führt ins Burnout

Allgemeines Unwohlsein, Erschöpfung und Ausgebranntsein, das Burnout-Syndrom, sind weit verbreitet. Alle möglichen Syndrome – Ansammlungen von verschiedenen Symptomen – bieten sich, wenn sie schulmedizinisch abgeklärt sind, für eine kinesiologische Behandlung an. Es wäre interessant, dieses in unserer Zeit und Gesellschaft vergleichsweise neue Phänomen einmal nach den folgenden Gesichtspunkten zu untersuchen:

- Welche Faktoren in meinem Leben stärken mich, welche schwächen mich?
- Wie kann ich mein Leben so gestalten, dass die stärkenden Einflüsse überwiegen, bzw. wie kann ich mein Energieniveau erhöhen, damit mich gewisse, vielleicht unabänderliche Dinge nicht länger schwächen?

Wie persönlicher Stress krank macht

Es ist längst unumstritten, dass sich unser seelischer Zustand positiv oder negativ auf unsere Gesundheit und unser Immunsystem auswirkt. Ein fächerübergreifender Forschungszweig, der sich für diese Zusammenhänge interessiert, ist die Psychoneuroimmunologie. Die Psychologie, Neurologie und Immunologie, die sich bis dahin

Kinesiologie geht ganzheitlich vor

Egal, ob eine Emotion der Auslöser von Beschwerden ist oder ob umgekehrt die Symptome zu einem bestimmten Gefühlszustand führen, wichtig ist, beide mit einzubeziehen. Bei einer kinesiologischen Balancierung geschieht wesentlich mehr als nur zu prüfen, ob bestimmte Muskeln funktionieren oder Muskelgruppen harmonisch zusammenarbeiten.

Muskeltesten liefert viel mehr. Es bietet einen Zugang zum Innersten, um mit mentalen und emotionalen Zuständen arbeiten zu können. Wenn wir vergangene Ereignisse nicht verarbeitet haben oder uns ständig sorgenvolle Gedanken über die Zukunft machen, können wir schwerlich ein ausgefülltes und zufriedenes Leben führen. »Wer bin ich, wenn ich alle meine Grenzen, Zweifel und Widerstände aufgelöst habe?« lautet die spannende Frage.

nur getrennt mit ihren Fachgebieten befassten, schlossen sich zu dieser vernetzten Wissenschaft zusammen. Sie erforschen, was sich biochemisch und elektrisch im Körper abspielt, wenn wir glücklich oder unglücklich sind.

Ursachen für Beschwerden aufspüren

Wenn wir körperliche Beschwerden kinesiologisch behandeln, gehen wir den Dingen auf den Grund. Vom westlichen Verständnis des Körpers her neigen wir dazu, das Symptom zu behandeln, beispielsweise einen zu stark angespannten Muskel direkt zu lockern. Dabei gibt es einen Grund für die Verspannung. Wenn er außer Acht gelassen und nur der Muskel entspannt wird, tritt die Verkrampfung nach kurzer Zeit wieder auf. Deshalb ist eine Ursachenbehandlung mit Kinesiologie, die Emotionen mit einbezieht und Stress insgesamt abbaut, auch so wirksam und dauerhaft.

Arbeit am Körper

Wer bei seelischen Problemen die Hintergründe aufdecken will, empfindet es meist als besonders angenehm, dass nicht nur geredet, sondern über die Arbeit am Körper tatsächlich etwas verändert wird. Probieren Sie selbst: Nur Reden über ein Problem allein hilft meist wenig. Erleichterung tritt erst dann ein, wenn sich etwas bewegt. Auch emotionale Probleme können über die Arbeit am Körper gelöst werden. Angst zum Beispiel hat häufig mit dem Blasenmeridian zu tun, der über Nacken und Rücken verläuft. Durch Behandeln dieses Meridians ist es häufig möglich, die Angst, die einem im Nacken sitzt, loszulassen. Außerdem können wir mit mentalen Programmen leichter umgehen, wenn gleichzeitig die Anspannung gelöst wird, die sie im Körper hervorruft.

Richtig angewandt, kann die Kinesiologie auch in kurzer Zeit Halt geben, einen Zusammenbruch verhindern oder neue Zuversicht vermitteln. Manchmal geht es auch nur darum, von Zeit zu Zeit Linderung in einer unabänderlichen Situation zu verschaffen.

Neue Perspektiven suchen

In der Kinesiologie gehen wir zielorientiert vor. Dabei können wir an allen möglichen Themen arbeiten. Voraussetzung ist, dass das Ziel wirklich erstrebenswert ist und der Klient oder die Klientin bereit ist, sich ganz dafür einzusetzen.

- Wer unter Einsamkeit leidet und seine Isolation durchbrechen will, kann zum Beispiel als Thema wählen: »Ich bin offen für neue Kontakte« oder »Ich gehe auf Menschen zu«.
- Menschen in der Midlife-Crisis oder in anderen Sinnkrisen können, bevor sie alles wegwerfen, was sie sich aufgebaut haben, noch einmal genau überprüfen, was ihnen eigentlich fehlt. Möglicherweise ist eine positive Veränderung durch eine veränderte Lebenseinstellung oder neue Ziele genauso zu erreichen wie durch Aussteigen.
- »Ich weiß, was ich will« oder »Ich finde meinen Weg« kann junge Leute bei der Studien- und Berufswahl unterstützen.
- Wer sich nach einer Partnerschaft oder Familie sehnt, aber immer wieder in Beziehungen scheitert, kann sich in kinesiologischen Sitzungen schrittweise von alten Mustern und mentalen Sabotageprogrammen trennen.

– Wer sein Leben langweilig und eintönig findet, kann mit kinesiologischer Unterstützung durch Achtsamkeit im Alltag das »kleine Glück« finden oder mit neuen Ideen und Aktionen sein Leben bunter und interessanter gestalten.

Herzenswünsche geben Energie

In meiner Praxis arbeite ich mit Klienten sehr oft an Fragen der Orientierung im Leben. Ich finde es spannend, lohnenswerte Ziele zu finden und zu verwirklichen – das ist ganz leicht, denn Herzenswünsche geben Energie.

Ein großer Teil unserer Sorgen und Probleme stellt sich als unberechtigt und im Nachhinein als überflüssig heraus. Wenn wir wissen, was wir wollen und unsere Energie nicht länger gegen uns, sondern für uns verwenden, können wir das Leben viel leichter nach unseren Wünschen gestalten.

Auch in Krisen ist es immer möglich, die Lebensfreude wiederzufinden, Beziehungen zu klären und Abhängigkeiten zu lösen, Ja zum Leben zu sagen anstatt nach dem Unerreichbaren zu streben, klare Entscheidungen zu treffen und durchzuziehen.

Ich empfehle ihnen, den belastenden Stress immer wieder einmal auf null zu bringen. Als ich meine Praxis aufbaute, bat ich eine Kollegin um eine Sitzung. Ich wollte dies aber noch ein bisschen aufschieben, bis der größte Stress vorbei war. Ich werde ihre Antwort nie vergessen. Sie sagte: »Warum willst du damit warten, Stress abzubauen? Was weg ist, ist weg. Danach geht alles viel leichter.« Sie hatte vollkommen Recht. Es ist Unsinn zu warten, bis es nicht mehr oder fast nicht mehr geht, und erst dann etwas zu unternehmen.

Individuelle Behandlung

Jede kinesiologische Sitzung ist ein Abenteuer – auch für mich. Das Ziel steht fest, aber wie wir uns darauf zubewegen, ist offen. Es ist jedes Mal eine Reise ins Unbekannte. Ich weiß nicht, ob wir auf ein Schleudertrauma, einen Vitaminmangel oder ein muskuläres Ungleichgewicht stoßen. Vielleicht weist der Muskeltest auch den Weg zu einer Veränderung, die im Umfeld oder Lebensstil meiner Klienten ansteht. Womöglich brauchen sie eine Lichtbestrahlung oder eine Blüte für die Seele, um sich von einer fixen Idee lösen zu können. Oder es ist die Korrektur eines Beckenschiefstands, die den Körper von Stress befreit und ins Gleichgewicht bringt.

Der Körper bestimmt, was Vorrang hat

Zwei Sitzungen sind niemals identisch. Wer zum ersten Mal kinesiologisch behandelt wird, lernt einen Ausschnitt aus dem großen Repertoire von Korrekturmöglichkeiten kennen. Alles ist offen. Der Körper bestimmt.

Es wird immer die Störung behandelt, die gerade Priorität hat. Wenn Sie ein bestimmtes Problem haben und das entsprechende Kapitel mit den Beispielen dazu lesen, bekommen Sie eine Vorstellung davon, wie eine kinesiologische Balancierung zu diesem Thema verlaufen könnte. Ihre kann völlig anders sein. Denn *Sie* sind ganz anders. Sie sind als Mensch einzigartig, und deshalb ist auch der Verlauf einer Sitzung mit Ihnen einmalig.

Dreimal Schlaflosigkeit und drei Ursachen

Schlafstörungen zum Beispiel können ganz unterschiedliche Ursachen haben und auf verschiedene Behandlungen ansprechen.

Ein Student in fortgeschrittenem Semester hat sich zur Examensarbeit angemeldet. Die Abgabefrist von sechs Monaten läuft. Da stellt sich bei der Suche nach Material heraus, dass es viel mehr gibt, als er vermutet hat. Es würde leicht für eine Doktorarbeit ausreichen. Wie soll er in so kurzer Zeit die wirklich wichtige Literatur sichten? Er überlegt hin und her, ob er vielleicht das Thema wechseln soll. Aber welches kommt stattdessen infrage? Und was für einen Eindruck macht das bei seinem Professor? Die wertvolle Zeit verstreicht. Er wird immer nervöser, isst kaum noch, schläft kaum noch. Erst die massiven Schlafprobleme und die daraus folgende tiefe Erschöpfung bringen ihn auf die Idee, professionelle Entscheidungshilfe mit Kinesiologie zu suchen.

Eine Frau um die 50 wacht seit einiger Zeit jede Nacht gegen halb drei Uhr auf. Als sie von einer Freundin über Kinesiologie hört, will sie es damit einmal versuchen. Wir testen ein Ungleichgewicht im Lebermeridian aus. Das passt zu der Zeit, zu der sie jede Nacht aufwacht. Von zwei bis vier Uhr nachts ist nach der chinesischen Meridianuhr Leberzeit, das heißt in diesen zwei Stunden ist die Energie im Lebermeridian besonders aktiv. Die Leber führt eine Fülle von Stoffwechsel- und Entgiftungsaufgaben aus und leistet einen Großteil dieser Arbeit nachts. Wir arbeiten kinesiologisch mit dem Lebermeridian und den zugehörigen Muskeln und testen ein Lebermittel für das überlastete Organ aus. Die Schlafstörungen sind hier ein Hilfeschrei nach Unterstützung für die Leber.

Schlafstörungen können auch durch Sorgen hervorgerufen oder verstärkt werden. Ein selbstständiger Unternehmer mit einigen Angestellten schreibt seit einiger Zeit rote Zahlen. Vor allem nachts packt ihn nackte Existenzangst. Er liegt dann stundenlang wach und wälzt Probleme. Was soll er tun? Die Zahl der Aufträge geht ständig zurück. Er muss irgendwie innovativ werden, neue Ideen haben und umsetzen. Nächtelang wirft er sich von einer Seite auf die andere. Sein Alkohol- und Zigarettenkonsum nimmt bedenklich zu. In dieser Situation ist er gut beraten, sich auf zwei Schienen professionelle Hilfe zu holen: einen Unternehmensberater für die Firmenbelange sowie Stressabbau und seelische Begleitung durch Kinesiologie.

Flexible Behandlungsdauer

Individuell ist auch die Dauer der Behandlung. Die Menschen sind nun einmal verschieden. Selbst bei gleichem Symptom genügen je nach Befinden für den einen zwei Sitzungen, während der andere zehn benötigt. Dafür sind ganz viele unterschiedliche Faktoren entscheidend. Es hängt davon ab, wie lange das Problem schon existiert, wie intensiv es empfunden wird, wie flexibel und offen für neue Standpunkte jemand ist.

Meine Klienten entscheiden selbst, wie häufig sie in meine Praxis kommen und wie lange die gesamte Behandlung dauert. Ich gebe lediglich Empfehlungen. Oft ist es angeraten, anfangs sehr intensiv zu arbeiten und die Abstände zwischen den einzelnen Sitzungen gering zu halten. Dann werden die Intervalle größer, und irgendwann ist meine Unterstützung nicht mehr notwendig.

Schwerpunkte der Kinesiologie

Genauso individuell wie die Klienten und die Behandlungsdauer sind auch die Behandler. Es gibt nicht *die* Kinesiologin oder *den* Kinesiologen. Das hat vielfältige Gründe.

Zum einen hat jeder eine ganz unterschiedliche Herkunft und Vorbildung. Für viele Kinesiologen ist dies nicht der erste Beruf in ihrem Leben. Es ist eine Zusatzqualifikation, die sie so fasziniert, dass sie sie zu ihrem neuen Beruf machen. Dabei bringt jeder seine Ideen, Erfahrungen und Einstellungen mit ein. Ein Psychologe wird in seiner kinesiologischen Arbeit andere Akzente setzen als eine Physiotherapeutin oder ein Lebensmittelchemiker.

Zum anderen verfolgt jeder in seiner Kinesiologieausbildung eigene Ziele. Je nachdem, in welcher Richtung jemand seine Behandlungsschwerpunkte wählt und sich weiter fortbildet, erhält die kinesiologische Arbeit einen anderen Charakter. Manche Kinesiologen haben sich ganz auf ein Gebiet spezialisiert, zum Beispiel Allergien, Lernstörungen, Persönlichkeitsentwicklung oder Gesundheit allgemein.

Nur Ärzte, Heilpraktiker und Physiotherapeuten dürfen Krankheiten behandeln. Wer nicht über eine dieser Qualifikationen verfügt, darf Kinesiologie nur vorbeugend oder beratend anwenden.

Die passende Kinesiologin

Wählen Sie Ihren Kinesiologen nach Ihren Bedürfnissen aus. Für Sie als Klienten ist es empfehlenswert, bei der Auswahl Ihrer Kinesiologin oder Ihres Kinesiologen sorgfältig vorzugehen. Nach einer ersten Sitzung können Sie gemeinsam entscheiden, wie die weitere Behandlung aussehen könnte. Jeder Therapeut ist gleichzeitig auch Mensch. Es ist eine wichtige Voraussetzung für den Erfolg jeder Sitzung, dass Sie sich miteinander wohlfühlen und dass Sie Kinesiologie als Ihre Therapie schätzen. Wenn Ihre Vorstellungen über Art und Dauer der Behandlung übereinstimmen, sind mit dieser flexiblen Methode ungeahnte Dinge möglich, ganz individuell.

Wer Rat sucht, hat die Wahl

Die Kinesiologie entspricht meiner Vorstellung von einer individuellen, zeitgemäßen Therapie, bei der die Selbstverantwortung der Klienten im Mittelpunkt steht. Sie verändert das Bewusstsein durch Schlüsselerlebnisse und ein neues Körpergefühl. Als Kinesiologin habe ich dabei lediglich eine Katalysatorfunktion. Ich bringe Prozesse in Gang und begleite die Menschen dabei.

Viele meiner Klienten kommen in größeren Abständen immer wieder. Anlass ist ein körperliches Problem, eine Krise, eine Umbruchzeit, eine Phase der Erschöpfung. Wir gehen dann zusammen durch ein paar Sitzungen, und das war es wieder für einige Zeit. Nicht jeder hat die Zeit oder die Bereitschaft für eine mehrjährige Psychotherapie. Für manche Menschen ist es beruhigend zu wissen, wo sie dann Unterstützung finden können, wenn sie sie gerade brauchen.

Eine kinderfreundliche Methode

Für Kinder ist es sofort einleuchtend, dass ein schwacher Muskel nicht der Idealzustand ist. Sie wollen gern ins Gleichgewicht kommen. Mit leichten Übungen aus der Kinesiologie können sich Kinder entspannen und zentrieren oder mit Energie aufladen. In der Praxis erfahren sie ihre schnelle Wirkung, haben sie dann schon einmal ausprobiert und erinnern sich so leichter in der Schule oder beim Lernen, wie sie sich selbst in einen guten Zustand bringen können.

Bewegungen aus der Gehirngymnastik, Blüten für die Seele und sanfte Korrekturen wie zum Beispiel Muskeln zu stärken, Punkte zu halten oder farbiges Licht auf bestimmte Körperzonen sind für sie als Behandlungsschritte geeignet. Danach erleben sie sofort an einem nun starken Muskel, dass sich etwas zum Positiven verändert hat. Sie fühlen sich stärker, und ihr Selbstbewusstsein wächst.

Verblüffende Wirkung

Die Kinesiologie ist sanft und tut nicht weh. Kinder lernen noch mit Begeisterung. Ihr Antrieb ist eine natürliche Neugier und Entdeckerfreude. Kinesiologie bedeutet für sie, die Welt ein Stückchen weiter zu erobern. Vielleicht sind manche Kinder beim ersten

Mal in der Praxis ein bisschen unsicher, weil sie sich darunter nichts vorstellen können und nicht wissen, was auf sie zukommt. Ich zeige ihnen dann sofort den Muskeltest.

Wenn Hans erlebt, dass sein Muskel bei »Ich heiße Hans« stark bleibt, bei »Ich heiße Fritz« dagegen nicht, ist er schon überzeugt von der ganzen Angelegenheit. Dann bitte ich ihn, sich seine Lieblingsbeschäftigung auszumalen, und der Testmuskel ist bärenstark. Schließlich denkt er an das Schulfach, das ihm am wenigsten Spaß macht, und der eben noch starke Muskel wird weich wie Pudding.

Ich erkläre ihm dann, dass ich mit ihm zusammen etwas tun kann, damit er auch darauf stark testet. Dazu können wir mit dem Muskeltest seinem Körper Fragen stellen, und der Körper gibt mir Antworten, die er selbst nicht weiß oder nicht ausdrücken kann. Spätestens jetzt ist mir die Mitarbeit des Kindes sicher. Es ist dann voll dabei, denn es vertraut seinem Körper. Es ist noch ganz nah an seiner inneren Weisheit oder je nach Alter zumindest näher als die meisten Erwachsenen.

Kinder begreifen ganz schnell, dass es der Normalzustand ist, wenn Muskeln stark testen. Erwachsene haben sich längst mit diesem oder jenem Zipperlein abgefunden. Es zwickt eben von Zeit zu Zeit an der einen oder anderen Stelle. Ein Kind hat in der Regel keine Zweifel und grübelt auch nicht, wie das Ganze funktioniert. Es gibt starke und schwache Muskeln, und unser Ziel ist es, die schwachen zu stärken.

Testen macht Spaß!

Die Anlaufzeit, die sonst vielleicht notwendig ist, um das Vertrauen eines Kindes zu gewinnen, entfällt in der Kinesiologie. Anwärmsitzungen mit Spielen werden überflüssig. Ein Kind fühlt sofort, was es bedeutet, wenn ein Muskel schwach testet, und möchte ihn stark haben. Da die Korrekturen sanft und schmerzlos sind, lassen Kinder sich gern darauf ein.

Kinder vertrauen ihrem Körper

Sie fühlen noch sehr fein. Kinder haben mir, wenn ich Akupunkturpunkte hielt, um die Energie in einem Meridian zu balancieren, schon genau den Meridianverlauf beschrieben, in dem es dabei kribbelte. Manche Kinder wissen genau, wann ein Punkt lange genug gehalten oder massiert wurde. Sie sagen dann »Es reicht«, und wir machen mit etwas anderem weiter. Oft zeigt ein tiefer Atemzug an, dass sich etwas löst. Bei Kindern beobachte ich das viel öfter als bei Erwachsenen. Kinder lassen ihre Gefühle noch zu. Sie verspüren auch noch ihren natürlichen Bewegungsdrang.

Wortlose Verständigung

Ideal für Kinder ist, dass Kinesiologie statt über Worte über den Körper abläuft. Sie können ihre Gefühle oft nicht beim Namen nennen, schon gar nicht in psychologischem Wortschatz. Sie differenzieren nicht, ob sie unsicher oder ängstlich sind, sich angegriffen oder nicht ernst genommen fühlen. Kinder können ihre Probleme vielleicht nicht in Worte fassen; sie können aber das, was ist, noch leicht fühlen.

Kinder brauchen Aufmerksamkeit

Während der kinesiologischen Sitzung sind sie der Mittelpunkt meiner Welt. Sie genießen es und fühlen sich wohl. Nie werde ich einen achtjährigen Jungen vergessen, den ich im Beisein seiner Mutter behandelte. Manchmal ist es bei jüngeren Kindern sinnvoll, wenn die Mutter dabei ist. Dieser Junge wollte zunächst einmal Wasser trinken, wie sich bei einem der Vortests herausstellte. Ich habe immer genug davon in der Praxis und brachte ihm ein Glas Wasser. Er nahm es entgegen und wandte sich triumphierend seiner Mutter zu mit den Worten: »Siehst du, hier werde ich behandelt wie ein König!«

Kleine Reize genügen

Kinder sprechen leicht auf sanfte Reize wie Bachblüten, Farben oder Klänge an. Sie spüren unbewusst, was gut für sie ist. Blüten für die Seele wirken bei ihnen noch ganz unmittelbar. Sie lieben buntes Licht in allen Farben, sind fasziniert von Stimmgabeln und ihren Klängen. Sie erforschen einen Edelstein regelrecht, halten ihn in der Hand, betrachten und betasten ihn aufmerksam und entdecken dabei das kleinste Detail. Manchmal brauchen sie gar keinen Muskeltest. Sie greifen intuitiv nach den richtigen Blütenfläschchen. Wenn ich nachteste, stimmt es immer.

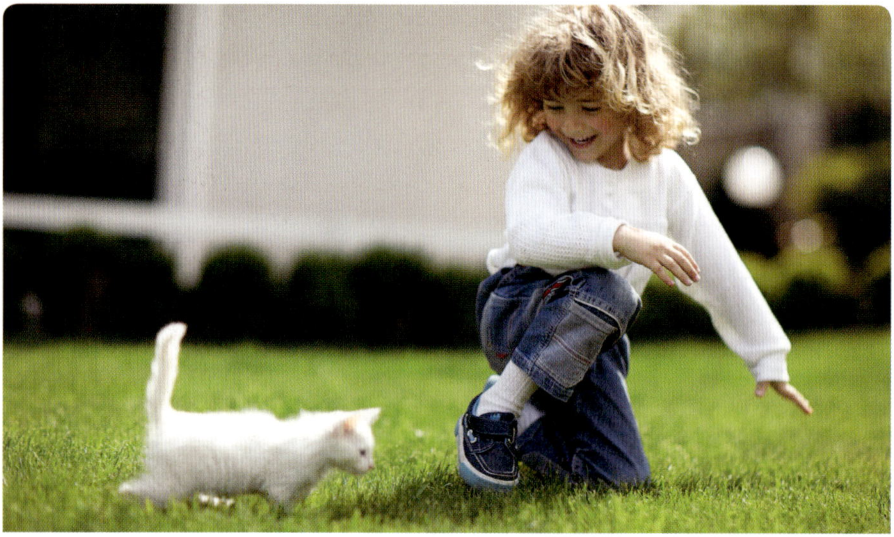

Kinder werden von ihren Gefühlen und nicht vom Kopf bestimmt. Deshalb reagieren sie unmittelbarer und intensiver auch auf kleine Impulse von außen.

Kinder sind flexibel

Sie können, wenn sie nicht gerade ein schweres Trauma erlitten haben, ganz schnell umschalten. Das macht die Arbeit mit ihnen so leicht und erfreulich. Ihre Überzeugungen sind noch biegsam, noch weich wie ein Kleidungsstück, das sich ohne Weiteres wechseln lässt. Lernprobleme und Schulstress können bei kleinen Kindern noch viel einfacher behoben werden als bei größeren, die schon viel mehr Angst, Versagen und Misserfolge erlebt haben. Dann ist es schwieriger, ihr Selbstvertrauen zu stärken.

- Je früher Probleme behandelt werden, desto leichter geht es.
- Warten Sie nicht, bis die Probleme riesengroß geworden sind.

Ich empfehle Eltern, sich schon beim ersten Auftauchen von Problemen kinesiologische Hilfe zu holen.

Hilfe zur Selbsthilfe

Es gibt zwei Arten von Selbsthilfemaßnahmen in der Kinesiologie: Standardübungen, die Sie aus Büchern oder Seminaren lernen können, und individuell angepasste, in der Praxis für Sie ausgetestete Selbsthilfeprogramme. Diese können Sie anschließend zu Hause durchführen, um Ihre Gesundheit zu fördern und Ihr Wohlbefinden zu steigern.

Zu den standardisierten Selbsthilfeübungen gehören:

- Maßnahmen zum Abbau von akutem oder chronischem körperlichem und emotionalem Stress
- spezielle Gehirngymnastik für leichteres Lernen
- Meridianbewegungen zur Steigerung der Energie

So funktioniert die Stirnhöckerübung

!

Die beiden Stirnbeinhöcker sind zwei sehr wichtige Berührungs- und Reflexpunkte, die bestimmte Hirnbereiche stimulieren. Der klassische kinesiologische Stressabbau geschieht durch leichtes Berühren dieser kleinen Erhebungen. So einfach es klingen mag, so wirksam ist es doch.

Bei Stress spielt sich die Hauptaktivität des Gehirns in seinem hinteren Teil ab. Von hier kommt jedoch nichts Neues. Wir reagieren nach eingefahrenen Mustern. Auf neue Lösungen und Ideen kann uns nur der Stirnlappen der Großhirnrinde bringen. Hier ist unser Kreativitätszentrum angesiedelt. Um es zu aktivieren, legen wir die Finger sanft auf die Stirnhöcker. Das ist die leichte Wölbung der Stirn auf halber Strecke zwischen Augenbrauen und Haaransatz auf der rechten und linken Seite. Dabei denken wir an das Problem oder spielen das belastende Ereignis mehrere Male in Gedanken durch, bis wir uns nicht mehr darauf konzentrieren können. Es besteht keine Notwendigkeit, über den Inhalt zu sprechen. Es reicht, so intensiv wie möglich zu fühlen. Den Rest der Arbeit erledigt der Körper von allein. Manchmal tauchen dabei verborgene Emotionen auf und können nun erlebt und integriert werden.

Es kann eine Minute oder auch bis zu zehn Minuten dauern, bis eine spürbare Erleichterung und Beruhigung eintritt. Anschließend öffnen wir die Augen und nehmen wahr, wie wir uns fühlen und was sich verändert hat. Bei Bedarf kann dieser Prozess wiederholt werden. Dann sind wir befreit aus der Gedankenmühle und können unsere Energie statt für das Problem für seine Lösung verwenden.

Wann hilft die Stirnhöckerübung?

Die Stirnhöckerübung kann überall angewendet werden. Sie entspannt und hilft, in kurzer Zeit neue Energien zu wecken.

- Sie können damit vor dem Einschlafen den vergangenen Tag abschließen oder sorgenvolle Gedanken an den nächsten Tag loslassen.
- Nach einem Streit, einem Schrecken oder einer gefährlichen Situation im Straßenverkehr ist es ratsam, sich mithilfe der Stirnhöckerübung zu entspannen.
- Kinder können sie benutzen, um vor einer Klassenarbeit ihre Angst und Nervosität abzubauen.
- Wenn Ihr Kind nachts aufwacht und weint, weil es schlecht geträumt hat, können Sie mit ihm gemeinsam diese einfache Übung durchführen und es damit beruhigen.

Gymnastik schaltet das Gehirn fürs Lernen ein

Eine spezielle Richtung der Kinesiologie hat Bewegungsübungen entwickelt, die das Lernen fördern. Dr. Paul Dennison, der Begründer der Edu-Kinesthetik (Edu von engl. *education* = Bildung), war selbst Legastheniker und kennt die Leiden eines Kindes mit Lernproblemen aus eigener Erfahrung.

Die bekannteste Übung aus diesem Programm ist die sogenannte Überkreuzübung mit ihren vielen Varianten. In dem Kapitel »Wenn Üben allein keinen Erfolg zeigt« ab Seite 209 werde ich ausführlich auf sie eingehen.

Eine Fülle weiterer Übungen aus dem Brain-Gym®-Programm (engl. Gehirngymnastik) regen das Gehirn und das Nervensystem zu höherer Leistung an. Durch die Bewegungen werden neue neurologische Vernetzungen geschaffen. Das Kind wird geistig beweglicher, kann Neues besser aufnehmen und tut sich beim Lernen leichter. Sein Selbstbewusstsein wächst, und die natürliche Freude am Lernen kehrt wieder zurück.

- Gehirngymnastik verbessert Haltung und Feinmotorik und damit die Koordination beim Schreiben.
- Sie stärkt das Gedächtnis und verlängert die Aufmerksamkeit und Konzentration. Die Fähigkeit zuzuhören und zu verstehen wird dadurch gefördert, ebenso das räumliche Denken, das wir beispielsweise beim Rechnen brauchen.

Wirkungsvolle Lernhilfe

Die Übungen können allein oder in Gruppen gemacht werden. Oft ist es sinnvoll, für ein Kind ein individuelles Programm systematisch zusammenzustellen und von Zeit zu Zeit durch neue Übungen zu ergänzen. Nach einigen Wochen sind sie nicht mehr täglich notwendig, können aber jederzeit angewendet werden, um sich fürs Lernen zu aktivieren.

Auch wenn ein Kind sich bei einer Übung am Anfang etwas schwertut, erlebt es ganz schnell, dass ungewohnte Bewegungsabläufe mit ein bisschen Durchhaltevermögen von Mal zu Mal einfacher werden. Das ist eine ermutigende Erfahrung. Auch Erwachsene können mit Gehirngymnastik ihr Gedächtnis und ihre Konzentration verbessern. Am besten ist es, wenn die ganze Familie mitmacht.

Meridianbewegungen für mehr Energie

Ganz bestimmte Bewegungen für die einzelnen Meridiane fördern den Energiefluss im Körper. Bewegung ist nicht nur für das Gehirn anregend. Wir wissen, dass Muskeln, Organe, Meridiane und Emotionen in Wechselwirkung stehen. Wenn wir zum Beispiel durch die Bewegung eines bestimmten Muskels den Gallenblasenmeridian aktivieren, hat das gleichzeitig eine positive Wirkung auf das Organ Gallenblase und das zugehörige Gefühlsspektrum, das von Wut über Entscheidungsschwäche bis zu Hilflosigkeit reicht.

Die Wirkung der Meridianübungen ist vielfältig und ganzheitlich. Wir tun damit etwas für unseren Energiehaushalt, kräftigen den Organismus und stabilisieren unsere Persönlichkeit. Übungen für alle 14 Meridiane regen die Selbstheilungskräfte an und bringen körperlich und emotional ins Gleichgewicht.

Hilfe gegen Erschöpfung

Wir können auch austesten, mit welchen Selbsthilfeübungen sich jeder ganz gezielt stärken kann. Einige Minuten pro Tag genügen bereits. Auch hier bringen wir wieder mit dem Muskeltest das Wesentliche auf den Punkt. An einem deutlichen Beispiel möchte ich dies demonstrieren.

Eine 45-jährige Sozialarbeiterin, alleinerziehende Mutter von zwei Teenagern, kam zu mir in die Praxis, um Kraft zu tanken. Als eine der Ursachen testete ich viele Muskelschwächen aus. Von 42 getesteten Muskelpaaren zeigten sich elf auf einer oder beiden Körperseiten schwach.

Typisch für Erschöpfungszustände ist: Wenn viele Muskeln schwach sind, müssen die noch funktionierenden Muskeln mehr leisten. Je weniger Kraft wir zur Verfügung haben, desto mehr müssen wir uns anstrengen, um das tägliche Pensum zu erfüllen. Das Leben wird dann immer mühsamer.

Als meine Klientin nach der Korrektur aufstand, bat ich sie, sich ganz langsam und bewusst zu bewegen und dabei in ihren Körper hinein zu fühlen. Sie war überrascht. Etwas war anders, nachdem die vielen vorher abgeschalteten Muskeln wieder stark waren.

Wir testeten ein individuelles Selbsthilfeprogramm aus. Es setzte sich aus mehreren Elementen zusammen: Bewegungsübungen für einige Meridiane, Lymphpunktmassage für spezifische Muskeln und Organe sowie eine zentrierende Entspannungsübung für ganz bestimmte Situationen.

Bei der nächsten Sitzung berichtete meine Klientin, dass durch die Selbsthilfeübungen eine Veränderung in ihren Körperempfindungen eingetreten war. Sie sagte: »Irgendwie stehe ich anders im Leben. Ich habe mehr Halt und spüre mehr Spannung im Körper, überhaupt spüre ich meinen Körper mehr als vorher. Allmählich bekomme ich bei den Übungen sogar ein Gefühl dafür, welches Organ stabilisiert werden möchte.«

Eine feinere Körperwahrnehmung und ein anderes Lebensgefühl sind das Ergebnis von einigen Minuten gezielter Übung und Aufmerksamkeit pro Tag. Mit wenig Aufwand können wir uns eine Menge Gutes tun.

Werden Sie unter Stress chaotisch oder fantasielos?

Diese Frage stelle ich meinen Klienten, wenn ich bei ihnen in bestimmten Situationen den Verdacht auf das Phänomen »Switching« habe. **Switching** ist ein Zustand der Verwirrung. Dabei schaltet kurzzeitig eine Gehirnhälfte ab, und plötzlich ist das Verhalten ganz anders als im Normalzustand.

Die meisten Menschen reagieren auf Stress mit Switching. Manche werden auf einmal völlig kalt und einfallslos. Andere flüchten sich in ihre Fantasie und werden chaotisch.

- Fällt die rechte Seite aus, sind Gefühl und Intuition wie abgeschnitten. Das Handeln ist nur noch rein verstandesbetont, sachlich, humorlos oder auch wie besessen.
- Fällt die linke Gehirnhälfte aus, ist der logische Verstand nicht mehr zugänglich. Jemand mit diesem Stressprofil neigt dazu, verwirrt und unlogisch zu reagieren, den Kopf in den Sand zu stecken und vor Problemen davonzulaufen, bis sie immer größer und schließlich unlösbar werden.

Test – Welche Gehirnhälfte schalten Sie unter Stress ab?

Stellen Sie sich vor, Sie müssten unvorbereitet vor einer großen Gruppe von Menschen frei eine Rede halten. Falls dieser Gedanke Ihnen einen Schrecken einjagt, schaltet in diesem Augenblick wahrscheinlich eine Ihrer Gehirnhälften ab. Sie können ganz leicht herausfinden, welche es ist. Fragen Sie sich, ob Ihnen in einer solchen Situation nichts einfällt (rechts schaltet ab), oder ob Sie eine Menge zusammenhangloses Zeug daherreden (links schaltet ab).

Das Zusammenwirken der Teile

Um lebendig und kreativ zu sein, brauchen wir beide Seiten – den klaren, logischen Verstand einerseits sowie Fantasie und Gefühl andererseits. Wenn wir zum Beispiel einen Brief schreiben, müssen wir zuerst genau wissen, was wir schreiben wollen – eine Linkshirnaktivität. Dann suchen wir nach Ausdrücken, wie wir unsere Gedanken am besten zu Papier bringen können – eine Tätigkeit der rechten Gehirnhälfte. Einfälle werden überprüft und für gut befunden oder aussortiert – links. Weitere Ideen tauchen auf – rechts. So geht der Wechsel zwischen beiden Hälften immer weiter. Bei einer erfolgreichen Zusammenarbeit unserer beiden Gehirnhälften haben wir am Ende einen Brief geschrieben, der ausdrückt, was genau wir sagen wollen, und der dies in der richtigen Stimmung wiedergibt.

!

So schalten Sie unter Stress beide Gehirnhälften wieder an

1. Setzen Sie sich hin, atmen Sie ein paar Male tief durch, und entspannen Sie sich.
2. Strecken Sie beide Arme zur Seite aus – die Handflächen sind nach vorne gerichtet.
3. Stellen Sie sich in der linken Hand Ihre linke Gehirnhälfte und in der rechten Hand Ihre rechte Gehirnhälfte vor.
4. Bringen Sie beide Hände langsam zusammen und lassen Sie die Fingerspitzen sich leicht berühren.
5. Legen Sie jetzt Ihre Hände mit den Fingerspitzen aneinander in den Schoß. In dieser Position können sich Ihre beiden Gehirnhälften leicht integrieren.
6. Schließen Sie die Augen und konzentrieren Sie sich für ca. eine Minute oder länger auf Ihre Hände, bis Sie neue Energie und Klarheit und zugleich Gelassenheit in sich wahrnehmen.

Ungestörter Energiefluss im Gehirn

Echte Kreativität ist dann gegeben, wenn beide Gehirnhälften gut aufeinander abgestimmt sind. Bei dieser Integration von linker und rechter Gehirnhälfte haben wir jederzeit Zugang zu Gefühl und Verstand und verfügen über unsere vollen Fähigkeiten.

Wer hauptsächlich mit einer Gehirnhälfte durchs Leben geht, lebt einseitig. Linksdominante Menschen sind in der Hauptsache intellektuell ausgerichtet. Das Gefühlsleben kommt dabei zu kurz, und sie fühlen ihren Körper nicht. Rechtsdominante Menschen führen ein rein gefühlsmäßig orientiertes Leben. Sie sind schnell entflammt, fällen Entscheidungen nur intuitiv, sind verspielt und eher verträumt. Bei zu großem Druck flüchten sie aus der Realität, im Extremfall durch Krankheit oder Depression.

Einer Klientin, die unter Stress dazu neigte, chaotisch zu werden, zeigte ich die oben beschriebene Selbsthilfeübung. Sie wandte sie in allen möglichen Situationen ihres täglichen Lebens an. Bald erzählte sie begeistert, dass ihr jetzt bewusst wurde, wann sie ihre linke Gehirnhälfte abschaltete. Sie lernte sich selbst dabei besser kennen. Außerdem hatte sie mit der Übung die Möglichkeit, sie schnell wieder einzuschalten.

Wer ganzhirnig lebt, lebt ausgewogen in Verstand und Gefühl, im Wechsel zwischen Anspannung und Entspannung. Diese Menschen sind kreativ und lebensnah, klar und gelassen, sie können ernst und locker sein und Entscheidungen im Einklang mit den Fakten und ihrer inneren Stimme treffen.

Sich selbst besser kennenlernen

Indem wir uns auf Kinesiologie einlassen, lassen wir uns auf uns selbst ein und auf unsere innere Kraft. Das Muskeltesten ist eine emotionale Erfahrung. Dabei gibt es so manches Aha-Erlebnis und neue Einsichten und Erkenntnisse. Wir lernen uns selbst dabei besser kennen. Uns wird klar, wer wir sind und was wir wirklich wollen.

In schwierigen Situationen oder gar Sackgassen des Lebens hilft nur ein verändertes Bewusstsein. Die kinesiologische, gleichzeitige Arbeit am Körper und am seelisch-geistigen Erleben erleichtert diesen Bewusstseinsprozess sehr. Dabei kann über einen längeren Zeitraum mit einem oder mehreren Themen gearbeitet werden, zum Beispiel Selbstliebe oder -akzeptanz, oder man greift in jeder Sitzung das auf, was gerade im Leben der Klienten aktuell ist.

Die Rolle des Therapeuten

Das bedeutet, dass wir Erfolge aufgrund der kinesiologischen Arbeit zuallererst uns selbst verdanken, unserer Bereitschaft, offen zu sein und umzudenken. Der Behandler ist in diesem Prozess nur Katalysator. Er schiebt die Kugel an, dann rollt sie allein weiter, kommt wieder zum Stillstand und muss von Neuem ins Rollen gebracht werden. Das Vertrauen in den eigenen Körper und in die eigene Kraft schafft Vertrauen ins Leben. Es macht Mut, Probleme anzugehen, zu lösen und sein Leben so zu gestalten, wie es jedem Menschen in seinem tiefsten Inneren entspricht.

Gesund bleiben mit Kinesiologie

Trotz verfeinerter Medizin und Psychotherapie werden die Menschen nicht gesünder. Vor allem chronische Krankheiten bleiben nach wie vor unbesiegbar. Die Krankheitskosten explodieren, und bisherige Lösungen sind nur Flickschusterei. Was wir brauchen, ist ein echtes Umdenken hin zu einer gesunden Lebensführung und zu ganzheitlichen Konzepten, um gesund zu werden und zu bleiben.

Damit eine Krankheit zum Ausbruch kommen kann, müssen gewisse Voraussetzungen erfüllt sein. Selbst bei genetischer Vorbelastung können viele Faktoren dafür sorgen, dass ein Mensch trotzdem gesund bleibt. Die meisten Krankheiten fallen uns nicht von außen an wie Ungeheuer, sondern finden im Körper den vorbereiteten Boden. Deshalb nützt es auch wenig, sie zu bekämpfen.

Wir können mit Kinesiologie ganz bewusst daran arbeiten, unser Leben und unsere Beziehungen lebenswert zu gestalten und unsere Gesundheit zu erhalten.

Echte Gesundheit statt Symptomfreiheit

Im westlichen Denken und Körperverständnis werden einzelne Körperteile als getrennt voneinander betrachtet, und wir denken symptomorientiert. Sobald die Schmerzen oder Beschwerden nachlassen oder verschwinden, denken wir, wir seien gesund. Doch das ist nicht selten ein Trugschluss. Die östliche Lehre – und also auch die traditionelle chinesische Medizin – geht von der Einheit des Körpers und der Wechselwirkung seiner Teile untereinander und mit der Umwelt aus.

Wie die alten chinesischen Ärzte es vorgeben, orientiert sich Kinesiologie nicht an Symptomen, sondern am individuellen Menschen in seiner Ganzheit. Wir kämpfen nicht gegen Symptome wie Kopfschmerzen, Allergien oder hohen Blutdruck. Unser Ziel ist immer Gesundheit im Sinne von Gleichgewicht auf allen Ebenen – Körper, Seele und Geist.

Was ist normal?

Krankheit ist eine Abweichung vom Normalzustand. Viele Menschen halten Krankheiten im zunehmenden Alter jedoch für unvermeidbar. Wenn wir stattdessen Gesundheit wieder als lohnenswertes Ziel vor Augen haben, kann die Kinesiologie ein wertvoller Begleiter sein.

Normal ist, dass wir voller Energie sind und uns wohlfühlen. Wir können sofort etwas unternehmen, sobald wir spüren, dass wir diese Kriterien nicht mehr erfüllen, statt zu warten, bis die Krankheit einen Namen hat, und sie erst dann zu behandeln. Die kinesiologische Arbeit unterstützt Menschen bei den Entwicklungen, die sie selbst anstreben. Sie schafft die inneren Voraussetzungen, um Ziele zu verwirklichen. Anschließend geht es darum, die Ergebnisse der Sitzung umzusetzen und konkret etwas dafür zu tun.

Respekt vor sich selbst

Im Laufe kinesiologischer Sitzungen wandelt sich oftmals die Einstellung zum eigenen Körper und zur Gesundheit. Der Körper wird nicht länger als Feind betrachtet, der einem durch Symptome das Leben schwer macht, oder als Last, die man nun mal mit sich durchs Leben schleppt. Stattdessen wird er wieder mit Achtung, Respekt und vor allem Staunen erlebt, eben auch als etwas Kostbares, das zu hegen und pflegen sich lohnt.

Jeder kann Muskeltesten sinnvoll einsetzen

Die ersten Anfänge der Kinesiologie wurden vor allem als vorbeugende Methode konzipiert. Der Grundgedanke dabei war, dass Familienmitglieder und Freunde sich damit gegenseitig behandeln und etwas Gutes für ihre Gesundheit tun. Auf diese Weise können sie in einem frühen Stadium Ungleichgewichte in Energie und Muskeln aufdecken und korrigieren. Sie können sich helfen, Stressfaktoren in der Wohnung oder am Arbeitsplatz auszutesten und, wenn möglich, anders zu gestalten. Ist das nicht möglich, können sie die eigene Lebensenergie so erhöhen, dass diese äußeren Umstände keine gesundheitlichen Störungen mehr auslösen. Interessierte können lernen, mit leichten Übungen bei sich und anderen Stress leicht und schnell abzubauen. So können sie ihre Kinder früher an ein gesundes Leben heranführen.

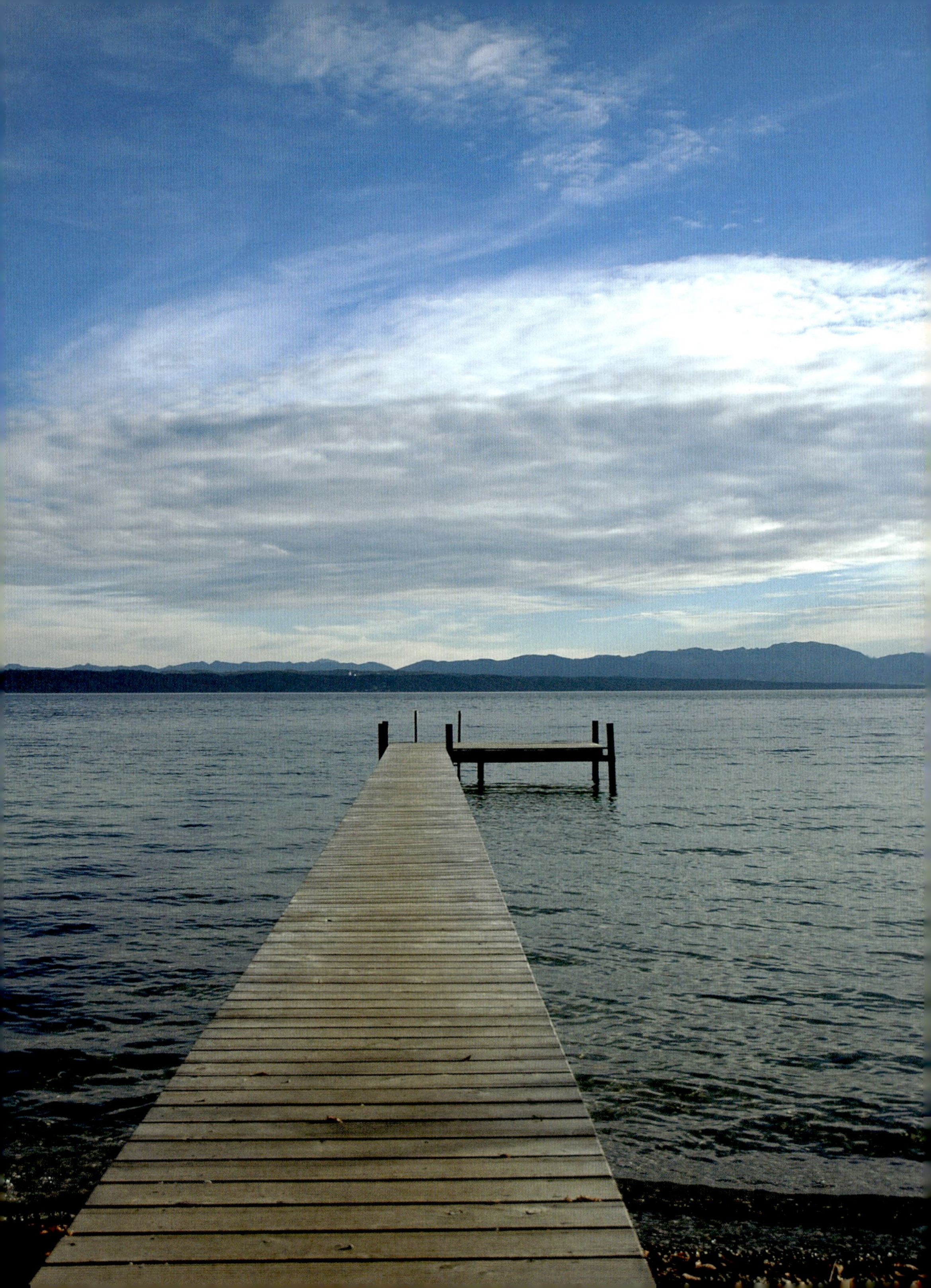

Kinesiologie – wann ist sie sinnvoll?

In einer kinesiologischen Sitzung kann sich körperlich und im Bewusstsein eines Menschen viel bewegen. Wir neigen manchmal dazu, in schwierigen Situationen oder Konflikten unsere Kraft zu vergessen. Dann konzentrieren wir uns ganz auf das Problem bzw. die andere Person. Eine Balancierung mit Kinesiologie hilft, die Aufmerksamkeit wieder zu sich und der eigenen Kraft zurückzubringen. Wenn Kinesiologie verantwortungsvoll ausgeübt wird, führt sie die Klienten zurück ins Bewusstsein ihrer eigenen Kraft. Mitunter spürt man dabei eine Veränderung in Körper und Lebensgefühl, kann sie aber nicht in Worte fassen. Das ist auch nicht nötig. Jeder empfindet individuell und erfährt am eigenen Körper, wie gut ihm eine Behandlung tut.

Stress erkennen und abbauen

Erinnern Sie sich daran, wie der Nachrichtensprecher ins Schwitzen geriet, nachdem er sich dreimal versprochen hatte, dann das falsche Blatt in der Hand hielt und zu allem Überfluss auch der angesagte Filmbericht nicht abgefahren wurde? Es waren nur einige Sekunden, und doch dauerten sie eine Ewigkeit. Eine ganze Nation fieberte mit.

Oder wie war es, als Ihr Kind zum ersten Mal bei einem Konzert in der Musikschule auftrat? In einem solchen Augenblick schlagen die Herzen des Publikums mindestens so schnell wie die des Kindes, und wehe, es verheddert sich und gerät noch mehr unter Stress. Dann beginnt ein Leidensweg für Mütter, Väter und Musiklehrer.

Stress überträgt sich. Wir haben feine Antennen dafür, wie ein anderer Mensch sich fühlt und wie überzeugt er von dem ist, was er tut. Steht jemand unter Strom, spürt das auch sein Gegenüber.

In Partnerschaft und Familie

Die Ursachen und Erscheinungsformen für Probleme in Familie und Partnerbeziehungen sind so komplex und vielfältig wie jeder einzelne Mensch und jede zwischenmenschliche Beziehung. Auch glückliche und funktionierende Beziehungen können in Phasen verstärkter Belastung an ihre Grenzen gebracht werden. Der Grund dafür kann in beruflichem Druck, finanziellen Schwierigkeiten, Hausbau, Geburt eines Babys, Krankheit, Pensionierung, Arbeitslosigkeit usw. liegen.

Oberflächlich gesehen, bilden häufig belanglose Dinge Zündstoff für Konflikte. Geht man diesem Alltagsgerangel jedoch auf den Grund, liegen die Ursachen tiefer.

Überprüfen Sie selbst: Denken Sie an etwas, das Sie bei Ihren Kindern oder in Ihrer Partnerschaft aufregt. Nun stellen Sie sich vor, das Kind oder der Mann Ihrer Nachbarin würde das Gleiche tun. Wahrscheinlich lässt Sie das Chaos im Zimmer eines fremden Kindes kalt oder Sie können sogar darüber lachen. Ist die Tante zu Besuch und lässt die Zahnpastatube offen, ist das egal, nur beim Partner ist das Thema explosiv.

Wenn Kleinigkeiten riesengroß werden

Wenn eine Mutter sich ärgert, weil ihr Sohn sein Zimmer nicht aufräumt und ihre Tochter bei den Hausaufgaben träumt und vor sich hintrödelt, steht dahinter vielleicht die Sorge, ihre Kinder könnten in der Schule oder später im Leben versagen, und sie als Mutter müsste sich große Vorwürfe machen.

Genauso reiben sich Partner und Ehepaare an vielen kleinen und – von außen gesehen – unbedeutenden Dingen. Schon ein bestimmter Blick oder Tonfall des Partners oder der Partnerin kann unter Umständen eine emotionale Lawine in Gang setzen. Eine gedankenlose Bemerkung wie »Du machst dir zu viele Sorgen« löst vielleicht aus: »Er nimmt mich nicht ernst« oder »Sie versteht mich nicht«.

Der Blickwinkel wird immer enger

Ist die Atmosphäre in der Familie erst einmal gereizt oder die Beziehung angeknackst, fixiert sich die Aufmerksamkeit auf die vermeintlichen Fehler des anderen. Immer wenn Sie in Gedanken oder laut die Worte »schon wieder«, »immer«, »nie« sagen, ist dies der Fall. »Mein Mann lässt schon wieder überall seine Sachen liegen«, stöhnt oder schimpft die Ehefrau und fühlt sich verletzt. Das tiefere Problem liegt in ihrem Selbstwertgefühl und in der fehlenden Anerkennung ihrer Person. »Er schätzt meine Arbeit im Haushalt nicht«, denkt sie und verfällt in eine depressive Stimmung. »Meine Frau reagiert immer gleich emotional, man kann überhaupt nicht vernünftig mit ihr reden«, weiß der Ehemann nicht mehr weiter. Dahinter steht möglicherweise die Angst, mit den eigenen Gefühlen konfrontiert zu werden und ihnen nicht länger ausweichen zu können.

Frauen im Rollenkonflikt

Sie wünschen sich vielleicht ein Kind, fürchten aber die finanzielle Abhängigkeit vom Partner. Viele Frauen mit kleinen Kindern in der traditionellen Hausfrauen- und Mutterrolle fühlen sich zu wenig von ihren Ehemännern unterstützt. Selbst in Familien mit beiden Elternteilen lastet die größere Verantwortung für die Erziehung in der Regel auf der Mutter. In einer »vaterlosen Gesellschaft« sind auch viele verheiratete

Frauen alleinerziehend, weil die Väter fast nie zu Hause sind – und wenn, dann nur gestresst, oder sie fühlen sich nicht verantwortlich.

Trennungen und ihre Folgen

In unserer Gesellschaft gibt es Trennungen und Scheidungen in nie gekanntem Ausmaß. Sie hinterlassen viele Wunden. Kinder müssen sich auf neue Partner einstellen oder wachsen in Kleinstfamilien mit nur Mutter oder Vater auf. Alleinerziehende Eltern werden dabei bis an ihre Grenzen oder darüber hinaus gefordert. Manche Kinder lernen nicht mehr, Rücksicht zu nehmen, und bringen ihre Eltern mit ihren Ansprüchen schier zur Verzweiflung.

Professionelle Unterstützung ist gefragt

All diese Beispiele können selbstverständlich das komplexe Thema »Partnerschaft und Familie« nur anreißen. Sie zeigen jedoch, dass es Bedarf an professioneller Hilfe gibt. Überall da, wo Menschen miteinander zu tun haben, beeinflussen sie sich gegenseitig. Wenn einer sich also ändert, ziehen die anderen zwangsläufig nach. Deshalb ist es für die Partnerschaft oder die ganze Familie so hilfreich, wenn einer oder noch besser mehrere Beteiligte bei Problemen eine Veränderung wünschen und dafür auch professionelle Hilfe in Anspruch nehmen.

Dabei ist es notwendig, auf mehreren Ebenen zu arbeiten:

- Stress abzubauen und eigene Standpunkte zu überprüfen
- Hintergründe eines festgefahrenen Problems aufzudecken
- tiefer liegende Glaubenssätze zu erforschen und anzupassen
- die eigene Vorstellung vom anderen loszulassen
- klar zu werden in der Kommunikation mit anderen
- konkrete Lösungen für Konflikte zu finden und umzusetzen

Was kann die Kinesiologie bewirken?

Die Erfahrung in meiner Praxis zeigt, dass Einzelbehandlungen zu Paar- oder Familienproblemen von großem Wert sein können, wenn es darum geht, eine neue Einstellung zu finden und Lösungen in Angriff zu nehmen. Konflikte und Stress in Familie und Partnerschaft können nicht nach Schema F gelöst werden. Jede Beziehung und jede Familie ist einzigartig, denn jeder Mensch ist einmalig. Nur eine individuelle, an die Besonderheit jeder zwischenmenschlichen Beziehung angepasste Vorgehensweise ist der Schlüssel zum Erfolg.

Genaue Zielklärung

Manchmal wollen wir den Partner oder ein Familienmitglied nach unseren Wünschen formen. Das führt zwangsläufig zu Streit und Frust. Veränderung erfolgt leicht und dauerhaft nur aus innerer Motivation heraus, und zwar dann, wenn uns die neue Alternative verlockender erscheint als die alte.

Oft geht es daher zunächst um die Frage: Was kann und muss ich akzeptieren? Womit kann ich leben, womit nicht? Dann kann bei vielen Dingen, die im Augenblick unabänderlich sind, mehr Gelassenheit angestrebt werden. Überall dort, wo Änderungen möglich sind, kann die Kraft nun auf ihre Verwirklichung konzentriert werden.

Bei Beziehungsproblemen ist es zum Beispiel wichtig zu klären: Kann und will ich die Beziehung aufrechterhalten? Wozu bin ich bereit, wozu nicht? Ist es eine abhängige oder ebenbürtige Beziehung? Welche Bedürfnisse werden mir erfüllt, welche nicht, und wie kann ich jene auf anderem Wege befriedigen? Vor der kinesiologischen Behandlung sollte das Ziel der Sitzung genau geklärt werden.

Die Aufmerksamkeit auf die eigene Person richten

Immer wieder erlebe ich in der Praxis, dass Klientinnen mir ausführlich von ihrem Partner erzählen. Ihre ganze Aufmerksamkeit ist auf den Partner gerichtet. Dabei besteht ein großer Teil ihrer Überlegungen aus Mutmaßungen, wie er denken könnte, wie er reagieren würde, ob er etwas akzeptieren oder ablehnen würde.

Das Ziel ist dann zunächst, die Aufmerksamkeit wieder auf sich selbst zurückzulenken. Der andere Mensch ändert sich nur dann, wenn wir unsere Vorstellung von ihm loslassen und uns selbst ändern.

Konfliktlösung mit Kinesiologie	
Zu wenig oder unbefriedigende Kommunikation	Klarheit gewinnen und eindeutige Botschaften senden
Interessenskonflikte	Die Fähigkeit stärken, Kompromisse zu finden, mit denen alle Beteiligten leben können
Den Partner nach seinen Wünschen zurechtbiegen wollen	Die eigenen Vorstellungen vom Partner loslassen, akzeptieren, wie er ist
Machtkämpfe	Das Muster aufgeben, immer Recht haben zu wollen
Ärger und Streit um Kleinigkeiten	Tiefer liegende Ursachen aufdecken/lösen
Partner klammert	Auflösen, was davon abhält, sich Freiräume zu schaffen
Fixierung der Aufmerksamkeit auf den Partner	Den freien Fluss der Aufmerksamkeit wieder herstellen
Eigene Bedürfnisse werden ständig unterdrückt	Diese Bedürfnisse wahrnehmen und sie im Rahmen der Möglichkeiten befriedigen
Besonders belastende Lebenssituation	Stress abbauen, Energien stärken, gegenseitiges Verständnis fördern
Veränderte Lebensumstände	Akzeptanz und Anpassung
Sich nicht aufeinander einlassen	Beziehungsfähigkeit fördern
Alte Verletzungen aus Beziehungen sind nicht verarbeitet	Abbau von Altlasten und Beziehungsstress
Trennung scheint der einzige Ausweg zu sein	Erst eigene Beziehungsmuster erkennen und verändern und dann entscheiden
Mangelnde Konfliktbereitschaft	Konfliktbereitschaft und -fähigkeit erhöhen, Verlassensängste auflösen
Eifersucht	Sicherheit geben bzw. mit eigenen Ängsten umgehen lernen
Dauererschöpfung mit Kindern	Tiefenentspannung für den Stressabbau
Überforderung bei allein erziehenden Müttern oder Vätern	Energie und Kraft tanken
Schul- und Hausaufgabenstress	Gehirngymnastik für leichteres Lernen und verbesserte Konzentration

Konflikte in der Familie lösen

Immer wenn Eltern bei ihren Kindern an ihre Grenzen stoßen, ist es sinnvoll, eine außenstehende Person zur Unterstützung hinzuzuziehen. Als Kinesiologin verfüge ich darüber hinaus noch über das Instrument Muskeltest. Ich kann dem Kind oder Jugendlichen außer mit Worten mit einer Methode begegnen, die ihm Zugang zu seinem inneren Wissen verschafft. Es bekommt mehr Selbstvertrauen und fühlt sich stärker.

Eltern, die sich zu viele Sorgen um ihre Sprösslinge machen, helfen ihnen damit nicht. Die Kinder spüren die Ängste der Eltern und nehmen wahr, dass diese ihnen nicht zutrauen, mit ihren Problemen fertig zu werden. Dabei brauchen sie nichts dringender als Vertrauen. Immer wieder unterstütze ich Mütter und Väter kinesiologisch dabei, zu diesem natürlichen Zutrauen in ihre Kinder zurückzufinden und eigene Ängste nicht länger auf sie zu projizieren.

Verbesserungen suchen

Das Gefühl, hilflos einer Situation oder einem Menschen ausgeliefert zu sein, frisst eine Menge Energie. Manchmal staut sich sehr viel unterschwellige Wut auf andere an. In belastenden Situationen verliert man dabei leicht den Blick dafür, dass es nicht immer so wie bleiben wird wie im Augenblick.

Mein Vorschlag ist in diesem Fall, an Themen wie Annehmen der Situation oder Frieden mit dem eigenen Leben kinesiologisch zu arbeiten und alles aufzulösen, was dem bisher im Weg stand. Nach einer oder mehreren erfolgreichen Sitzungen sollte es möglich sein zu akzeptieren, was ist. Mit mehr Abstand und Klarheit betrachtet, bekommen die Probleme einen anderen Stellenwert. Die Energie, die bisher für endloses Hadern verbraucht wurde, steht dann wieder zur Verfügung, um die bestehende Situation zu verbessern.

Dauerstress im Beruf

Haben Sie beruflich mit Menschen zu tun? Vielleicht als Lehrer, Dolmetscherin, Architekt, Abteilungsleiterin, Polizist? Wenn Erfolg und Zufriedenheit im Beruf eine hohe Priorität in Ihrem Leben haben, ist es wichtig, dass Sie mit Stress umgehen können. Eignen Sie sich Methoden zum Stressabbau an, zum Beispiel mit Kinesiologie.

Typische Stressfaktoren

Je nach Persönlichkeit, Berufsbild und Arbeitsstelle werden Stressfaktoren im Berufsleben unterschiedlich erlebt. Einige davon lassen sich auf folgenden Nenner bringen:

- Konflikte mit Kollegen, Vorgesetzten und Mitarbeitern
- Zeit- und Leistungsdruck
- Überlastung
- Unterforderung
- Konkurrenzdruck
- zunehmende Aggressivität in der Arbeitswelt
- schlechtes Arbeitsklima
- mangelnder Führungsstil
- Angst vor Arbeitslosigkeit

Dazu kommt der Einfluss des Privatlebens:

- persönliche Krisen
- Krankheit oder Tod eines Familienmitglieds oder Freundes
- Sorgen um die Kinder oder Konflikte mit ihnen
- Trennung, Scheidung, Einsamkeit
- krank machender Lebensstil, zum Beispiel durch Genussdrogen
- Einstellung zu Lebens- und Sinnfragen

Lassen Sie Ihren Stress nicht anwachsen

Das beste Mittel gegen beruflichen Stress ist die Liebe zum Beruf. Für viele Menschen ist dies ein ungekanntes Ideal. Sie erleben den Beruf ausschließlich als ein Mittel um Geld zu verdienen. Doch auch wer das Glück hat seinen Beruf zu lieben, kann im Alltags- und Existenzstress diese Liebe manchmal verlieren. Die Folge eines als unbefriedigend und frustrierend erlebten Berufslebens ist nicht selten die innere Kündigung. Der persönliche Preis dafür ist jedoch ausgesprochen hoch.

Wer resigniert hat oder immer schlechter abschalten kann, ist auf dem »besten« Weg, seine Gesundheit zu ruinieren. Tritt zwischendurch keine echte Entspannung mehr ein, nimmt die Belastung zu, bis der Körper sie nicht mehr bewältigen kann. Werden diese Warnsignale nicht wahrgenommen, kann es zu vielfältigen psychosomatischen Erscheinungen kommen. Erst im äußersten Notfall nimmt sich der Körper eine Zwangspause durch Krankheit.

Typische gesundheitliche Folgen von Dauerstress sind:

- Kopfschmerzen
- Schulter- und Nackenverspannungen
- Rückenschmerzen
- Bluthochdruck
- Herzinfarkt und Schlaganfall
- Magengeschwüre
- Hautkrankheiten
- Immunschwäche
- Depressionen
- Anfälligkeit für Unfälle

Wie wirkt Kinesiologie bei beruflichem Stress?

Kinesiologie kann bei Dauerstress im Beruf schnell und konkret Hilfestellung leisten. In wenigen Sitzungen wird der Stress abgebaut, und die beruflichen Probleme können wieder in einem anderen Licht betrachtet werden. Der Blick wird in Richtung Lösung gelenkt.

Beispielsweise gibt es diese Möglichkeiten:

- Kollegen, Chef, Kunden erscheinen in einem anderen Licht.
- Die Fähigkeit, mit Leistungsdruck umzugehen, wächst.
- Entspannung weckt Kreativität und Lebensfreude.
- Eine positive Lebenseinstellung hilft auch im Beruf.
- Coaching führt zur beruflichen Neuorientierung.

Ein gelassenes Umfeld schaffen

Absolut wichtig für das persönliche Wohlbefinden, aber auch für den beruflichen Erfolg ist es, regelmäßig Stress abzubauen. Wer stressfrei ist, ruft bei seinen Mitmenschen positive Reaktionen hervor. Denken Sie an die Aufkleber mit dem lachenden Gesicht, die Smileys. Beim Muskeltesten reagieren wir beim Anblick der hochgezogenen Mundwinkel stark, auf herabhängende Mundwinkel testen wir sofort schwach. Wenn Sie selbst in gutem Zustand sind und anderen Menschen freundlich begegnen, haben Sie die besten Chancen, dass auch die anderen sich Ihnen gegenüber zuvorkommend verhalten. Sie bekommen so ein positives Feedback.

Schulstress und Lernschwierigkeiten

Wenn Mütter oder Väter ihr Kind in kinesiologische Behandlung bringen, ist der Auslöser meist ein schulisches Problem. Die Eltern machen sich Sorgen, weil ihr Kind plötzlich in den Zensuren absackt, das Jahreszeugnis schlecht ausfällt oder gar die Versetzung gefährdet ist. Auch andere Anzeichen können auf schulischen Stress hindeuten. Das Kind hat auf einmal häufiger als sonst Bauchweh oder Kopfschmerzen, möchte am liebsten nicht mehr in die Schule gehen oder kommt mittags bedrückt und verschlossen nach Hause. Es trödelt stundenlang bei den Hausaufgaben, und in der Mathearbeit hat es einen Blackout, obwohl es am Tag zuvor noch den gesamten Lernstoff gut beherrschte.

Das Kind kann sein Problem meist nicht in Worte fassen. Es ist sich oft nicht bewusst, was geschehen ist, hat schlimme Ereignisse in der Schule vielleicht verdrängt. Vielleicht machen ihm die schlechten Noten auch nicht so viel aus. Die Eltern jedoch sind besorgt und fürchten Nachteile für die weitere Entwicklung ihres Kindes.

Welche Stressfaktoren machen Schulkindern zu schaffen?

In den vergangenen Jahren stieg die Anzahl der Kinder mit Lernproblemen stark an. Viele Schüler haben bereits beim Lesen- und Schreibenlernen erhebliche Schwierigkeiten. Es wird geschätzt, dass ein Drittel bis die Hälfte aller Schüler im Laufe ihrer Schulzeit einmal Nachhilfe nehmen. Die Tendenz ist steigend.

Stressfaktoren, die Schulkindern besonders zu schaffen machen, sind:

- Angst vor Tests und Arbeiten
- Abneigung gegen bestimmte Schulfächer
- Stress mit Lehrern, der Versagensängste oder Angst vor schlechter Benotung etc. auslöst
- hinderliche Glaubenssätze, zum Beispiel »Ich bin langsam«, »Ich bin unmusikalisch«, »Ich kann nicht rechnen«
- vergangene traumatische Erlebnisse, zum Beispiel völliger Blackout in einer Arbeit, Ausgelachtwerden durch andere Kinder
- Probleme mit den Klassenkameraden, zum Beispiel Ausgrenzung oder Mobbing
- Stress mit den Eltern, zum Beispiel tägliches Gerangel um die Hausaufgaben, Leistungsdruck
- allgemeiner Energiemangel oder Mutlosigkeit

Körperliche Ursachen

- Lernschwierigkeiten sind nicht selten körperlich bedingt, zum Beispiel durch mangelhafte Koordination der beiden Gehirnhälften. Diese ergänzen sich in ihren Funktionen optimal. Wir brauchen besonders für das Lernen beide – das klare, logische Denken der linken und die bildhafte Vorstellung und Kreativität der rechten Seite. Ist diese Zusammenarbeit eingeschränkt, was sehr häufig vorkommt, fehlt eine der Grundvoraussetzungen für stressfreies Lernen.
- Die Aufnahmefähigkeit kann auch gestört sein, weil Augen und Ohren unter Stress abschalten. Das Gesehene und Gehörte kann dann nicht aufgenommen werden.
- Weitere körperliche Ursachen von Lernproblemen sind schlechte Haltung beim Schreiben, Verspannungen im Nacken und andere Muskelungleichgewichte. Zu langes Sitzen in verkrampfter Position führt zum Nachlassen der Konzentration.
- Einseitige und unnatürliche Ernährung, zum Beispiel zu viele Süßigkeiten oder Fast Food, belasten den Stoffwechsel, den Blutzuckerspiegel und die Gehirnfunktionen.

- Versteckte Allergien können Lernstörungen zur Folge haben.
- Zu wenig Wasser im Körper beeinträchtigt die elektrische Informationsweiterleitung über die Nervenzellen.
- Auch bei zu starker Reizüberflutung entsteht Stress.

Test – Ist Ihr Kind optimal fürs Lernen integriert?

Hat Ihr Kind die Krabbelphase ausgelassen?	ja ○	nein ○
Muss es beim Überkreuzlaufen erst Arme und Beine sortieren?	ja ○	nein ○
Verwechselt es b und d?	ja ○	nein ○
Bringt es links und rechts durcheinander?	ja ○	nein ○
Entziffert es beim Lesen mühsam die Buchstaben?	ja ○	nein ○
Versteht es den Sinn des Gelesenen nicht?	ja ○	nein ○
Träumt es gern und lässt sich leicht ablenken?	ja ○	nein ○
Stößt es sich oft an?	ja ○	nein ○
Verliert es beim Lesen häufig die Zeile?	ja ○	nein ○
Verpasst es wichtige Ansagen in der Schule?	ja ○	nein ○
Ist eine Schulter immer leicht hochgezogen?	ja ○	nein ○
Hält es beim Schreiben den Stift verkrampft in der Hand?	ja ○	nein ○
Sitzt es ganz schief am Schreibtisch?	ja ○	nein ○
Ist es süchtig nach Süßigkeiten?	ja ○	nein ○
Trinkt es selten oder nie klares Wasser?	ja ○	nein ○
Kann es sich schlecht entspannen?	ja ○	nein ○

Auswertung:
Wenn Sie mehr als drei Testfragen mit Ja beantwortet haben, empfehle ich Ihnen für Ihr Kind eine intensive kinesiologische Lernberatung.

Wie hilft die Kinesiologie?

Leichtes Lernen ist nur möglich, wenn beide Gehirnhälften miteinander kooperieren. Bewegungsübungen aus der Lernkinesiologie fördern diese Zusammenarbeit auf spielerische Weise. Viele Kinder finden durch diese Gehirngymnastik Erleichterung beim Lernen, und ihre Eltern atmen mit auf. Weitere Informationen dazu und konkrete Übungsanleitungen finden Sie im Kapitel »Kinesiologie für Kinder« ab Seite 197. Eltern und Kinder können im Schul- und Hausaufgabenalltag durch kinesiologischen Stressabbau entlastet werden.

Wie Lernen wieder Spaß macht

Innere und äußere Stressfaktoren beim Lernen werden in kinesiologischen Sitzungen aufgedeckt und behandelt. Es ist sinnvoll, den Ursachen der Lernprobleme auf den Grund zu gehen und sie aufzulösen. Lernblockaden können behandelt werden durch:

- Neubahnung zur Integration der Gehirnaktivitäten
- Bewegungen zur Festigung des Überkreuzmusters
- Übungen zum Anschalten von Augen und Ohren
- schnell wirkende Energie- und Konzentrationsübungen
- Übungen für kurze Entspannungspausen
- lernkinesiologische Übungen für leichteres Lesen, Schreiben etc.
- Brain-Gym®-Programm zur Steigerung der Lernfähigkeit
- energiespendende Ernährung
- Muskelkorrekturen, die blockierte Energien wieder freisetzen
- optimale Körperhaltung beim Lernen
- Abbau von Prüfungsangst und sozialen Ängsten
- positive Einstimmung auf bevorstehende Arbeiten
- Stressabbau zu traumatischen Schul- und Lernerlebnissen
- Stärkung des Selbstbewusstseins durch Veränderung hinderlicher Glaubenssätze
- Wiedergewinnen der Freude am Lernen durch Erfolgserlebnisse
- Austesten von Bachblüten für Konzentration und Gelassenheit
- individuelle Balancierung zu speziellen Themen

Gute Lernberater bringen das Problem schnell auf den Punkt. Sind die Ursachen vielfältig, empfiehlt sich ein ganzheitliches Programm mit vielen leichten Übungen, um sich fürs Lernen zu aktivieren.

Psychosomatische Beschwerden

Krankheit entsteht nicht von heute auf morgen

Die meisten Krankheiten haben eine jahrelange Entstehungsgeschichte. In vielen Fällen lässt sich das leicht zurückverfolgen. Herzinfarktpatienten berichten zum Beispiel von einem Ziehen im linken Arm seit einiger Zeit und fast immer von chronischer Überlastung und viel Stress und Ärger in ihrem Leben. Risikofaktoren wie Rauchen, einseitige Ernährung, zu viel Alkohol und zu wenig Bewegung tun ihr Übriges. Der Ausbruch der Krankheit geschieht in dem Moment, in dem das Maß voll ist.

Der Krankheit auf den Grund gehen

Befasst man sich eingehender mit Lebensweise, Glaubenssystem und Krankheitsgeschichte eines von Krankheit betroffenen Menschen, wird deutlich, dass der Körper einerseits Ausdruck der Seele ist. Andererseits wissen wir längst, dass der menschliche Körper wie eine chemische Fabrik und ein Minikraftwerk arbeitet. So leuchtet es ein, dass wir sind, was wir essen und trinken. Essen wir lebendige Lebensmittel, führen wir ihm Energie zu. Nehmen wir hauptsächlich zu Tode verarbeitete Nahrungsmittel zu uns, belasten wir ihn mit schädlichem Ballast.

Idealerweise kann Kinesiologie eingesetzt werden, um Ungleichgewichte aufzudecken, bevor sie sich als körperliche Symptome oder Krankheiten manifestieren. Wir können austesten, welche Ernährung unsere Energie und unser Immunsystem stärkt. Jeder kann das Muskeltesten lernen und Nahrungsmittel bei sich und seinen Kindern austesten.

Die psychische Einstellung ist wichtig

Ebenso nehmen unsere Gedanken und Gefühle Einfluss auf unseren Körper – ein Wissen, das so alt ist wie die Menschheit. In der Neuzeit wurde diesem Phänomen wenig Bedeutung beigemessen. Erst eine verhältnismäßig junge Wissenschaft, die Psychoneuroimmunologie, stellt immer mehr Zusammenhänge zwischen seelischem Erleben und nervlich-hormonellen Körperreaktionen fest.

Wir sind, was wir essen. Wir sind auch das, was wir denken, fühlen und sagen. Negatives Denken und Sprechen wirken sich ebenso schädlich auf unsere Gesundheit und unser Wohlbefinden aus wie eine ungesunde Lebensweise. Wir haben es in der Hand, unseren Körper zu stärken oder zu schwächen. Hier liegt der Schlüssel für die Entstehung von Krankheit, aber auch die Chance für ein gesundes Leben.

Der Stellenwert körperlicher und seelischer Probleme

In unserer Gesellschaft wird körperliche Krankheit akzeptiert. Es ist normal, aus diesem Grund vom Arbeitsplatz fernzubleiben. Psychische Probleme haben nicht den gleichen Stellenwert. Oder können Sie sich vorstellen, dass Ihr Kollege wegen Trauer, Einsamkeit oder Verzweiflung krankgeschrieben wird? Bekommt er in seiner labilen Gefühlslage aber ein schwaches Immunsystem und wird anfällig für Krankheiten, hat er einen triftigen Grund, um auszufallen.

Oft besteht keine Veranlassung, etwas im Leben zu ändern, bis körperliche Beschwerden auftreten. Sie sind eine Aufforderung, sich verstärkt sich selbst und dem eigenen Körper zuzuwenden.

Krankheit als Ausweg

Kranksein ist zwar nicht angenehm, kann aber zahlreiche Bedürfnisse erfüllen. Körperliche Symptome …

- verordnen eine Zwangspause und damit die lang ersehnte Ruhe,
- sind akzeptiert – im Gegensatz zu seelischen Schmerzen,
- lenken von psychischen Problemen ab,
- verschaffen Aufmerksamkeit und Zuwendung,
- liefern eine Entschuldigung, etwas nicht tun zu müssen.

Tiefer liegende Ursachen

Schmerz ist lästig. Wir wollen ihn loswerden. Tatsächlich ist er eine Botschaft des Körpers, die uns zeigt, dass etwas aus dem Gleichgewicht geraten ist. Wenn wir ihn auf Dauer unterdrücken, zum Beispiel mit Schmerztabletten, ruinieren wir unsere Gesundheit.

Der Körper will im Krankheitsfall Aufmerksamkeit, Ruhe und unterstützende Mittel, nicht Unterdrückung der Symptome. Vor allem möchte er, dass wir uns den auslösenden Ursachen zuwenden und sie ändern. Darum muss festgestellt werden, ob die Störungen rein organisch bedingt sind oder ob sich dahinter länger angestaute Probleme verbergen.

Krankheit als Anlass zu Veränderungen

Jeder Mensch hat alle Möglichkeiten in sich, um sich zu heilen. Dafür müssen bestimmte Voraussetzungen erfüllt sein. Manchmal reicht schon eine Ruhepause aus. In den meisten Fällen brauchen wir mehr Beistand für Körper, Seele und Geist, um unsere Selbstheilungskräfte zu mobilisieren.

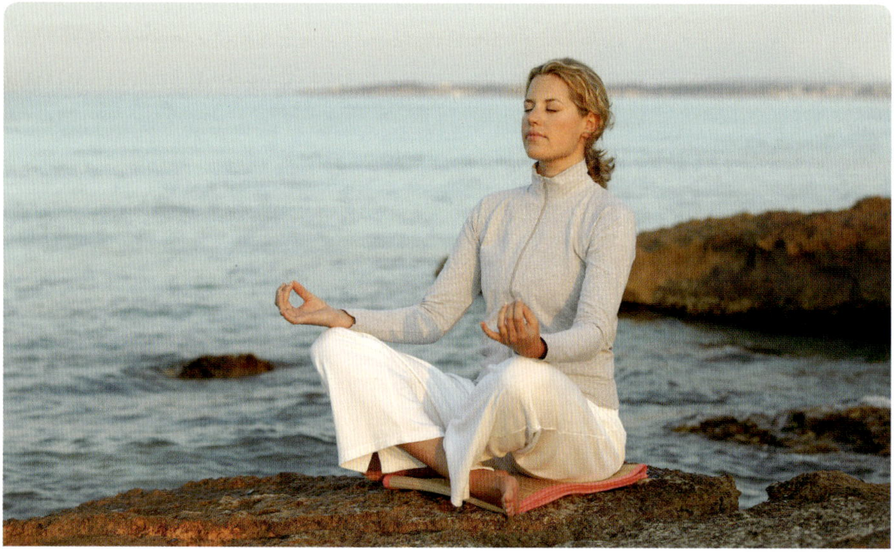

Auch mit Meditation können Sie die Harmonie von Körper, Seele und Geist unterstützen.

Wahre Heilung ist immer ganzheitlich. Bestehen die Auslöser der Krankheit fort, helfen Medikamente, die lediglich die Symptome unterdrücken, nur kurzfristig. Wer sich auf Dauer heilen möchte, kommt nicht umhin, sich mit den Signalen seines Körpers auseinanderzusetzen.

Viele Menschen suchen heute nach einer ganzheitlichen Behandlungsmethode, die Körper, Geist und Seele als eine Einheit betrachtet. Mit dem Muskeltest finden wir in der Kinesiologie heraus, wo es hakt. Wir gehen dabei ganzheitlich vor, decken Ungleichgewichte aller Art auf und behandeln sie. Das können Wirbelsäulenprobleme, Funktionsstörungen einzelner Organe oder Muskelverspannungen, aber auch Energiestörungen, Allergien oder eine negative Lebenseinstellung sein. Die Erfahrung, sich mit sanften Mitteln zur körperlichen Unterstützung oder sogar nur durch das Lösen seelischer Konflikte zu heilen, ist tief greifend.

Angstzustände und Phobien

Angst gehört zum Leben und hat einen Sinn, solange sie uns schützt oder motiviert. Sie ist ein natürlicher seelischer Mechanismus, der uns auf mögliche Gefahren reagieren lässt. Ohne ihn würden wir vielleicht träge oder leichtsinnig werden, wären längst unter ein Auto geraten oder hätten uns beim Kochen die Hände verbrannt.

Bei einer zunehmenden Zahl von Menschen ist diese sinnvolle und lebenswichtige Funktion jedoch außer Kontrolle geraten. Angst wird immer mehr zum Grundgefühl ihres Alltags. Irrationale Ängste können sich auf fast jeden Aspekt des normalen Lebens beziehen und es regelrecht zur Hölle machen: Angst vor offenen Plätzen, Brücken, Fahrstühlen, vor dem Fliegen, vor öffentlichen Auftritten, vor Spritzen usw. Auch wenn die Betroffenen wissen, dass ihre Reaktion völlig überzogen ist und in keinem Verhältnis zur Realität steht, sehen sie keine Möglichkeit, sie bewusst anders zu steuern. Psychotherapeutische Behandlungen bleiben häufig erfolglos.

Aufmerksamkeit und Angst

Die Vorstellung, wieder von Panik überfallen zu werden, lauert immer im Hinterkopf. Sie kann sich zu einer Art Besessenheit entwickeln. Angst auslösende Gelegenheiten werden mehr und mehr vermieden. Doch selbst dann bleibt immer noch die Angst vor der Angst. Allmählich wird die gesamte Lebensqualität eingeschränkt.

Während die Aufmerksamkeit fast ununterbrochen auf das alles beherrschende Thema »Angst« gerichtet ist, wird diese immer weiter geschürt. Wer in diesem Teufelskreis gefangen ist, erlebt seine Situation als ausweglos. Um etwas ändern zu können, ist es sehr wichtig, wieder Herr über die eigene Aufmerksamkeit zu werden.

Wie Angst auf das Energiesystem wirkt

Dr. Roger Callahan, ein kinesiologisch arbeitender Psychologe und Experte auf dem Gebiet der Phobiebehandlung, hat den Einfluss von Angst auf die körpereigenen Energien untersucht. Zu diesem Zweck testete er in einem Versuch eine große Anzahl von Patienten mit unterschiedlichen Phobien.

Wie erwartet, kam er zu dem Ergebnis, dass bei Angst der normale Energiefluss im Körper unterbrochen wird. Überraschend war jedoch die Entdeckung, dass in den meisten Fällen die gleichen Meridiane gestört sind: Magen-, Blasen- und Nierenmeridian, relativ häufig auch der Milz-Pankreas-Meridian.

Eine effektive Methode

Angst führt unmittelbar zu einer Störung des Energieflusses. Dieses Phänomen macht sich die Kinesiologie in umgekehrter Richtung zunutze. Durch gezieltes Balancieren der Energiestörung verringern sich die Angstgefühle schnell.

Auf dieser Basis entwickelte Callahan eine sehr wirksame Phobiebehandlung. Die Energieblockaden, die durch die Phobie entstehen, werden durch rhythmisches Klopfen bestimmter Akupunkturpunkte gelöst. Wenn die Körperenergien in die Balance gebracht werden, wirkt sich das direkt auf das seelische Erleben aus. Der Erfolg der Behandlung ist sofort spürbar.

Diese Methode ist vielseitig einsetzbar. Sie hilft Menschen, die unter unüberwindbar scheinenden Ängsten leiden, mit ihrem Berufs- und Privatleben besser umzugehen. Sie hat keine Nebenwirkungen und funktioniert schnell und leicht. Man kann sie gut selbst durchführen.

Ängste liebevoll annehmen und loslassen

In meinem 2007 im Südwest Verlag erschienen Buch »Angstfrei in Minuten« zeige ich, wie man die Klopfmethode als eine wirkungsvolle Soforthilfe gegen Alltagsängste einsetzen kann. Bei Prüfungsangst, Redeangst, Flugangst, Zukunftsangst, Angst vor öffentlichen Auftritten oder vor dem Zahnarzt spielt häufig unsere innere Vorstellung eine große Rolle. Wir malen uns vielleicht aus, wie uns in der Prüfung nichts einfällt, wie wir im Flugzeug eine Panikattacke bekommen und bei einem Vortrag plötzlich den Faden verlieren. Dann reagieren wir auf diese Fantasie und bekommen Angst.

Wie diese inneren Filme entstehen und wie wir unsere unbewussten Angstauslöser zuerst erkennen, uns dann mit unserer Angst liebevoll annehmen und sie mithilfe

So können Sie Angst abbauen

Ein leicht durchzuführendes Selbsthilfeprogramm, das in kritischen Augenblicken angewendet wird, umfasst die bei Ängsten am häufigsten betroffenen Meridiane Magen, Blase, Niere und Milz-Pankreas. Durch das rhythmische Klopfen der Akupunkturpunkte wird die Energie in diesen Meridianen positiv beeinflusst. Tritt nach einer halben Minute keine befreiende Wirkung ein, kann man sich eine individuelle Selbsthilfeübung kinesiologisch austesten. In vielen Situationen ist diese Übung eine wirksame Soforthilfe.

1. Schließen Sie die Augen und machen Sie es sich so bequem wie gerade möglich. Dann beginnen Sie mit dem Klopfen der vier Punktepaare. Die Punkte Magen 1 liegen in der Mitte unter den Augen, Blase 1 am inneren Augenwinkel (siehe Abbildung nächste Seite), Niere 27 unterhalb des Schlüsselbeins neben dem Brustbein und Milz-Pankreas 21 an der Außenseite der Brust zwischen der sechsten und siebenten Rippe.
2. Klopfen Sie jedes Paar ca. eine halbe Minute lang leicht mit zwei oder drei Fingern, während Sie an Ihre Angst denken. Vielleicht stellen Sie fest, dass ein Punktepaar bei Ihnen besonders wirksam ist. Dann klopfen Sie an dieser Stelle etwas länger.
3. Nehmen Sie Veränderungen in Ihren Gedanken und Gefühlen wahr. Verlängern Sie bei Bedarf das Klopfen, bis Sie sich leichter fühlen und Ihre Energie nicht mehr durch die Angst geschwächt wird.

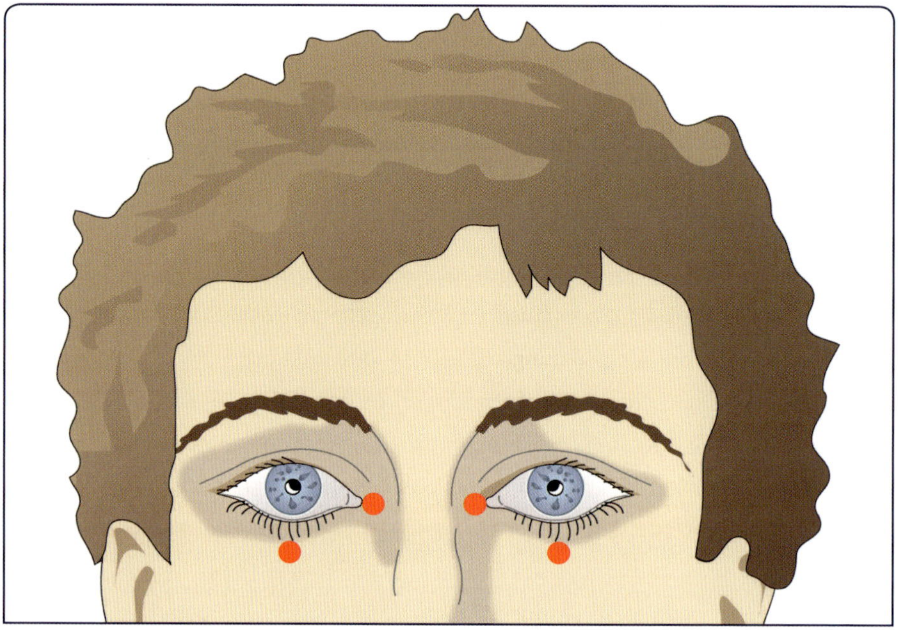

Zwei Punktepaare, die bei Angstzuständen behandelt werden können, liegen unter den Augen (»Magen 1«) und in den inneren Augenwinkeln (»Blase 1«).

der Klopfmethode gezielt loslassen, wird in einem Selbsthilfeprogramm Schritt für Schritt erklärt.

Wenn die Kurzbehandlung nicht ausreicht

Angsttherapie ist manchmal sehr komplex, Ängste gehen oft auf traumatische Erfahrungen zurück, die mit dem Erleben von Überwältigtsein und Hilflosigkeit gekoppelt sind. In diesem Fall reicht Selbsthilfe nicht aus. Im nächsten Kapitel über Traumabehandlung gehe ich weiter auf diese Thematik ein.

Auch kann der Heilung ein unbewusstes Festhalten an dem Problem im Weg stehen. Dies ist immer dann der Fall, wenn ein Klient beim Aussprechen des Satzes »Ich möchte meine Ängste loswerden« schwach testet, bei »Ich möchte meine Ängste nicht loswerden« dagegen stark. Bevor diese Umkehrung nicht aufgelöst ist, müssen alle Therapiebemühungen erfolglos bleiben.

Durch eine jahrelange Leidensgeschichte und vielleicht auch eine Odyssee durch therapeutische Praxen ist die Angst noch überlagert mit Erfahrungen erfolgloser Therapie, Glaubenssätzen wie »Keiner kann mir helfen«, »Ich schaffe es nie, meine Ängste loszuwerden« usw. Solange diese Muster wirksam sind, werden sie leider jede Besserung sabotieren.

Der Weg zurück zum Vertrauen ins Leben

Niemand wird mit einem misstrauischen Wesen geboren. Viele Erfahrungen und damit verbundene kleine Entscheidungen haben zu diesem Mangel an Vertrauen geführt.

Wenn sich das Leben bereits auf die Angst vor der Angst ausgerichtet hat, muss auch eine kinesiologische Behandlung Schicht für Schicht vorgehen. Durchhaltevermögen ist angesagt. Zuerst müssen alle eingefahrenen und hinderlichen Glaubenssätze aufgelöst werden, um die Aufmerksamkeit von der Resignation hin zur Heilung zu lenken. Danach werden zugrunde liegende Energiestörungen und emotionale Ursachen differenzierter ausgetestet und behandelt. Erfolgserlebnisse bauen langsam neue Sicherheit auf.

Traumabehandlung

Genau wie Angst gehört auch Trauma zum Leben. In der kinesiologischen Praxis stehen Stressabbau und damit auch der Abbau von traumatischem oder posttraumatischem Stress im Mittelpunkt. Dabei gibt es für Behandler und Klienten einige wichtige Dinge zu beachten.

Was ist ein Trauma?

In der Regel machen wir den Begriff Trauma an der Schwere eines Ereignisses fest. Wir denken, je schwerer ein Unfall war, desto größer müsse auch das erlittene Trauma sein. Doch das ist nicht der Fall. Es gibt Menschen, die bestimmte Erlebnisse, durch die andere traumatisiert würden, relativ unbeschadet überstehen.

Es muss also eine andere Dimension geben, die unabhängig von der Schwere des Ereignisses entscheidet, ob wir traumatisiert werden oder nicht.

Eine andere Definition von Trauma

Der Biophysiker und Psychologe Dr. Peter Levine fragte sich, warum Tiere in freier Wildbahn, die ständig lebensgefährlichen Situationen ausgesetzt sind, nicht traumatisiert werden. In jahrzehntelanger Forschung über dieses Thema machte er eine bahnbrechende Entdeckung: Trauma ist in erster Linie ein physiologisches Ereignis, also ein Geschehen auf Körperebene.

Werden wilde Tiere von einem anderen hungrigen Tier bedroht, reagieren sie sofort mit allen Überlebensmechanismen, die ihnen zur Verfügung stehen:

- Kampf, wenn sie dem Angreifer kräftemäßig gewachsen sind,
- Flucht, wenn Kampf nicht möglich ist, und schließlich
- Erstarrung, der sogenannte Totstellreflex.

Überleben sie die Verfolgung, schütteln sie die Anspannung buchstäblich von sich ab und leben normal weiter.

Körperliche Überlebensmechanismen: Kampf, Flucht und Erstarrung

Auch uns Menschen sind dieselben biologischen Überlebensmechanismen mitgegeben: Kampf, Flucht und Erstarrung. Wenn ein Auto schnell auf uns zufährt, bekommen wir Angst. Unser Körper registriert Lebensgefahr und reagiert blitzschnell mit der Ausschüttung von Stresshormonen, um uns auf Kampf oder Flucht vorzubereiten. Da wir keine Chance haben, gegen ein Auto zu kämpfen, suchen wir automatisch nach einer Möglichkeit wegzulaufen und uns in Sicherheit zu bringen. Erst wenn auch das nicht möglich ist, schaltet der Körper um in den dritten Überlebensmechanismus, die Erstarrung. Dieser Zustand ist gleichzeitig höchster Stress und absolute Hilflosigkeit – durchgetretenes Gaspedal und Vollbremsung zur gleichen Zeit.

Aufbau und Entladung von Überlebensenergie

Die gute Nachricht ist: Die enorme Energie, die der Körper bis dahin aufgebaut hat, kann er auch wieder abbauen. Nehmen wir an, wir sind starr vor Angst, und im letzten Augenblick reißt der Fahrer das Steuer herum und fährt knapp an uns vorbei. Die akute Gefahr ist vorbei. Unser Stresssystem kann sich ein wenig beruhigen. Zuhause, wenn wir wieder in Sicherheit sind und uns vielleicht ein lieber Mensch in den Arm nimmt, kann sich der Körper weiter beruhigen, und die aufgebaute Spannung beginnt sich zu entladen. Es kann sein, dass wir heftig weinen oder dass uns die Knie im Nachhinein schlottern. Das sind gesunde Anzeichen für eine Entladung dieser blitzschnell aufgebauten immensen Überlebensenergie. Allmählich beruhigen wir uns und kommen nach einer Weile wieder ganz zur Ruhe.

Die schlechte Nachricht ist: Nicht immer sind die äußeren Umstände so, dass diese Entladung auch stattfinden kann. Die Voraussetzung dafür ist eine sichere, auch emotional sichere Umgebung. Ist diese nicht gegeben, kann es sein, dass die ganze aufgebaute Überlebensenergie im Körper steckenbleibt. Sie verursacht dann Symptome wie Schlafstörungen, Unfähigkeit zu entspannen, Schreckhaftigkeit, Geräuschempfindlichkeit, hohen Blutdruck, Panikattacken, unkontrollierte Wutausbrüche, Hitzewallungen, Migräne – alles Traumafolgesymptome.

Traumaheilung auf Körperebene

Peter Levine hat eine Methode entwickelt, mit der wir nach einem Trauma im Körper steckengebliebene Überlebensenergie gezielt entladen können. Als Therapeuten stellen wir eine sichere, wertschätzende Umgebung her und helfen unseren Klienten, die Anspannung in kleinen Portionen loszulassen. Es ist ganz wichtig, dass wir mit dieser enormen Energie behutsam umgehen, denn eine zu schnelle Entladung könnte erneut überwältigen.

Levine gab seiner Methode den Namen Somatic Experiencing® – Körperliches Erleben oder »Den Körper erleben«. Sie funktioniert über das Spüren. Während des Gespräches leiten wir die Klienten in bestimmten Momenten an, ihrem Körper bewusst Aufmerksamkeit zu schenken und mit der Zeit immer feinere körperliche Signale wahrzunehmen. Dabei können wir feststellen, ob sie gerade innerlich hochfahren oder sich eher beruhigen. So wissen wir, welchen Grad von Alarm das Nervensystem der Klienten gerade erlebt. Jeden Hinweis, dass der Körper entspannt und eine Entladung beginnt, greifen wir sofort auf und unterstützen sie, so weit wie es möglich ist.

Allmählich lernt das Nervensystem der Klienten, dass die Gefahr vorüber ist und es wieder umschalten kann auf Normalbetrieb. Der innere Spannungspegel sinkt, und der Körper beruhigt sich. Die Selbstregulation des Nervensystems kommt wieder in Gang, das heißt es fährt bei Gefahr hoch, doch es bleibt danach nicht mehr in der Hochspannung stecken, sondern kann wieder herunterfahren.

Je besser dieser natürliche körperliche Mechanismus wieder funktioniert, desto entspannter wird das Leben. Die auf innerem Daueralarm beruhenden Beschwerden lassen parallel mit zunehmender Fähigkeit zur Selbstregulation nach. Wir können uns nach Anstrengung oder Stress leichter entspannen, schlafen wieder besser und das allgemeine Angst- und Erregungsniveau sinkt.

Kinesiologie und Somatic Experiencing®

In der Kinesiologie-Praxis begegnen wir unverarbeiteten Traumata und seinen vielfältigen Folgen immer wieder. Klienten kommen mit mannigfachen Symptomen zu uns und wollen beschwerdefrei werden. Sie leiden zum Beispiel unter einem extrem hohen inneren Stresspegel, führen ihn jedoch nicht auf erlebte Traumata zurück. Sie fragen sich, warum sie nicht entspannen können, wissen aber nicht, dass dieses Phänomen etwas mit nicht verarbeiteten traumatischen Erlebnissen zu tun hat.

Durch meine Ausbildung in der körperorientierten Traumatherapie Somatic Experiencing® habe ich einerseits großen Respekt vor diesem Thema bekommen, andererseits auch die Sicherheit und Erfahrung gewonnen, damit gut umgehen zu können.

Die Ebene des Spürens

In meiner Praxis kombiniere ich Kinesiologie und Somatic Experiencing® auf vielfältige Weise.

1. Ich achte von Anfang an bei meinen Klienten auf den Grad der inneren Anspannung. Ist dieser dauerhaft hoch, frage ich nach, wie weit sie in der Lage sind zu entspannen. Klagen sie darüber, auch dann nicht innerlich zur Ruhe zu kommen, wenn es keinen Druck von außen gibt, ist dies bereits ein Hinweis auf nicht verarbeitete Traumata.

2. Ich frage im Vorgespräch nach traumatischen Erlebnissen. Diese Frage ruft häufig Ratlosigkeit oder sogar Abwehr hervor. Erst wenn ich Trauma definiere als ein Ereignis, das überwältigend war und die eigenen Verarbeitungsmechanismen völlig überfordert hat – was bei einem Kind sehr schnell der Fall ist – werden sie nachdenklich.
3. Ich erkläre meinen Klienten, woher ihre ständige innere Anspannung kommt und warum ihr Nervensystem nicht entspannen darf. Für die meisten ist dieser Denkansatz zunächst ganz neu. Dann beginnen sie Zusammenhänge herzustellen zwischen meinen Worten und ihren Erlebnissen, und auf einmal erklären sich viele Dinge in ihrem Leben von selbst.
4. Ich beziehe die Ebene des Spürens mit ein, soweit das möglich ist. Konkret bedeutet das, dass ich immer wieder nachfrage, wie sich etwas im Körper anfühlt und wie sich diese Empfindung im Laufe der Behandlung verändert.
5. Ich nutze positive Körperempfindungen als Ressource und verstärke sie. Nehmen wir an, jemand bearbeitet den Verlust eines geliebten Menschen. Zum Ende der Behandlung spürt er statt des Schmerzes nun ein Gefühl von Dankbarkeit für das gemeinsam Erlebte. Er spürt es in der Herzgegend. Ich leite ihn an, mit seiner Aufmerksamkeit bei dieser Empfindung zu bleiben. Häufig verstärkt sie sich dabei, dehnt sich im Körper aus und führt zu einem tiefen Gefühl von Wohlbefinden.

Worauf wir besonders achten müssen

Worauf müssen wir im Zusammenhang mit Trauma in einer kinesiologischen Sitzung besonders achten?

- Traumaklienten können nicht gut entspannen und dürfen auch nicht zu viel entspannen! Ihr Überlebenssystem ist immer noch auf Gefahr gepolt. Es muss wachsam sein. Zu viel Entspannung könnte bedeuten, die Kontrolle zu verlieren, und das würde als gefährlich empfunden werden.
- Traumaklienten brauchen in erster Linie Sicherheit. Das bedeutet, dass wir als Behandler für eine sichere Umgebung sorgen, in der wir nicht gestört werden, dass

ich bei Bedarf besonders viele Erklärungen gebe, was gerade geschieht usw. Wir können auch die Klienten fragen, ob sie noch etwas zu ihrer Sicherheit brauchen.

- Trauma verletzt Grenzen. Traumaklienten haben oft das Gespür für ihre Grenzen verloren. Hier sind wir als Behandler besonders gefordert. Da wir mit körperlicher Berührung arbeiten, müssen wir vorher genau sicherstellen, ob diese Berührung zulässig ist. Wir fragen also Traumaklienten in einer kinesiologischen Sitzung eher einmal zu viel als zu wenig nach ihrem Einverständnis, bevor wir sie berühren.
- Wenn wir Klienten bei der kinesiologischen Arbeit berühren, zum Beispiel neurovaskuläre Punkte am Kopf halten, achten wir auf die Art der Berührung. Es gibt unterschiedliche Arten von Berührung. Es gibt verschmelzende Berührung und es gibt eine Berührung, bei der uns wir an der Kontaktstelle deutlich der Grenzen zwischen beiden Menschen bewusst sind. Wir verwenden grundsätzlich die letztere.
- Wir können mit unseren Klienten deren Ressourcen stärken – zum einen ihre inneren Kraftquellen und zum anderen ihre praktischen Fähigkeiten, mit bestimmten Situationen in ihrem Alltag sicherer umzugehen.
- Wir müssen wissen, wann wir mit Klienten an einem Trauma arbeiten können und wann nicht. Hier geht es um eine sorgfältige Einschätzung unserer eigenen Kompetenzen einerseits als auch der inneren Stabilität unserer Klienten andererseits.
- Wir müssen in der Lage sein, unsere Klienten zu stabilisieren, wenn zu viele bisher abgespaltene Erinnerungen und Emotionen auftauchen. Spezielle Stabilisierungstechniken helfen, sich wieder gut im Hier und Jetzt zu orientieren.
- Wir müssen unterscheiden zwischen Schocktrauma und Entwicklungstrauma.

Schocktrauma und Entwicklungstrauma

In der Traumatherapie unterscheiden wir grundsätzlich zwei Arten von Trauma: Schocktrauma und Entwicklungstrauma.

Ein **Schocktrauma** ist ein einmaliges Ereignis, das unsere Verarbeitungsmöglichkeiten übersteigt und uns überwältigt. Das kann zum Beispiel ein Unfall sein, die Diagnosestellung einer schweren Krankheit, der plötzliche Arbeitsplatzverlust oder

der unerwartete Verlust eines geliebten Menschen. Ein Schocktrauma ist zeitlich klar umgrenzt. Meist friert es im inneren Erleben zu einem einzigen Moment ein. Die Zeit bleibt stehen, und tatsächlich wird bei einem Trauma das Erleben nicht als vergangen abgespeichert. Es ist, als würde es jetzt passieren.

Entwicklungstraumata geschehen über einen längeren Zeitraum, schleichend und wiederholt, zum Beispiel durch immer wieder überwältigende Situationen in der Familie während der Kindheit.

Fehlende Selbstregulation

Eine besondere Form ist hier das Bindungstrauma. Es bezieht sich auf die Bindung des Neugeborenen an eine enge Bezugsperson, normalerweise die Mutter. Da das Gehirn des Babys noch nicht vernetzt ist und es sich selbst noch nicht beruhigen kann, braucht es den Körperkontakt zu einer ruhigen Bezugsperson, die es im Arm hält, wenn es aufgeregt ist, bis es sich wieder beruhigt hat. Mit der Zeit lernt das Baby, sich selbst zu beruhigen und seine Gefühlszustände immer besser selbst zu regulieren. Darüber hinaus braucht es auch eine Bezugsperson, die es beantwortet, die mit ihm in Verbindung steht durch Blickkontakt, Worte, Berührung. Im Idealfall lernt es im Kontakt mit der Mutter, mit seinen Emotionen im Körper umzugehen. Es lernt sich selbst zu regulieren.

Ein Mensch, der als Kind die Fähigkeit zur Selbstregulation nicht erlernt hat, ist in seinem Leben verletzlicher und anfälliger für Traumatisierungen. Ihm fehlt das Fundament einer sicheren Bindung und damit einhergehend die Fähigkeit, auch heftige Emotionen im Körper regulieren zu können. Er hat einen überhöhten Grundspannungspegel und ist schnell überwältigt, durch Reize von außerhalb, aber auch durch die eigenen Emotionen. Selbst positive Emotionen können schnell zu viel sein.

Trauma in der kinesiologischen Behandlung

Was bedeutet das für unsere kinesiologische Arbeit? In der Kinesiologie sprechen wir viel von Stressabbau und der Verarbeitung von zugrunde liegenden Ursachen. Dies sind häufig traumatische Erlebnisse. Menschen, die eigentlich unter Traumafolgen leiden, ohne es zu wissen, kommen in unsere Praxis und wollen etwas verändern. Indirekt sind wir also häufig mit den Auswirkungen von Traumata konfrontiert. Wir müssen damit umgehen können.

Die Folgen von Traumata zeigen sich auf vielerlei Weise:

- in inneren Überzeugungen, zum Beispiel »Ich kann mich nicht wehren«
- in einem hohen inneren Anspannungspegel, der als unangenehm empfunden wird
- in Angstzuständen und Panikattacken
- in körperlichen Übererregungssymptomen wie zum Beispiel Schlafstörungen, Unfähigkeit zu entspannen, Geräuschempfindlichkeit, hohem Blutdruck, Hitzewallungen
- in unkontrollierten Wutausbrüchen
- in dem Gefühl, schnell überfordert zu sein – alles ist »zu viel«
- in Beziehungsproblemen jeder Art in Privatleben und Beruf

Vorsicht ist angebracht

Bei der therapeutischen Arbeit an traumatischen Erlebnissen müssen wir immer die Gefahr einer Retraumatisierung im Auge behalten. Wir sind gut beraten, wenn wir großen Respekt vor der immensen menschlichen Überlebensenergie haben, die bei einem Trauma vom Körper mobilisiert wird und, wenn sie nicht in Aktion umgesetzt werden kann, im Körper eingefroren bleibt. Wird auf einmal zu viel von dieser Energie freigesetzt, kann dies erneut überwältigen. Eine differenzierte Traumatherapie sollte daher nur von dafür ausgebildeten Therapeuten erfolgen.

Mit Kinesiologie lassen sich gut einzelne klar umgrenzte Traumata behandeln, also Schocktraumata wie Unfälle, einzelne Erlebnisse, die den Boden unter den Füßen wegzogen, auf einem traumatischen Prüfungserlebnis beruhende Prüfungsangst. Dabei ist es wichtig, die oben aufgeführten Punkte wie Sicherheit, Grenzen, die Art der körperlichen Berührung und das richtige Maß an Entspannung aufmerksam zu berücksichtigen.

Klare Grenzen

Bei Entwicklungstraumata und hier meistens Bindungstraumata ist die Arbeit komplexer und langwieriger. Nehmen wir an, jemand sehnt sich nach einer Partnerin, ist aber nicht in der Lage, eine glückliche Beziehung aufzubauen. Natürlich können wir hier mit einzelnen Aspekten der Thematik kinesiologisch arbeiten. Zum Beispiel können wir hinderliche Überzeugungen aufdecken und verändern, Stress aus früheren Beziehungserlebnissen abbauen oder den Klienten dabei unterstützen, sich wieder mehr zu öffnen und konkrete Schritte in der Partnersuche zu unternehmen.

Bei der Unfähigkeit zu einer sicheren Bindung empfehle ich allerdings eher eine tiefenpsychologisch fundierte Psychotherapie über einen längeren Zeitraum. Hier steht die Beziehung zwischen Patient und Therapeut stark im Mittelpunkt der Therapie und kann an sich schon heilend wirken. In diesem sicheren und langfristigen Rahmen können eingefahrene Beziehungsmuster erforscht und langsam grundlegend verändert werden.

Wer durch ein Entwicklungstrauma vorbelastet ist, ist von Haus aus »empfindlicher«. Über lange Zeit andauernde Erlebnisse, die die kindlichen Verarbeitungsmechanismen überforderten, haben sich tief ins Nervensystem eingeprägt. Die Therapie braucht viel mehr Zeit als bei einem klar umgrenzten, einmaligen Schocktrauma. Jedoch können wir auch hier bei konkreten Themen wie einer bevorstehenden Prüfung oder praktischer Entscheidungshilfe sinnvolle Arbeit leisten.

Stressabbau nach Unfällen

Unfälle im Straßenverkehr, im Haushalt oder beim Sport sind einschneidende Ereignisse. Plötzlich kommt alles zum Stillstand. Der Gang des normalen Lebens wird abrupt unterbrochen. Zu den körperlichen Schmerzen durch Verletzungen kommt die seelische Belastung hinzu. Schrecken, Angst, Panik oder Entsetzen sind tief im Körper verwurzelt. Während der Genesungszeit wird der Vorfall wieder und wieder in Gedanken durchgespielt. Irgendwann sind die Wunden verheilt, und der normale Lebensablauf wird wieder aufgenommen. Alles ist beim Alten. Oder doch nicht ganz?

Die Folgen eines Unfalls wirken lange nach

In meiner Praxis stoße ich bei der Behandlung von Rückenschmerzen, Muskelverspannungen oder Beckenschiefstand bisweilen auf weit zurückliegende Ursachen. Ich teste zum Beispiel als nächsten Behandlungsschritt Stressabbau auf ein Ereignis von vor 20 Jahren aus. Dieses stellt sich dann als Skiunfall, Sportverletzung oder sonstiger Unfall heraus. Trotz medizinischer Versorgung der Knochenbrüche etc. sind Ungleichgewichte im natürlichen Zusammenspiel der Muskeln und der emotionale Stress, der sich im Muskelzustand widerspiegelt, unbehandelt geblieben. Die Folgen wirken noch lange nach.

Vermeidung schränkt das Leben ein

Wenn Angst nach einem Unfall nicht behandelt wird, kann dies dazu führen, dass bestimmte Dinge ganz vermieden werden. Um zu verhindern, dass so etwas wieder passiert, fährt jemand nach einem Autounfall vielleicht lange Zeit oder gar nicht mehr Auto. Das kann eine große Einschränkung des gewohnten Lebensradius mit sich bringen (der tägliche Arbeitsweg, gewohnte Urlaubsreisen, Fahrten zu Freunden) und für die Familienmitglieder eine zusätzliche Belastung bedeuten.

Meistens leben die Betroffenen nach außen normal weiter, sind aber innerlich in bestimmten Situationen sehr angespannt. Sie sitzen dann zum Beispiel auf dem Beifahrersitz wie auf Nadeln. Unser Unbewusstes speichert jede Erfahrung. In vergleichbaren Momenten können diese oft längst verdrängten Empfindungen erneut aus dem Unbewussten auftauchen. Schon Tage vor dem Familienausflug in die 200 Kilometer entfernte Stadt dreht sich ein Großteil der Gedanken darum, wie die Fahrt bewältigt werden kann. Die Grundspannung steigt. Das muss nicht sein.

Verkrampfungen verursachen Unfälle

Die Angst, dass es wieder passiert, sitzt tief. Das ist gefährlich. Was wir um jeden Preis verhindern wollen, steht im Mittelpunkt unserer Gedanken, und worauf wir unsere ganze Aufmerksamkeit richten, tritt prompt ein. Deshalb ist es so wichtig, Ängste und Stress nach einem Unfall gründlich abzubauen.

Vor einem Jahr arbeitete ich kinesiologisch mit einem Mann, der im Abstand von einigen Wochen an genau derselben Stelle der Autobahn zweimal in einen Unfall verwickelt wurde. Wir lösten körperlichen Stress auf, der sich in abgeschalteten Muskeln, einem Schleudertrauma und in einzelnen Gelenken niedergeschlagen hatte. Außerdem lenkten wir seine Aufmerksamkeit weg von einem möglichen Unfall wieder hin zum sicheren Fahren und souveränen Bewältigen jeder Situation. Er fährt seitdem wesentlich entspannter und unfallfrei. Unfallfolgen werden auf drei Ebenen behandelt: Der Stress wird gelöst, Angst abgebaut, das natürliche Muskelspiel wiederhergestellt.

Kinesiologischer Stressabbau nach Unfällen

Der Körper erinnert sich an die Haltung, die er einnahm, als ein Unfall oder Sturz passierte. Der Stress in dieser Position und einzelne zu ihrem Schutz abgeschaltete Muskeln sind abrufbar. Selbst wenn der Verunglückte zum Zeitpunkt des Unfalls nicht bei Bewusstsein war, sind alle Informationen über die Stellung und die beteiligten Muskeln im Körpergedächtnis gespeichert.

Solche nicht mehr bewussten Erinnerungen führen zu Verhaltensmustern, die auf Automatik laufen: Zögern, Zaudern, Ängstlichkeit und Unsicherheit. In der Kinesiologie arbeiten wir mit einzelnen Muskeln oder Muskelkombinationen. Wir können jedoch auch Stress hinsichtlich ganzer Körperstellungen abbauen und die Körpererinnerung an einen Unfall löschen.

Wenn Muskeln sich gegenseitig abschalten

Normalerweise muss sich bei der Anspannung eines Muskels sein Gegenspieler entspannen, das heißt länger werden, damit die Bewegung überhaupt möglich ist. Sie können das leicht nachvollziehen. Wenn Sie Ihren Bizeps anspannen, entspannt sich der Trizeps an der Rückseite des Oberarms.

Unfälle, Sportverletzungen oder sonstige zu starke Belastungen können das natürliche Wechselspiel zwischen Muskelgruppen und ihren Gegenspielern beeinträchtigen. Wir nennen dieses Phänomen reaktive Muskeln. Anzeichen dafür sind Schmerzen oder Zuckungen.

In einer kinesiologischen Behandlung können diese gestörten Reaktionen korrigiert werden, und die beteiligten Muskeln kehren zu ihrem normalen Wechselspiel zurück. Muskeln, die immer wieder abgeschaltet wurden, nehmen nun ihre ursprüngliche Funktion wieder auf. Das körperliche Gleichgewicht wird dadurch wiederhergestellt.

Natürliche Sicherheit ist der beste Schutz

Es ist unmöglich, durch vermehrte Anspannung alles kontrollieren und verhindern zu wollen. Innere Sicherheit ist der mühelosere Weg. Werden Sie frei vom Stress vergangener traumatischer Erlebnisse. Dann ist es leicht, wieder Vertrauen zu erleben und die nötige Ruhe und Umsicht zu entwickeln, mit der Sie sicher durchs Leben gehen.

Begleitung in Krisen

Krisen sind Zeiten des Umbruchs. Sie können ausgelöst werden durch Trennung vom Partner, Scheidung, Tod eines nahestehenden Menschen, Krankheit, Verlust des Arbeitsplatzes oder sonstige radikale Veränderungen der Lebensumstände. Angst vor Neuem und Unbekanntem belastet uns zusätzlich zu Schmerz und Trauer über das Verlorene. Das menschliche Grundbedürfnis nach Sicherheit verlangt massiv nach Befriedigung.

Das Gefühl von Machtlosigkeit

Krisen werden häufig als Phasen erlebt, in denen man sich hilflos fühlt. Dies trägt erheblich zur Verschlimmerung der Situation bei und wirkt wie ein Teufelskreis. Immer weniger Energie steht zur Verfügung, um die Lage zu meistern, alles droht zusammenzustürzen. Die Probleme werden riesengroß, keine Lösung ist in Sicht, und die eigene Kraft wird aufgezehrt durch Fantasien von Situationen, die schiefgehen – bis hin zur Katastrophe. So wird in der Vorstellung …

- aus Geldproblemen die Abhängigkeit von Sozialhilfe,
- aus Existenzangst der völlige wirtschaftliche Ruin,

- aus Alleinsein lebenslange Einsamkeit,
- aus einer Krankheitsdiagnose Invalidität oder qualvolles Sterben,
- aus Überforderung der körperliche und seelische Zusammenbruch.

Wege aus der Krise – Akzeptanz üben

Wenn Veränderungen unerwünscht sind – zum Beispiel Alleinsein nach dem Verlassenwerden oder Tod des Partners, ungewollte Schwangerschaft, Arbeitsplatzverlust –, werden sie schmerzvoll und mit Widerstand erlebt. Sie rufen Ängste hervor und lähmen.

Sind Veränderungen absichtlich herbeigeführt – wie Alleinsein nach der Befreiung aus einer unbefriedigenden Beziehung, gewollte Schwangerschaft, Arbeitsplatzwechsel als Herausforderung –, lösen sie Freude und Neugier aus und geben Energie.

Der erste Schritt aus der Spirale von Schmerz und Widerstand ist daher zu akzeptieren, was ist. Keine Flucht in Drogen, kein Jammern oder Ignorieren führt letzten Endes daran vorbei, die Situation so anzunehmen, wie sie jetzt ist.

Krisen im Rückblick

Mitunter sind die schlimmsten Zeiten des Lebens – im Nachhinein gesehen – der Auftakt zu einem völlig neuen Lebensabschnitt gewesen. Denken Sie einmal zurück an eine schwierige Zeit in Ihrem Leben. Was haben Sie dadurch gelernt? Wer oder was hat Ihnen geholfen, die Krise zu meistern?

Oft ist es gerade die Unterstützung durch Freunde, Familienangehörige oder Therapeuten, die wieder Mut gibt zum Weitermachen. Aber auch mit dieser Hilfe ist letztlich Ihr Wille entscheidend, das Beste aus der Situation zu machen und das Leben wieder in die eigene Hand zu nehmen.

Krisen als Wendepunkte im Leben

Alte Strukturen müssen sich zuerst auflösen, damit Platz für Neues entstehen kann. Trennungen und Scheidungen sind manchmal notwendig, um die persönliche Weiterentwicklung überhaupt erst zu ermöglichen und Raum für neue Beziehungen zu schaffen. Alleinsein kann durchaus auch als Chance und Vorstufe zu einer gesunden Partnerschaft verstanden werden. Verantwortung zu übernehmen befreit die vorhandenen inneren Kräfte. Wir wachsen mit unseren Aufgaben. Eine Krise kann der Durchbruch zu einem völlig veränderten Lebensstil sein. Sie kann zu einer Lebensqualität führen, von der Sie mitten in der Krise noch nichts ahnen.

Rückbesinnung auf die eigenen Kräfte

Warten Sie nicht, bis irgendein anderer Ihre Probleme löst. Hoffen Sie nicht allein darauf, dass sie sich vielleicht doch von selbst erledigen. Stellen Sie sich Ihren Problemen. Werden Sie selbst aktiv. Fangen Sie am besten gleich im Kopf damit an.

Besinnen Sie sich dabei auf das, was Sie haben und was Sie sind: Ihre besonderen Fähigkeiten, Ihr Wissen, Ihre Erfahrung, Ihre Persönlichkeit. Tanken Sie bei Ihren eigenen Kraftquellen die Energie und das Vertrauen in sich selbst, die Sie brauchen. Seien Sie dankbar für das, was Sie gehabt haben und was Ihnen jetzt zur Verfügung steht, anstatt dem nachzutrauern, was Sie nicht haben.

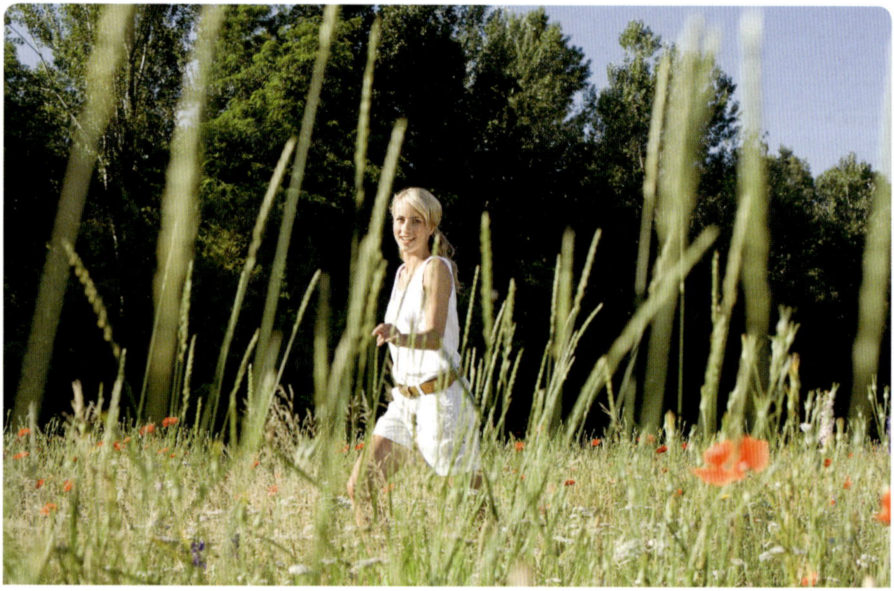

Besinnen Sie sich auf Ihre persönlichen Kraftquellen - zum Beispiel Bewegung in freier Natur.

Mit kinesiologischer Unterstützung geht es leichter

Lebenskrisen, die über längere Zeit begleitet sind von Trauer, Angst, Wut oder anderen schmerzlichen Gefühlen, können krank machen. Hier hilft eine ganzheitliche Behandlung, um das Erlebte zu verarbeiten und neue Perspektiven zu gewinnen – eine andere Ausrichtung der persönlichen Ziele und Werte, eine intensivere Qualität von Beziehungen, ein tiefes Vertrauen zum Leben.

Kinesiologische Krisenbegleitung leistet ganz konkret:

- Abbau von Ängsten und Horrorvorstellungen
- Stressabbau zu traumatischen Erlebnissen
- Verarbeitung des Verlustes, Trauerarbeit
- Tipps zur Selbsthilfe in kritischen Momenten
- Akzeptanz der jetzigen Situation
- Rückbesinnung auf die eigenen Kräfte und Fähigkeiten
- Energiegewinnung
- Stärkung des Selbstwertgefühls
- Ausrichtung auf neue Ziele

Wer sich schwertut, alle diese Punkte allein in die Tat umzusetzen, ist gut beraten, professionellen Beistand aufzusuchen. Ich habe viele Menschen mit Kinesiologie durch Krisen und aus Krisen herausbegleitet. Sie haben sie schneller und leichter gemeistert, als man es allein tun kann, und sind mit einem neuen Selbstbewusstsein daraus hervorgegangen.

»Krise« in der Chinesischen Philosophie

Die chinesische Weisheit geht mit dem Problem des aus dem Tritt geratenen Lebens auf eine selbstverständliche Weise anders um, als wir es gewohnt sind. Das zeigt sich schon an der Schreibweise des Begriffspaars, das unserem Wort »Krise« entspricht: Es setzt sich aus zwei Ideogrammen (Schriftzeichen) zusammen, von denen das erste den negativen, das zweite den positiven Aspekt bezeichnet. So lehrt schon das Schriftbild des Worts den chinesischen Leser, auf den ersten Blick beide Aspekte einer Phase des Umbruchs erkennen.

Persönliche Weiterentwicklung

Während bei Krisen aller Art der Anstoß, etwas zu verändern, von außen zu kommen scheint, ist der Wunsch nach Persönlichkeitsentwicklung eher ein starkes Drängen von innen.

Dabei geht es um die spannende Frage: Wer bin ich, wenn ich frei von allen selbst gesetzten Grenzen und Beschränkungen bin, wenn ich alle meine »Ich kann nicht« und »Ja, aber« aufgelöst habe?

Das Ziel ist, authentisch zu sein und zu leben. Das bedeutet, sich selbst jetzt mit allen Unzulänglichkeiten anzunehmen und gleichzeitig weiter an sich zu arbeiten.

Wie finde ich zu mir?

Wir nehmen ganz genau wahr, ob wir den Worten anderer Menschen Glauben schenken dürfen oder ob sie nur so dahingesagt sind. Wir spüren sofort, wenn wir, statt eine klare Antwort zu erhalten, mit leeren Worthülsen abgespeist werden, und dies unabhängig davon, wie gewählt der Redner sich ausdrückt.

Ebenso sind wir selbst dann echt und glaubwürdig, wenn wir nichts verbergen oder beschönigen müssen und wenn wir nichts sagen oder tun, nur um andere zu beschwichtigen oder aus Angst vor Ablehnung. Wir brauchen uns dann nicht zu verstellen und keine übergestülpte Rolle zu spielen. Keinerlei Energie wird gebraucht, um etwas zu verheimlichen, was die anderen ohnehin merken. Wir können einfach so sein, wie wir wirklich sind.

危 機	危 機
wei ji	**wei + ji**
Krise	**Gefahr + Chance**

Anders als das Deutsche besetzt das Chinesische den Begriff »Krise« nicht nur negativ, sondern sieht darin auch die Möglichkeit zu einem positiven Neuanfang.

Sprache und Körpersprache

Machen Sie ein Experiment: Setzen Sie sich zu zweit einander gegenüber. Dann sagt Ihr Partner laut »Ja« und schüttelt dazu leicht den Kopf. Welche Botschaft kommt bei Ihnen an? Das Ja oder das im Kopfschütteln enthaltene Nein? Mit großer Sicherheit werden Sie das Nein wahrnehmen oder zumindest an dem Ja zweifeln.

Zum Authentischsein gehört auch, dass Worte und Körpersprache dieselbe Botschaft senden. Im Zweifelsfall geben wir immer letzterer den Vorrang. Jeder Mensch sendet ununterbrochen eine Fülle von nonverbalen Signalen aus: durch die Art und Weise, wie er geht, steht, sich bewegt oder auch nicht bewegt, durch Tonfall und Lautstärke der Stimme, durch den Ausdruck in den Augen, des Mundes und im ganzen Gesicht. Dies alles sagt sehr viel über einen Menschen aus, über seinen Charakter, seine Einstellungen und sein Lebensgefühl.

Es würde nun wenig helfen, die Körpersprache zu analysieren und sich gezielt eine neue anzueignen. Die Verhaltensmuster, die der Gestik, Mimik und Haltung eines Menschen zugrunde liegen, würden sich auf andere Weise doch Ausdruck suchen. Ein innerlich zutiefst unsicherer Mensch, der sich eine sicher wirkende Körpersprache antrainiert hat, wirkt unglaubwürdig oder sogar lächerlich.

Wahre Authentizität kommt von innen

Ein wahrhaft authentischer Mensch steht zu seinen Worten und Taten. Er ist innerlich klar und dementsprechend auch nach außen klar und eindeutig. Er steht in Kontakt mit seinem Innersten und lebt im Einklang mit seinen Idealen, Zielen und Wünschen. Er tut Dinge für andere aus freien Stücken und ohne im Gegenzug etwas dafür zurückzuerwarten.

Viele Beziehungsprobleme erledigen sich von selbst, wenn alle Beteiligten authentisch sind. Vorwürfe werden überflüssig, sobald jeder die Verantwortung für seine eigenen Gefühle übernimmt. Wenn wir aufhören, bewusst oder unbewusst Gegenleistungen zu erwarten, kann sich erst gar kein unterschwelliger Groll anstauen. Ein klares Nein ist ehrlicher als ein Ja aus Angst, Nein zu sagen, und es wird auch eher akzeptiert.

Kinesiologie in der Persönlichkeitsentwicklung

Jede kinesiologische Sitzung ist ein Schritt auf dem Weg hin zu mehr Glück und Zufriedenheit mit sich selbst. Wer ihn konstant weitergeht, kann erstaunliche Dinge erfahren. Als Folge der Behandlungen lösen sich Widerstände, die sich als Spannungen im Körper manifestiert haben, einfach auf. Sich von unerwünschten Glaubens- und Verhaltensmustern zu lösen, ist ebenso befreiend wie seine eigenen Stärken kennen und leben zu lernen. Natürliche Energie und Lebensfreude kehren zurück, Selbstwertgefühl und Selbstvertrauen nehmen zu.

Schaffen Sie sich eine hohe Lebensqualität und lernen Sie, Ihr inneres Erleben selbst zu steuern. Liebe ist ebenso wie Glück ein Zustand. Er tritt dann von selbst ein, wenn wir aufhören zu bewerten. Anstatt Glück von äußeren Dingen oder Ereignissen abhängig zu machen, kann jeder es herbeiführen, indem er lernt, seine Aufmerksamkeit und inneren Erfahrungen zu steuern. In dem Maß, wie wir dies können, bestimmen wir unsere Lebensqualität.

Werden Sie innerlich und nach außen klar. Überlassen Sie es Ihrer inneren Weisheit, Sie durch Muskeltests auf dem Weg der Persönlichkeitsentfaltung zu führen. Genießen Sie jeden Schritt auf dieser Reise, und erleben Sie ein völlig neues Lebens- und Körpergefühl.

Praktische Entscheidungshilfe

Für manche Menschen ist die Möglichkeit zu wählen keine Chance, sondern eher eine Last. Wie kommt das?

Entscheidungsschwäche hat viel mit Angst zu tun. Angst vor Unbekanntem und Ungewissem, vor einer falschen Entscheidung. Das Neue wird nicht als Herausforderung oder voller Freude erlebt, sondern unsicher und ängstlich.

- Es fehlt diesen Menschen an Klarheit.
- Sich entscheiden hat mit Verantwortung zu tun.
- Sie stellen sich die Wahlmöglichkeiten unattraktiv vor.
- Sie sind nicht bereit, etwas dafür zu tun.
- Sie wollen auf nichts verzichten.

Wenn Entscheidungen schwerfallen

Wir treffen immer eine Wahl, auch wenn wir passiv bleiben. Wir entscheiden auch durch Nichtentscheiden. Die Dinge laufen dann eben einfach so weiter, oder andere Menschen treffen die Entscheidung für uns oder über uns. Wie auch immer, wir geben damit auf jeden Fall Macht über unser Leben ab. Wer alles auf sich zukommen lässt, ist wie ein treibendes Boot im Meer. Die eine Welle spült ihn hierhin, die andere dorthin. Wer allein das Schicksal bestimmen lässt, was in seinem Leben geschieht, hat wenig Einfluss darauf. Viele Menschen tun dies gewohnheitsmäßig, weil sie nichts anderes kennen, weil es manchmal funktioniert oder weil sie nicht wissen, was sie wollen.

Wollen Sie etwas in Ihrem persönlichen oder beruflichen Leben verändern? Nur zu hoffen, dass es geschehen wird, während Sie weiter alles laufen lassen wie bisher, ist nicht der Königsweg. Sie brauchen klare Ziele und Aktivitäten, die zu ihrer Verwirklichung beitragen.

Die Freiheit der Wahl

Machen Sie einmal Inventur, und fragen Sie sich: Wie sieht mein Leben aus? Bin ich mit meiner derzeitigen Lebensform einverstanden? Oder möchte ich eigentlich ganz anders leben? Ziehen Sie Bilanz. Wenn Sie zufrieden sind: Herzlichen Glückwunsch! Falls bestimmte Lebensbereiche nicht Ihren Wünschen entsprechen oder Sie schon immer ein anderes Leben führen wollten, haben Sie nun die Wahl: Finden Sie sich mit den Umständen ab? Oder ändern Sie sich und schaffen Sie die Umstände, die Sie sich wünschen? Wenn Sie sich auf ein Ziel programmieren und nach Möglichkeiten zur Verwirklichung Ausschau halten, werden Ihnen auf Schritt und Tritt die Informationen zufliegen, die Sie brauchen. Vorher haben Sie daran vorbeigesehen.

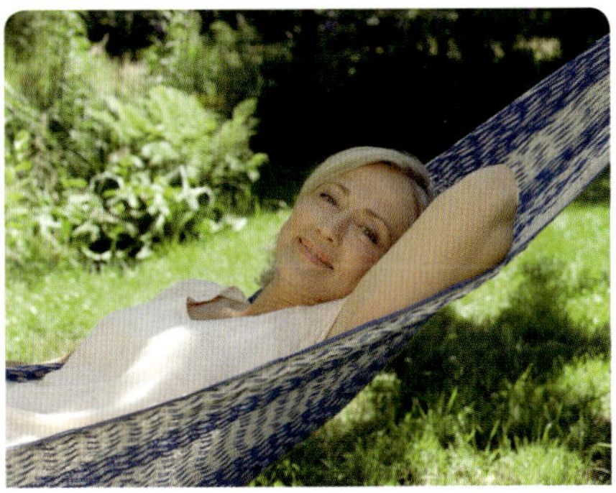
Erfüllen Sie sich Ihre Wünsche!

Kinesiologie als Entscheidungshilfe

Entscheiden Sie sich, was Sie wollen, und räumen Sie Ihre inneren Widerstände aus. Es gibt heutzutage lernbare Techniken, um sich auf Ziele auszurichten und mit Zweifeln umzugehen. Kinesiologie ist dabei ein sehr effektiver Weg.

Der Muskeltest nimmt Ihnen die Entscheidung nicht ab. Natürlich kann man testen »Ich will …« oder »Ich will nicht …«. Das Ergebnis ist sehr aufschlussreich als Momentaufnahme. Ein starker Muskel bedeutet jedoch nur, dass bei der Vorstellung dieser Möglichkeit Ihre Energie hoch ist. Ein schwacher Muskel zeigt, dass allein der Gedanke daran bewusst oder unbewusst deutliches Unbehagen in Ihnen auslöst.

Innere Ablehnungen erkennen

Sehr sinnvoll ist Muskeltesten jedoch, um herauszufinden, was im Einzelnen bei einer Vorstellung über mögliche Alternativen den Stress verursacht, und ihn dann ganz gezielt abzubauen. Um frei entscheiden zu können, brauchen Sie eine klare und offene Sicht der Dinge. In kinesiologischen Sitzungen wird mit den Vorstellungen gearbeitet, die Stress verursachen. Dabei richten Sie Ihre Aufmerksamkeit auf ein Detail nach dem anderen oder eine Szene nach der anderen in Ihrem inneren Film. Ein schwacher Muskel zeigt Ihnen ganz deutlich, womit Sie sich schwächen.

Während der Balancierung werden Sie sich bewusst, dass Ihre Vorstellungen und Überzeugungen nicht mit der Realität übereinstimmen. Durch verschiedene Korrekturen können Sie diese Fantasien spielend leicht verändern oder auflösen. Der Weg zu einer echten Entscheidung wird frei. Wenn Ängste und negative Erwartungshaltungen abgebaut sind, können Sie eigenverantwortlich und frei Entscheidungen treffen und dabei bleiben – wenn Sie das wollen.

Vorbereitung auf Prüfungen und Vorstellungsgespräche

Prüfungen und Vorstellungstermine sind mitunter von ausschlaggebender Bedeutung für den weiteren Verlauf des Lebens. Sie können die Tür öffnen für den Traumjob und ein zufriedenes, erfülltes Berufsleben. Misserfolge können aber auch Chancen verbauen, die erträumte Karriere verpatzen und ein Trauma hinterlassen.

Horrorvorstellungen machen Angst

Die meisten Klienten in meiner Praxis, mit denen ich an der Vorbereitung eines wichtigen Termins arbeite, malen sich in ihrer Fantasie schwierige Prüfungen aus. Personalchefs oder Prüfer erscheinen auf der inneren Leinwand groß und bedrohlich nah. Das Ganze wird von Kommentaren wie »Und wenn mir nichts einfällt?!« begleitet.

Wer unter Druck und Stress lange für eine Prüfung lernt oder auf ein Ziel hinlebt, neigt dazu, bis zu diesem Zeitpunkt und nicht weiter zu denken. Das erklärt, warum viele Menschen nach erfolgreichem Abschluss einer solchen Phase erst einmal in ein Loch fallen, nach dem Motto: Und nun? Daran ist nicht nur die nervliche und kör-

So erforschen Sie Ihren inneren Film

!

Welche Fantasien entwickeln Sie zu einem wichtigen Termin? Machen Sie einmal die folgende Übung:

- Richten Sie Ihre Aufmerksamkeit auf ein Ereignis in der Zukunft, bei dem Sie auf dem Prüfstand stehen.
- Wie genau stellen Sie sich die Situation vor?
- Wie ist Ihnen dabei zumute?
- Wie klingt Ihre Stimme?
- Wie ist Ihre Gestik?
- Wie treten Sie auf?
- Was nehmen Sie von Ihrer Umgebung wahr?
- Welche Reaktionen ernten Sie von den anderen Beteiligten?
- Machen Sie sich alle Einzelheiten Ihrer Fantasie bewusst. Und nun gehen Sie zum zweiten Teil über:
- Wie möchten Sie gern auftreten?
- Wie möchten Sie sich fühlen?
- Wie wirken Sie in Ihrer Wunschvorstellung auf die anderen und diese auf Sie?

Achten Sie auch jetzt auf jedes Detail, und erforschen Sie Ihren inneren Film.

perliche Erschöpfung schuld. Es braucht auch einige Zeit, bis das Leben wieder eine neue Ausrichtung bekommt.

Sich in optimale Verfassung bringen

Egal, wie groß die Bedeutung eines solchen Termins ist und wie viel für die nächste Zeit oder das weitere Leben davon abhängt, eines ist sicher: Jeder will in bestmöglichem Zustand sein und sicher auftreten. Bei der Vorbereitung auf Prüfungen oder Vorstellungsgespräche sind zwei Ebenen zu berücksichtigen: die inhaltliche Seite und die persönliche Ausstrahlung.

- Wer nichts oder zu wenig lernt, hat einfach schlechtere Chancen. Ein Bewerber, der sich nicht gut vorbereitet hat, ist für ein Unternehmen nicht besonders interessant.
- Ebenso ist der Misserfolg vorprogrammiert, wenn ein Bewerber wenig engagiert oder sehr unsicher auftritt. Heute weiß man, dass die entscheidenden Kriterien bei der Auswahl neuer Mitarbeiter auf der persönlichen Ebene liegen.

Entspannte Atmosphäre

Manchmal ist die Zeit vor einem Vorstellungstermin oder einer Prüfung so befrachtet mit Angstfantasien und -gefühlen, dass ein effektives Lernen stark beeinträchtigt wird. Lernen geschieht am leichtesten in stressfreier Atmosphäre. Sie brauchen dazu innere Ruhe und Gelassenheit und manchmal auch Mut zur Lücke. Und natürlich lernt es sich leichter, wenn Sie von innen heraus motiviert sind. Fehlt es Ihnen an diesen Grundvoraussetzungen, empfiehlt sich von Zeit zu Zeit eine kinesiologische Behandlung mit dem Ziel, sich gelassen, motiviert und konzentriert vorzubereiten. Holen Sie sich beim Lernen und der Informationssuche Unterstützung und bauen Sie regelmäßig Stress ab.

Konkrete Ziele

Wie immer in der Kinesiologie ist die genaue Zielformulierung wichtig. Vielleicht sind Sie sicher und konzentriert, arbeiten aber zu langsam. Oder Sie bewältigen den

So räumen Sie innere Hindernisse aus

!

Überprüfen Sie selbst: Sagen Sie laut Ihre Einstellung zur bevorstehenden Prüfung mit Nachdruck vor sich hin, und halten Sie dann einen Augenblick inne. Fühlen Sie in sich hinein, und nehmen Sie wahr, was spontan ins Zentrum Ihrer Aufmerksamkeit rückt. Wenn Sie ein gutes Gefühl haben und keinerlei »Ja, aber« sich meldet, ist die Affirmation wirksam. Wenn sich jedoch eine innere Stimme mit Einwänden wie »Quatsch!« oder »Das schaffst du ja doch nicht« meldet oder sich ein schlechtes Gefühl einstellt, ist die Affirmation nur hilfreich, um Ihre Bedenken und Widerstände ans Tageslicht zu holen.

Prüfungsstoff schnell, übersehen aber Flüchtigkeitsfehler. Neigen Sie zu völligem Blackout im entscheidenden Moment? Oder reden Sie einfach drauflos, um Ihr Gegenüber zu beeindrucken?

In jeder Sitzung kläre ich mit meinen Klienten, wo der kritische Punkt liegt. Je besser sie ihre Stärken und Schwächen kennen, desto gezielter können sie Unterstützung suchen. Manchmal geht es darum, die Aufgaben schnell zu verstehen, in der mündlichen Prüfung sicher aufzutreten oder klar, motiviert und engagiert im Vorstellungsgespräch zu erscheinen. Das Ziel der Sitzung kann auch eher allgemein lauten: »Ich bin ruhig und gelassen« oder »Mir fällt zu jeder Frage die richtige Antwort ein«.

Positive Affirmationen können hilfreich sein, reichen aber häufig nicht aus. Wenn es traumatische Prüfungserfahrungen in Ihrem Leben gibt, ist es besonders wichtig, den Stress zu diesen Erinnerungen endgültig aufzulösen und sich kinesiologisch für die bevorstehende Prüfung in Bestform zu bringen.

Unterstützung mit Kinesiologie

In der kinesiologischen Sitzung zeigen sich diese Blockaden eine nach der anderen, und wir bearbeiten sie zusammen. Nehmen wir an, jemand hat das Thema »Ich bin ruhig und gelassen« und kommt schon beim Aussprechen dieser Worte ins Schwitzen. Wir analysieren dann zuerst das innere Bild von der Prüfungssituation.

Um stressbeladene Vorstellungen zu entschärfen, testen wir die passenden Behandlungsschritte aus. Dabei finden wir vielleicht heraus, dass eine gescheiterte Führerscheinprüfung ein Trauma hinterlassen hat. Wir testen dann aus, welche ausgleichenden Maßnahmen der Körper braucht, um diesen Stress loszulassen. Schritt für Schritt testen und tasten wir uns vor, bis alle Stressfaktoren zu diesem Ziel bearbeitet sind. Das Ziel kann dann klar ausgesprochen werden, und der Muskel testet stark. Der innere Film über die Prüfung sieht nun ganz anders aus und hat eine aufbauende Wirkung.

Verbessern Sie Ihre Ausstrahlung

Bei der Vorbereitung auf einen Vorstellungstermin gehen wir ähnlich vor. Gerade hier ist die Ausstrahlung der Bewerber sehr oft das ausschlaggebende Kriterium. Vor allem, wenn genügend qualifizierte Bewerber vorhanden sind, entscheidet in aller Regel die Persönlichkeit. Gesichtsausdruck, Sprache, Körperhaltung und Körpersprache tragen zu Ihrer ganz persönlichen Ausstrahlung bei. Entscheidend für Ihre Ausstrahlung ist jedoch Ihre innere Einstellung zum Leben, zu sich selbst und zu anderen Menschen, zu Chancen und Herausforderungen. Möchten Sie als Chef lieber mit einem Nervenbündel zusammenarbeiten oder mit jemandem, der klar, präsent und kommunikativ ist?

Wir überprüfen dann: Ist Ihre Aufmerksamkeit auf Erfolg gerichtet? Stellt der Gedanke, diese Stelle anzunehmen, eine positive Herausforderung für Sie dar? Erfüllt er Sie mit Freude? Oder sind Sie voller Zweifel, ob Sie der Aufgabe gewachsen sind? Sind Sie sicher, dass Sie diese Stelle auch wollen? Wenn nicht, sparen Sie sich den Erfolgsstress und buchen Sie den Termin bestenfalls als eine Erfahrung ab. Entscheiden Sie, was Sie wollen, und tun Sie etwas dafür.

Ein erfreulicher Nebeneffekt einer erfolgreichen Prüfung oder eines gelungenen Vorstellungsgesprächs ist, dass Ihre Selbstsicherheit wächst. Sie sind danach um eine positive Erfahrung reicher und gehen mit einem guten Gefühl in weitere Prüfungen. Sie wissen, dass Sie es können. Lernen Sie mit Kinesiologie, wie Sie sich vor einem Termin zentrieren und in Bestform bringen können, und bauen Sie Stress zuvor ab.

Erfolgreich zum Wunschgewicht

Für viele Menschen ist das Thema »Abnehmen« eine sehr stressbeladene Angelegenheit in ihrem Leben. Erfolgreiche Abmagerungskuren führen meist nicht zu dauerhaftem Gewichtsverlust. Auch wenn mit mehr oder weniger Mühe die Diät strikt durchgehalten wird, überwiegt in der Zeit danach wieder die Esslust, und alte Gewohnheiten und Gelüste brechen mit voller Gewalt durch. Fazit: Der Zeiger auf der Waage klettert wieder nach oben.

Das eigene Wunschgewicht finden

Etwas ist an den üblichen Schlankheitskuren noch nicht optimal. Aus meiner kinesiologischen Praxis weiß ich, wie problematisch sie erlebt werden und dass sie fast immer mehr Stress als Freude bedeuten.

Was wir brauchen, ist also eine Methode, mit Leichtigkeit diesen Weg zu Ihrem persönlichen Wunschgewicht zu gehen.

Im Folgenden gebe ich einige Anregungen, wie Kinesiologie Sie auf vielfältige Weise dabei begleiten kann:

- Die gesamte Energie wird auf den Wunsch, sich in Ihrem Körper wohlzufühlen, ausgerichtet.
- Sie entwickeln eine Vorstellung von Ihrem Körper mit Ihrem Wunschgewicht.
- Wir holen unbewusste Sabotageprogramme, die dagegen arbeiten, ans Licht und würdigen ihre gute Absicht.
- Bedürfnisse werden statt durch Essen auf andere Weise erfüllt.
- Selbstliebe und -annahme werden gestärkt.
- Stress aufgrund früherer erfolgloser Diätkuren wird abgebaut.
- Ess- und Trinkgewohnheiten werden hinterfragt.
- Stärkende und schwächende Nahrung kann ausgetestet werden.
- Versteckte Allergien kommen ans Tageslicht.
- Entschlacken wird durch Anregung des Lymphflusses erleichtert.
- Bewegungs- und Energieübungen stärken den Körper.
- Starke Muskeln lassen Bewegung zur Freude werden.

Allergien

Was ist eine Allergie?

Der Begriff »Allergie« kommt aus dem Griechischen und setzt sich aus den Wörtern *allos* = anders und *ergon* = Reaktion zusammen. Wörtlich bedeutet er eine veränderte Reaktionsbereitschaft des Körpers auf eine Substanz.

Beim Kontakt mit diesem Stoff, der als Antigen bezeichnet wird, produziert das Immunsystem Eiweißstoffe, die sogenannten Antikörper. Diese verbinden sich mit dem allergieauslösenden Stoff, der dadurch geschwächt oder zerstört wird. Unangenehme Begleiterscheinungen dieser chemischen Reaktion sind allergische Symptome wie beispielsweise Juckreiz, Rötungen, Schwellungen, Schleimabsonderungen oder Niesanfälle.

Störung der Körperenergien

Bei vielen Allergien kommt es nicht zu der klassischen Antigen-Antikörper-Reaktion. Trotzdem rufen sie die typischen allergischen oder andere Beschwerden hervor. Auch die als Sonnenallergie bezeichneten Symptome fallen unter diese Rubrik.

In der Kinesiologie betrachten wir Allergien in erster Linie als Energiestörungen. Die durch die Meridiane strömende Energie verteilt sich über Nebenkanäle in jede

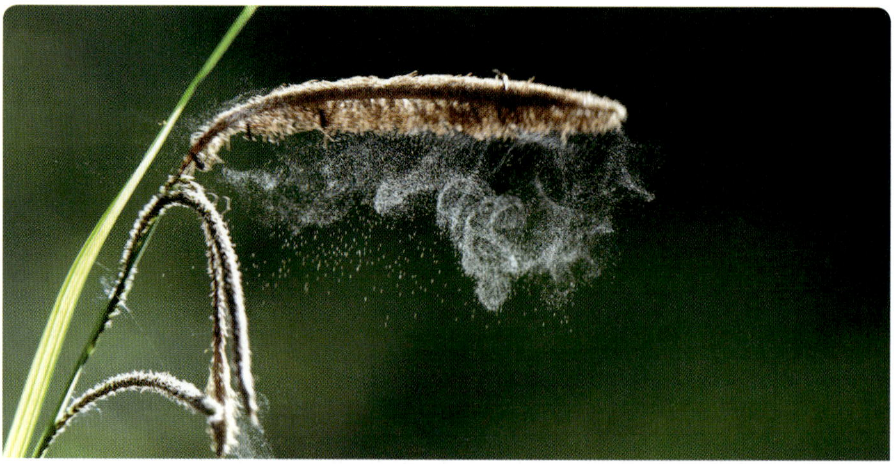

Hatschi! Die Kinesiologie versteht Allergien als Störung der Körperenergien.

einzelne Körperzelle. Ein reibungsloser Energiefluss ist die Grundvoraussetzung für die in den Zellen ablaufenden biochemischen Prozesse. Bei einer allergischen Reaktion sind die Körperenergien gestört, und bestimmte biochemische Vorgänge laufen nicht normal ab. Eine kinesiologische Allergiebehandlung berücksichtigt den ganzen Menschen. Ihr Ziel ist es, den Körper in die Lage zu versetzen, Nahrungsmittel und andere Stoffe in normalen Maßen problemlos zu vertragen und ein gesundes Leben zu führen.

Maskierte Allergien

Eine allergische Reaktion muss nicht immer mit einem Hautausschlag, triefender Nase und tränenden Augen einhergehen. Sie kann eine Vielzahl körperlicher oder seelischer Beschwerden hervorrufen. Da sie meist nicht als solche erkannt wird, nennen wir sie versteckte oder maskierte Allergie.

Die Liste der möglichen Symptome ist unendlich. Dazu gehören Kopfschmerzen, Magen- und Darmprobleme, Muskel- und Gelenkschmerzen, Reizbarkeit, unkontrollierte Wutausbrüche, Hyperaktivität, Lernstörungen und Konzentrationsschwäche.

Allergie und Sucht

Süchtig können wir nicht nur nach Zigaretten und Alkohol, sondern auch nach Lebensmitteln sein. Sie kennen vielleicht starkes Verlangen nach Kaffee oder Schokolade. Werden sie im Übermaß genossen, verringert sich allmählich die Toleranz des Körpers. Schließlich kommt es, wenn sie nicht verfügbar sind, sogar zu regelrechten Entzugserscheinungen wie Müdigkeit, Kopfschmerzen oder Angstzuständen. Werden sie wieder genossen, tritt sofort Wohlbefinden ein.

Es ist wahrscheinlich, dass wir allergisch sind auf alles, wonach wir sehr oft Heißhunger verspüren oder auf das wir nicht verzichten können. Das können unsere Lieblingsnahrungsmittel sein oder solche, von denen wir eigentlich wissen, dass sie uns nicht bekommen, nach denen wir aber schon beim ersten Bissen oder Schluck ein starkes Wohlgefühl empfinden. In Stresssituationen spüren wir eine scheinbar unbezwingbare Sucht, auf die altbewährten Tröster zurückzugreifen. Fragen Sie sich

Die drei Entwicklungsphasen versteckter Allergien

1. Die Alarmphase
Der erste Kontakt mit der allergieauslösenden Substanz ist ein schwerer Schock für den Körper. Er weiß nicht, wie er damit umgehen soll. Da er immer um Ausgleich bestrebt ist, versucht er nach Kräften, sich dem Stress anzupassen. Die Nebennieren schütten alle verfügbaren Stresshormone aus.

2. Die Anpassungsphase
Wird die Substanz weiter genossen, lernt der Körper, besser mit dem Allergen umzugehen. Seine Reaktion ist nun nicht mehr so stark. Die Adrenalinausschüttung verringert sich etwas. Das Wohlbefinden steigt. Aber die Allergie ist noch da, sie ist nun maskiert. Die meisten Menschen befinden sich in dieser Phase.

3. Die Erschöpfungsphase
Wird das Allergen immer weiter genommen, sind die Nebennieren durch den Dauerstress irgendwann erschöpft. Äußere Anzeichen wie ständige Müdigkeit, Energielosigkeit, neue Allergien und alle möglichen Krankheitssymptome treten auf. Das Heimtückische an maskierten Allergien ist, dass ihre Symptome zunächst nicht als Allergie erkannt werden. Meist sind andere Probleme, zum Beispiel Kopfschmerzen oder Konzentrationsschwäche, der Anlass zu einer kinesiologischen Behandlung. Im Lauf der Balancierung stellen sich dann Allergien als eine Ursache heraus.

einmal: »Worauf kann ich nicht verzichten?« und »Könnte es sein, dass ich genau darauf allergisch reagiere?«

Wenn Nahrungsmittel in Hochstimmung versetzen

Die am häufigsten verzehrten Nahrungsmittel sind auch die Hauptauslöser von Allergien: Milch, Weizen, Kaffee, Erdnüsse, Kakao, Eier, Tomaten, Hefe, Orangen. Auch Zucker ruft beim kinesiologischen Muskeltesten regelmäßig Energiestörungen hervor. In Fast Food und Süßigkeiten sind die meisten der oben genannten Inhaltsstoffe enthalten.

Das Wohlgefühl nach dem Verzehr des Allergens beruht auf der erhöhten Ausschüttung von Stresshormonen. Adrenalin macht wach, kraftvoll und bereit zu Höchstleistungen.

Komplexe Allergien

Manche Menschen sind auf so viele Nahrungsmittel allergisch, dass sie fast nichts mehr essen können. Wie wir gesehen haben, entsteht dieser Zustand nicht von heute auf morgen. Da die meisten Allergien sich auf Hauptnahrungsmittel wie Weizen und Milch beziehen, kommt es unweigerlich irgendwann zur Erschöpfungsphase. Das Fass läuft über. Kommen dann noch weitere erschwerende Faktoren wie ein allgemein schlechter Gesundheitszustand, psychischer Stress, Bewegungsmangel oder Giftbelastung hinzu, ist der Körper schlichtweg überfordert und steht vor dem Zusammenbruch. In vielen Fällen ist der Darm mit Candida-Pilzen überwuchert, und das Immunsystem wird dadurch noch zusätzlich belastet.

Wie Allergien kinesiologisch getestet werden

Der kinesiologische Allergietest ist schnell, genau und unmittelbar nachvollziehbar. Er ist auch für Kinder hervorragend geeignet. Die Testmethode für Allergien beruht auf der Tatsache, dass der Körper mit Energiestörungen reagiert, wenn er bestimmten Substanzen ausgesetzt ist.

Jede Materie und jedes Lebewesen hat ein Energiefeld. In der Kirlianfotografie wird dieses beim Menschen an Händen und Füßen gemessen. Je nach Gesundheitszustand sind diese mehr oder weniger von Licht umgeben. Alle Lebewesen leben von Licht. Während Pflanzen in der Lage sind, sich direkt vom Sonnenlicht zu ernähren, sind wir Menschen auf den Umweg über die Ernährung mit Pflanzen angewiesen. Sie haben in dem Vorgang der Fotosynthese bereits Licht in Energie umgewandelt.

Wird ein Teströhrchen mit einem ausgewählten Stoff an den menschlichen Körper gebracht, kommt es zu einem Kontakt zwischen zwei Energiefeldern. Der Mensch reagiert auf verschiedene Substanzen mit einer Stärkung oder Schwächung seiner

Energie. Bei einer Energieblockade durch einen Stoff wissen wir, dass als Folge davon auch biochemische Prozesse gestört sind.

Allergiebehandlung durch Energieausgleich

Ein großer Vorteil der kinesiologischen Allergiediagnose und -korrektur ist, dass Störungen bereits auf der elektromagnetischen Ebene erkannt und ausgeräumt werden, lange bevor sie sich körperlich in chemischen Veränderungen manifestieren.

Mit speziellen Muskeltests kann genau differenziert werden, welche Meridiane durch den allergieauslösenden Stoff gestört und welche Organe in Mitleidenschaft gezogen werden. Wir können erkennen, ob die Nebennieren, die Bauchspeicheldrüsen, Magen, Gallenblase oder Dünndarm von der Störung betroffen sind.

Mit einer sorgfältigen Energiekorrektur wird der Körper anschließend in die Lage versetzt, mit dem Allergen umgehen zu können. Er lernt sozusagen, beim Kontakt mit der Substanz energetisch im Gleichgewicht zu bleiben. Die Korrektur wird durch Halten oder Klopfen von Akupunkturpunkten ausgeführt. Sie ist ausgesprochen kinderfreundlich und wirkt sofort.

Neben der Energiekorrektur müssen auch sämtliche andere Aspekte berücksichtigt werden. Etwaige Sabotageprogramme oder Frustrationen nach einer längeren Krankheitsgeschichte, die der Gesundung im Weg stehen, sollten zuerst aufgedeckt und aufgelöst werden.

Wenn eine Allergie nicht allein auftritt

Begrenzte allergische Reaktionen auf eine oder einige wenige Substanzen lassen sich leicht behandeln. Bestehen dagegen Allergien auf sehr viele Lebensmittel, Pollen, Hausstaub usw., empfehle ich, die kinesiologische Allergiekorrektur mit einer ganzheitlichen naturheilkundlichen Behandlung zu kombinieren (durch Ernährungsumstellung und Darmsanierung, Ausleitung und Stärkung des Immunsystems mit pflanzlichen Medikamenten). Komplexe Allergien erfordern ein differenziertes Vorgehen.

Genesung – Schritt für Schritt

Treten mehrere Allergien gemeinsam auf, werden in der Regel die Allergien auf Milch, Weizen und Candida-Pilze zuerst behandelt. Dadurch bessert sich oft schon sehr viel, weil diese Allergien massiv auftreten und stark beeinträchtigend wirken. Dann werden weitere Allergien nacheinander korrigiert. Nachdem für ein Nahrungsmittel eine Energiebalance durchgeführt wurde, ist es meist notwendig, anschließend für eine gewisse Zeit darauf zu verzichten und es auch danach nur in Maßen zu verzehren.

Nach dem Energieausgleich beginnen die vorher beeinträchtigten Gewebe auf Hochtouren zu heilen. Giftstoffe und Schlacken werden aus Zelle und Gewebe freigesetzt und ausgeschieden. Dabei kann es zu vorübergehender Müdigkeit und Unwohlsein kommen. Der Körper braucht jetzt Unterstützung durch viel Wasser und ausleitende Mittel für Lymphe, Leber und Nieren.

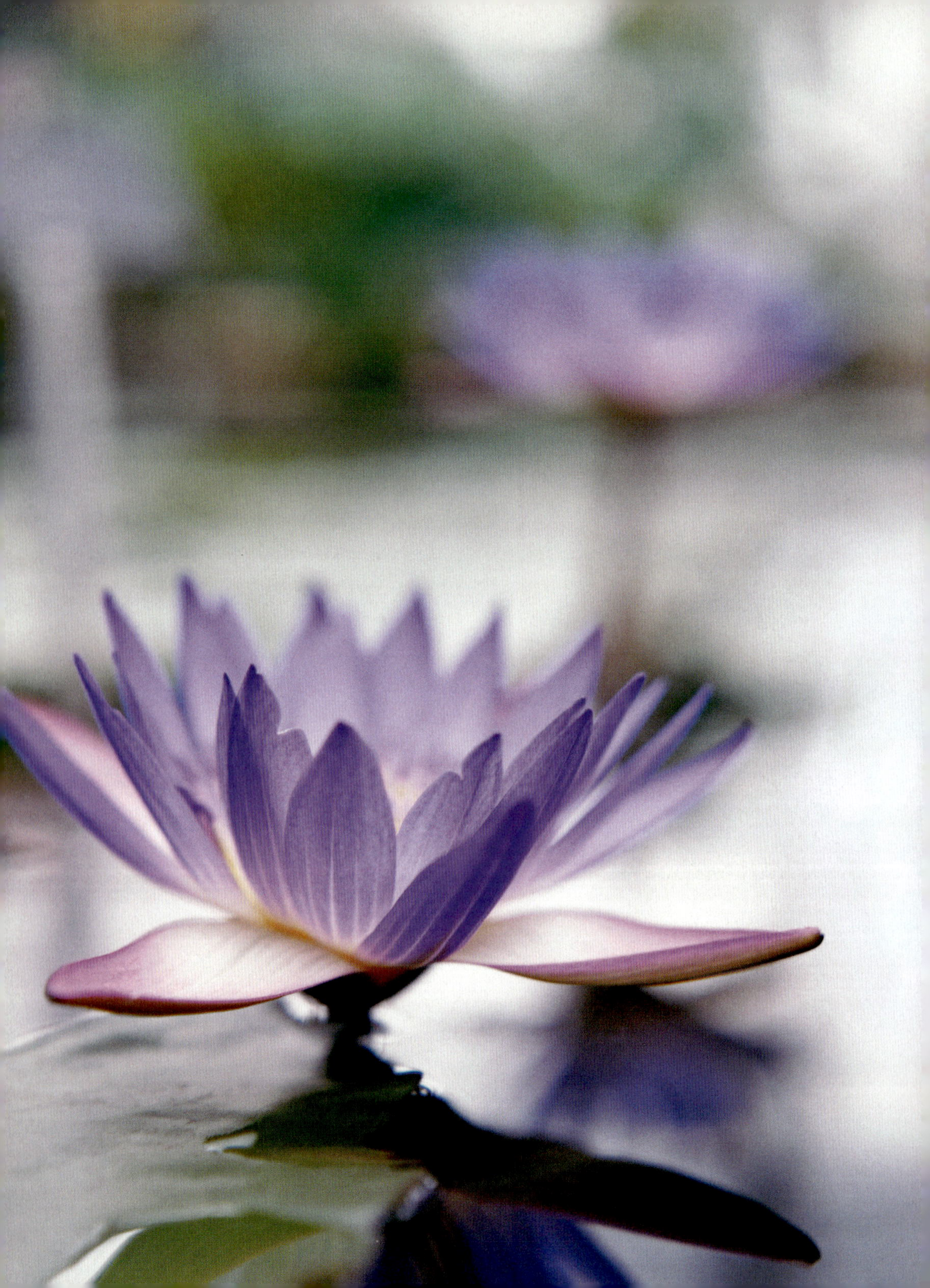

Worauf es in der Praxis ankommt

Im Unterschied zu anderen Therapieformen wird in einer kinesiologischen Sitzung jeder Behandlungsschritt mit Muskeltest erfragt.
Die Kinesiologie geht davon aus, dass der Körper am besten weiß, was ihm fehlt, was ihm Stress verursacht und mit welchen Mitteln ein Ungleichgewicht beseitigt werden kann.
Der Muskeltest dient als diagnostisches und zugleich therapeutisches Werkzeug. Wir erfahren durch das Testen unmittelbar von einem starken bzw. schwachen Muskel, in welchem Gesundheitszustand sich der Körper befindet und was ihm schadet oder Energie gibt.

Das Testen

Mit dem Muskeltest können wir gezielt herausfinden, was Sie stärkt und was Sie schwächt. Auf Allergiebehandlung spezialisierte Kinesiologen können ohne technisches Gerät Allergien und Überempfindlichkeiten gegen Nahrungsmittel, Hausstaub, Bienen usw. testen und behandeln. Unter vielen pflanzlichen Medikamenten zur Unterstützung von Leber, Gallenblase oder Nieren sucht sich der Körper das passende aus. Manche Kinesiologen arbeiten mit Klängen, die in der Tonhöhe auf die einzelnen Meridiane abgestimmt sind. Töne beeinflussen unser Wohlbefinden ganz direkt und lassen sich in der Behandlung gezielt einsetzen. Farbiges Licht wird ausgetestet und wirkt ausgleichend. Auch erleichtern sich manche Homöopathen die oft langwierige Suche nach dem optimalen Mittel, indem sie es testen.

Jeder Mensch ist persönlich für sein Leben und seine Gesundheit zuständig. Als Kinesiologin ist es meine Aufgabe, Menschen dabei zu unterstützen, ihre Gesundheit und ihr seelisches Gleichgewicht wiederzuerlangen.

Der Muskeltest

Es macht mir Spaß, neuen Klienten den Muskeltest zu zeigen und sie auf die vielfältigen Möglichkeiten der Kinesiologie neugierig zu machen. Immer mehr Menschen haben schon selbst das Muskeltesten ausprobiert oder regelmäßig angewandt. Wer bisher nur davon gelesen oder gehört hat, erlebt etwas ganz Neues.

Der Test des vorderen Deltamuskels

!

Wir stehen einander gegenüber, meine Testperson streckt beide Arme im 45-Grad-Winkel nach vorne aus. Die Ellenbogen sind dabei durchgedrückt. Ich teste den vorderen Anteil des Deltamuskels an der Vorderseite der Schulter.

Ich halte ihre Arme oberhalb des Handgelenks und erkläre ihr dann, dass ich gleich »Halten« sagen und anschließend beide Arme leicht nach unten drücken werde. In diesem Augenblick ist es ihre Aufgabe, leicht dagegen nach oben zu halten. Normalerweise, das heißt wenn meine Testperson einigermaßen ausgeglichen ist, kann sie dem Druck standhalten. Der Muskel ist stark.

Der Namenstest

Dann bitte ich sie zu sagen »Ich heiße …« und ihren Vornamen. Der daraufhin getestete Muskel reagiert im Allgemeinen stark. Wenn nicht, ist mein Gegenüber entweder gerade nicht testbar oder hat Probleme mit dem eigenen Vornamen.

Der nächste Test lautet »Ich heiße …« und irgendein beliebiger Vorname. Dabei nehmen wir am besten einen Namen, unter dem wir niemanden kennen. Es könnte sonst sein, dass wir uns sehr stark mit diesem Menschen identifizieren oder Stress mit ihm haben. Der Test sollte nun schwach ausfallen.

Antworten am Muskel spüren

Überraschung oder Staunen ist die häufigste Reaktion. Wenn der Unterschied noch nicht deutlich gespürt wurde, wiederholen wir diesen Namenstest oder machen mit den folgenden Probetests weiter, bis die Testperson eindeutig die Erfahrung eines starken und schwachen Muskels gemacht hat.

Der Test auf Gedankenstress

Der nächste Test bezieht sich auf Gedanken und Vorstellungen. Testet man einen Muskel unter Stress, wird seine Energieversorgung unterbrochen, der Muskel bekommt keinen Strom. Er kann dann nicht normal reagieren und schaltet ab.

Ich bitte meine Testperson, an etwas Schönes zu denken und sich ein paar Sekunden lang richtig in diese Idee hineinzuversetzen. Der Muskel reagiert stark. Dann wechseln wir zu einem Problem, aber bitte nur einem ganz kleinen, etwa ein Fleck auf der Hose. Das reicht aus, um den Muskel schwach werden zu lassen. Um das Gleichgewicht wiederherzustellen, wiederholen wir den Test mit dem schönen Gedanken.

Der Ja-Nein-Test

Zuletzt bitte ich meine Testperson, »Nein« zu sagen. Dies ruft in der Regel einen schwachen Muskel hervor. Wenn sie anschließend »Ja« sagt, wird er wieder gestärkt. Ich erkläre ihr dann, dass ihr Körper mir auf meine direkten Fragen mit einem starken Muskel Ja und mit einem abgeschalteten Muskel Nein signalisiert.

Wie der Muskeltest wirkt

Durch den leichten Druck auf den Muskel und die Dehnung seiner Spindelzellen wird ein Reflex im Rückenmark ausgelöst, der ihn sich wieder zusammenziehen lässt. Wir nehmen den Muskel dann als stark wahr. Bei fehlendem Reflex, ausgelöst durch die unterschiedlichsten Stressfaktoren, fällt der Test schwach aus.

Einleuchtend ist auch die Erklärung nach dem Energiemodell der traditionellen chinesischen Medizin. Ein starker Muskel im Test ist ein Zeichen für einen ungehinderten Energiefluss. Ein schwaches Testergebnis beim Muskeltest lässt darauf schließen, dass der Muskel in diesem Augenblick nicht mit Energie versorgt wird. Er kann seine normale Kraft nicht entfalten, so wie eine Lampe nicht leuchtet, wenn die Stromzufuhr abgeschaltet ist.

Stress führt zu Energieblockaden

Teste ich einen Muskel bei freiem Energiefluss, wie dies bei positiven Gedanken und Vorstellungen, dem Wort »Ja« oder dem eigenen Vornamen der Fall ist, kann er seine normale Kraft entfalten.

Bei Stressfaktoren aller Art, zum Beispiel Lärm, Angst oder dem Gedanken an etwas Unangenehmes, gerät der Körper aus der Balance. Der Muskel gibt im Test nach. Je nach Intensität des Stresses ist das dadurch verursachte Ungleichgewicht größer oder kleiner. Die Energie wird blockiert. Wenn ein Gartenschlauch an einer Stelle fest zugehalten wird, entsteht davor Überdruck, dahinter Unterdruck. Ebenso bildet sich bei Stress im Körper an manchen Stellen Überenergie und an anderen Unterenergie.

Normalerweise ist der Körper bestrebt, das Gleichgewicht selbst wiederherzustellen. Es reguliert sich sekundenschnell von allein. Ist der Stress sehr belastend oder dauert lange Zeit an, braucht der Körper auch länger zur Regulierung. Schlimmstenfalls ist er dazu allein gar nicht mehr in der Lage.

Informationen von mehreren Ebenen

Der Muskeltest liefert uns Informationen, die über den bewussten Verstand hinausgehen. Durch ihn erhalten wir Zugang zum Unbewussten und zum Körpergedächtnis. Die Arbeit mit dem Wissen aus diesen drei Ebenen macht die Kinesiologie so interessant und wirkungsvoll.

Um die Idee von einem Unbewussten zu verdeutlichen, mache ich meine Klienten auf Folgendes aufmerksam: Während wir uns gegenübersitzen und uns aufeinander konzentrieren, sind wir innen und außen einer Fülle von Reizen ausgesetzt – die Umgebung, Gehörtes, Gesehenes, Gefühle, Erinnerungen, Fragen usw.

Unser begrenzter Verstand kann jedoch nur sehr wenige Informationen auf einmal aufnehmen und verarbeiten. Die Vielfalt der auf ihn einstürmenden Sinnesreize droht ihn schlichtweg zu überwältigen. Um uns davor zu schützen, hat sich die Natur eine sinnvolle Lösung ausgedacht: Wir filtern aus einer Vielzahl von Informationen einige wenige heraus, und zwar die, auf die wir unsere Aufmerksamkeit richten. Der Rest wird einfach ausgeblendet.

Mehr, als der Verstand weiß

Diese kleine Auswahl, die übrig bleibt und im Mittelpunkt unseres Erlebens steht, wird gemeinhin als Realität bezeichnet. Kein Wunder, dass wir alle so verschiedene Dinge als real erleben. Wir nehmen zwar auch alles andere wahr, aber nicht bewusst. Würde man uns nach einem Gespräch hypnotisieren, könnten wir uns an viele bewusst nicht mehr zugängliche Einzelheiten erinnern. Da wir so durchs Leben gehen, verfügt unser Unbewusstes oder besser »Außerbewusstes« über ein unendliches Meer an Informationen, das alles umfasst, was wir je erlebt, gedacht, gefühlt haben. Der Muskeltest verschafft uns Zugang zu all diesen Informationen.

Das Körpergedächtnis liefert wertvolle Informationen

Ebenso können wir uns alle Informationen auf Körperebene durch Muskeltesten zugänglich machen. Sie erinnern sich, dass Stress und starke Emotionen in den Muskeln gespeichert werden. Wir können uns in der Kinesiologie dieses Wissen zunutze machen und mit der Kombination von bewusstem Denken, Unbewusstem und Körpergedächtnis ganz anders vorgehen, als wenn wir nur unseren begrenzten Verstand benutzen würden. Das macht das Testen so spannend. Aber probieren Sie es selbst.

!

Testen Sie selbst

1. Tester und Testperson stehen sich gegenüber. Die Testperson streckt den linken Arm waagerecht zur Seite. Dabei ist der Ellenbogen durchgedrückt, und die Handfläche zeigt zum Boden.
2. Der Tester legt seine linke Hand zur Stabilisierung auf die rechte Schulter der Testperson. Mit der rechten Hand hält er ihren ausgestreckten Arm genau oberhalb des Handgelenks.
3. Der Tester erklärt der Testperson, dass er gleich »Halten« sagen und unmittelbar danach leicht auf den ausgestreckten Arm nach unten drücken wird. Er bittet sie, sobald sie den Druck wahrnimmt, nach oben dagegenzuhalten. Er kündigt auch an, dass er ihr dabei nicht ins Gesicht sehen wird, um den Ausgang des Tests nicht zu beeinflussen.

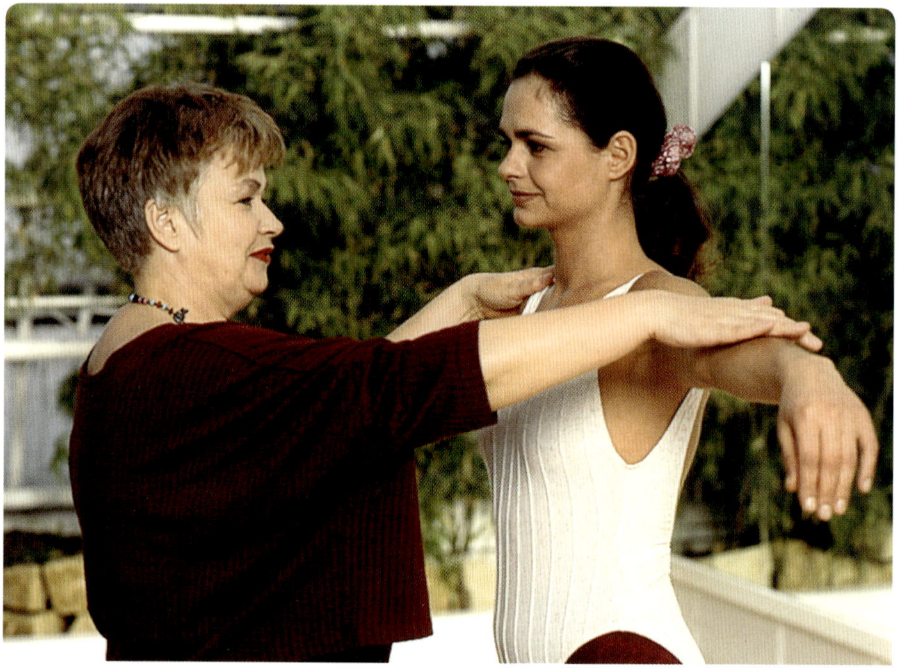

Achten Sie darauf, dass es beim Muskeltest nicht zum Kräftemessen zwischen Tester und Testperson kommt. Nur dann gibt er Auskunft über deren momentanen energetischen Zustand

4. Der Tester sieht an der Testperson vorbei, sagt »Halten« und drückt sofort leicht auf ihren Unterarm. Der Druck sollte gerade so fest sein, dass überprüft werden kann, ob der Muskel hält, und nicht so stark, dass er ermüdet.
5. Sobald der Tester festgestellt hat, dass der Muskel stark reagiert, hört er auf zu drücken. Längerer Druck strengt nur unnötig an.
6. Wenn die Testperson auf den Druck mit einem schwachen Muskel reagiert, gibt der Arm nach. Dies kann sich nur in einem Zittern zeigen – er wackelt –, oder er geht ganz leicht nach unten.

Basisübungen zum Selbsttesten

Probieren Sie das Muskeltesten wie oben beschrieben auf verschiedene Weise aus – mit Ja und Nein, mit Namen, Gedanken und Vorstellungen, mit einer Zigarette und mit verschiedenem Gesichtsausdruck. Wechseln Sie dabei zwischendurch die Rollen von Tester und Testperson.

So funktionieren die Basisübungen

!

Der Ja-Nein-Test

1. Die Testperson sagt »Ja«. Kurz darauf bitten Sie sie, den Arm zu halten, und drücken leicht auf den Arm. Der Muskel sollte stark sein.
2. Bei »Nein« fällt der Muskeltest normalerweise schwach aus.
3. Wiederholen Sie »Ja«, um die Energie wieder zu stärken.

Der Gedankentest

1. Bitten Sie Ihre Testperson, an irgendetwas Schönes zu denken. Nachdem sie sich ein paar Sekunden lang in diese Vorstellung hineinversetzt hat, können Sie testen. Positive Gedanken und Fantasien stärken uns.
2. Nun stellt sich die Testperson etwas Unangenehmes vor. Nehmen Sie, während Sie getestet werden, nicht ein Lebensproblem. Der Gedanke an etwas leicht Unangenehmes genügt meist schon, um den Muskel schwach werden zu lassen.
3. Danach wiederholen Sie den Test mit der positiven Vorstellung, bis der Muskel wieder stark testet.

Der Zigarettentest

1. Der Tester sagt »Halten« und überprüft, ob der Muskel an sich stark ist. Wenn er stark testet, gehen Sie zu Schritt 2 über.
2. Die Testperson hält eine nicht angezündete Zigarette in der rechten Hand, während ihr linker Arm getestet wird. Schon dies schwächt in der Regel die Energie.

Der Namenstest

1. Die Testperson sagt »Ich heiße …« und nennt ihren Vornamen. Dann testen Sie, und der Muskel ist stark.
2. Anschließend sagt sie »Ich heiße …« und einen beliebigen Vornamen, nicht den eines nahestehenden oder bekannten Menschen. Der Test sollte schwach ausfallen.

Der Smiley-Test

1. Die Testperson schaut einen Smiley mit lachendem Mund an, oder, noch einfacher, der Tester sieht ihr freundlich lächelnd ins Gesicht. Probieren Sie aus, welche Wirkung dieser Blick in die Welt hat.
2. Danach betrachtet die Testperson das Bild eines Gesichts mit herabhängenden Mundwinkeln, oder aber der Tester mimt einen grimmigen, unfreundlichen Ausdruck, während er die Testperson ansieht. Erforschen Sie nun die Auswirkung dieser Art von Kommunikation.
3. Wiederholen Sie den Test abschließend mit einem liebenswürdigen Lächeln.

Wohn- und Arbeitsumfeld austesten

1. Gehen Sie zusammen durch Ihre Wohnung oder Ihr Büro, und testen Sie aus, welche Dinge Sie stärken und welche Sie schwächen. Dabei sieht die Testperson die Gegenstände entweder an oder probiert sie aus, während der Partner den Muskeltest durchführt.
2. Testen Sie alle Dinge im Raum einzeln: die Farbe der Vorhänge, das Poster neben dem Fenster, die nackte Wand, den Bürostuhl, die Position des Schreibtischs zur Tür, die unaufgeräumte Schublade oder den schon längst überfälligen Stapel unerledigter Post.
3. Gestalten Sie nach den Tests Ihre Umgebung so, dass Sie sich wohlfühlen und Energie gewinnen.
4. Überprüfen Sie das Ergebnis wiederum mit dem Muskeltest.

Vortests für genaues Testen

Bevor wir dem Körper mit dem Muskeltest Fragen stellen, müssen wir sicher sein, dass wir korrekte Testergebnisse bekommen. Dazu brauchen wir die Vortests.

Wir können die Vortests auch immer dann zwischendurch ausführen, wenn wir beim Muskeltesten unklare oder widersprüchliche Antworten des Körpers bekommen. Dies kann immer mal der Fall sein, zum Beispiel wenn ein Thema besonders stressbeladen ist oder wenn das Testen eine neue, ungewohnte Erfahrung ist. Der Muskeltest ist ein so sensibles Instrument, dass er auf kleine Störungen sofort mit unklaren Ergebnissen reagiert. Wir erkennen den erfahrenen Tester daran, dass er dies sofort bemerkt, unterbricht und zu den Vortests zurückkehrt. Erst wenn diese wieder eindeutig sind, ist auch die Eindeutigkeit der Testergebnisse garantiert.

Vortests wie der Wassertest, der Switchingtest auf die Zusammenarbeit der beiden Gehirnhälften und der Energietest stellen einige Grundvoraussetzungen für genaues Testen sicher. So muss zum Beispiel der Muskel der Testperson stark und schwach sein können. Tester und Testperson brauchen ein bestimmtes Mindestmaß an Aufmerksamkeit und Konzentration, und es muss eindeutig sein, dass beide miteinander arbeiten können und wollen.

So funktionieren die Vortests

!

Der Wassertest

Der menschliche Körper besteht zu 70 bis 80 Prozent aus Wasser. Es ist unter anderem notwendig für die Übertragung elektrischer Impulse durch die Nervenzellen. Bei Wassermangel ist diese Informationsübermittlung gestört, und der Muskeltest gibt verfälschte Ergebnisse.

Beim Wassertest ziehen wir leicht an den Haaren der Testperson und führen dabei den Muskeltest durch. Wenn der Muskel schwach testet, besteht eindeutig Wassermangel im Körper. Ist nicht mehr ausreichend Kopfhaar vorhanden, nehmen wir stattdessen die Augenbrauen. Wir können genauso gut den Test mit einer Hautfalte machen. Bei älteren Menschen tritt manchmal eine Austrocknung des Körpers ein, und ihre Haut lässt sich leicht vom übrigen Gewebe abheben. Der Haartest ist jedoch angenehmer.

Die Korrektur ist einfach: Die Testperson trinkt Wasser, und zwar klares Wasser, am besten ohne Kohlensäure. Aus diesem Grund habe ich immer genug gutes Wasser in meiner Praxis. Wenn Sie mit jemandem zusammen Muskeltests durchführen, empfehle ich Ihnen, sich vorher mit einer Flasche Wasser auszustatten.

Danach wiederholen wir den Haartest und eventuell das Trinken, bis der Test eindeutig stark ist.

Der Switchingtest

Dieser Test untersucht, ob beide Gehirnhälften zusammenarbeiten. Nur bei angemessener Gehirnintegration bekommen wir klare Ergebnisse. Bei Stress, Angst vor Neuem, Unsicherheit, Erschöpfung usw. kann eine Gehirnhälfte vorübergehend abschalten. Diesen Zustand bezeichnen wir als Switching (engl. umschalten).

Wir testen dafür die Akupunkturpunkte Niere 27 links und rechts des Brustbeins und unterhalb des Schlüsselbeins (siehe Abbildung rechts). Diese Punkte haben einen Bezug zum Gehirn und werden in der Lernkinesiologie auch als Gehirnknöpfe bezeichnet. Wir berühren mit Daumen und zwei Fingern die beiden Punkte und führen dabei den Muskeltest durch. Fällt er schwach aus, ist der Klient in diesem Augenblick »geswitcht«.

Korrektur durch Gehirnintegration: Um das Switching zu korrigieren, legt die Testperson eine Hand flach auf den Nabel und massiert mit Daumen und zwei Fingern der anderen Hand die beiden Punkte Niere 27. Dazu atmet sie bewusst und tief. Nach höchstens 20 Sekunden wird diese Korrektur mit gewechselten Händen wiederholt. Der Tester macht dabei mit.

Die Wirkung tritt unmittelbar ein und zeigt sich in Form von mehr Ruhe, Entspannung und Klarheit. Je nachdem, wie ausgeprägt das Körpergefühl ist, wird dies mehr oder weniger deutlich wahrgenommen. Danach wird der Switchingtest wiederholt. Fällt er stark aus, gehen wir weiter. Bei schwachem Ergebnis machen wir mit der Korrektur so lange weiter, bis die beiden Punkte stark testen.

Der Energietest

Auf der Mittellinie der Körpervorderseite verläuft ein wichtiger Meridian vom Schambein hinauf bis zu einem Punkt unterhalb der Unterlippe – das Zentralgefäß. Es ist neben dem Gouverneursgefäß entlang der Wirbelsäule einer der übergeordneten Meridiane für das gesamte Energiesystem. Wir testen daher vor einer genauen Balancierung, ob der Energiestrom im Zentralgefäß ungehindert fließt.

Zunächst streichen wir mit der Hand entgegen der Verlaufsrichtung des Meridians über dem Körper der Testperson nach unten. Der Muskel sollte schwach testen. Danach bewegen wir die Hand in Richtung des Meridianverlaufs nach oben, als würden wir etwas hinaufschieben. Dieser Test sollte stark ausfallen.

Energiefluss korrigieren: Wenn die Testergebnisse nicht eindeutig sind, streicht der Tester mehrere Male mit der Hand das Zentralgefäß in Verlaufsrichtung nach oben, um den Energiefluss anzuregen. Wir nennen das »den Meridian bürsten«. Dies wiederholen wir so oft, bis der Muskeltest beim Streichen nach oben ganz klar stark und bei der Bewegung nach unten schwach ist.

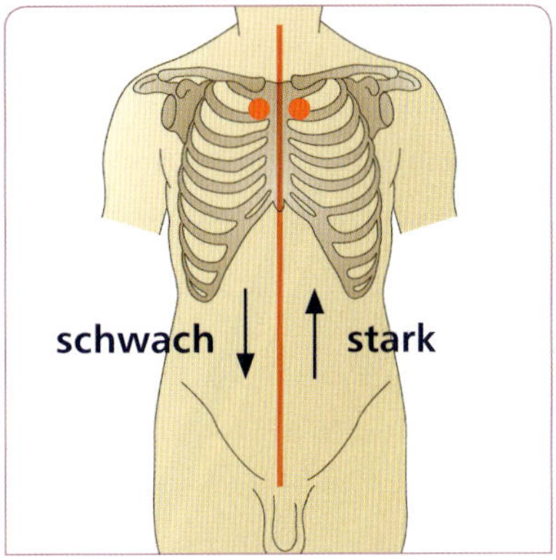

Das für den Energietest wichtige Zentralgefäß liegt auf der Körpermittellinie vorn, die so genannten Gehirnknöpfe für den Switchingtest liegen links und rechts unterhalb des Schlüsselbeins.

Wie Sie sich selbst testen können

Kann man sich überhaupt selbst testen? Der Selbsttest ist unter Kinesiologen umstritten. Das hat unterschiedliche Gründe. Zum einen ist es rein praktisch nicht möglich, bestimmte Muskeln bei sich selbst zu testen. Rücken-, Bauch- oder Beinmuskeln können nicht in die richtige Testposition gebracht oder gar nicht getestet werden, weil man nicht hinkommt. Zum anderen ist es manchmal sehr schwer, bei sich selbst die gleiche unvoreingenommene Haltung einzunehmen wie gegenüber anderen. Diese ist aber eine wichtige Voraussetzung für neutrales und erfolgreiches Testen.

Der Selbsttest

Damit Sie jedoch Ihre eigenen Erfahrungen machen können, stelle ich Ihnen zwei Möglichkeiten vor, sich selbst zu testen. Bevor Sie anfangen, atmen Sie ein paar Mal tief durch, entspannen Sie sich, und trinken Sie ein Glas Wasser.

!

So testen Sie sich selbst

Der Fingertest

Der Vorteil dieses Tests ist, dass er ohne großen Aufwand überall im Sitzen und Stehen durchgeführt werden kann.

1. Bringen Sie Daumen und einen Finger Ihrer linken Hand so zusammen, dass sie einen Ring bilden.
2. Dann greifen Sie mit einem Finger der rechten Hand in den Ring und versuchen, ihn gegen den Druck der Finger auseinanderzuziehen. Der Ringmuskel sollte stark testen.
3. Danach gehen Sie die zuvor beschriebenen Vortests mit Ja/Nein, Energiefluss im Zentralgefäß und Gedankenstress durch und probieren aus, ob der Selbsttest bei Ihnen funktioniert.
4. Sobald Sie dabei eindeutig einen starken und schwachen Muskel identifizieren, können Sie dazu übergehen zu üben. Testen Sie zum Beispiel die Wirkung einer Zigarette, stärkender und schwächender Reizwörter wie »Stau«, »Urlaub«, »Vorstellungsgespräch« usw. für sich aus, bis Sie sich ganz sicher fühlen.
5. Nun können Sie den Fingertest auf die von Ihnen gewünschte Weise einsetzen. Machen Sie dabei jedes Mal vorher zumindest die Ja-Nein-Probe, um festzustellen, ob Sie in diesem Augenblick testbar sind.
6. Wenn Sie Linkshänder sind, können Sie den Selbsttest natürlich auch mit vertauschten Händen machen.

Der Beintest

Dieser Selbsttest wird am besten im Sitzen ausgeführt. Sie können ihn mit dem rechten oder linken Bein ausprobieren.

1. Setzen Sie sich aufrecht hin, beide Füße sind flach auf dem Boden.
2. Heben Sie nun ein Bein leicht an, indem Sie den Fuß auf die Zehenspitzen stellen.
3. Bleiben Sie in dieser Position und legen Sie eine Hand auf den Oberschenkel oberhalb des Knies.
4. Üben Sie nun mit der Hand Druck auf das Bein nach unten aus und halten Sie mit dem Bein dagegen.

Wenn der Muskel standhält, können Sie auf die gleiche Weise wie beim Fingertest fortfahren. Machen Sie sich mit der Methode vertraut durch die Vortests zu Ja/Nein, Energiefluss und Gedankenstress. Sammeln Sie Erfahrungen.

Worauf Sie beim Muskeltesten noch achten sollten

Die Kunst beim Muskeltesten ist, den Druck richtig zu dosieren. Anfänger drücken oft zu fest und zu lange. Der getestete Muskel ermüdet schließlich und gibt aus diesem Grund nach. Die einzelnen Richtungen der Kinesiologie üben beim Muskeltesten unterschiedlich starken Druck aus. »Touch for Health« (Gesund durch Berühren) zum Beispiel arbeitet mit eher festerem Druck. So wird der Muskel deutlich aktiviert. Steht die Psyche im Mittelpunkt, genügt es, mit ganz leichtem Druck zu testen.

- Grundsätzlich gilt: Wir üben nur so viel Druck aus, wie notwendig ist um zu erkennen, ob der Muskel hält oder nicht.
- Wir wissen, dass der Muskeltest nicht das Denken ersetzt. Beim Testen sind wir ganz wach und konzentrieren uns voll auf die Fragestellung.
- Wir nehmen beim Muskeltesten eine innere Haltung von Neugier, Nichtbewerten und Unvoreingenommenheit ein. So sind wir offen für klare Ergebnisse.
- Wir stellen direkte Fragen, die mit Ja oder Nein zu beantworten sind.

Wenn der Muskel zwischendurch abschaltet

Wir müssen schon deshalb beim Muskeltesten klar und konzentriert sein, damit uns nicht entgeht, wenn der Testmuskel plötzlich abschaltet. Dies kann aus den unterschiedlichsten Gründen während einer Sitzung geschehen.

- Bei extrem stressbelasteten Themen kann Switching, das Abschalten einer Gehirnhälfte, oder eine Energiestörung auftreten. Die Testperson ist dann vorübergehend nicht testbar. Das Massieren der Gehirnknöpfe Niere 27 und das Bürsten des Zentralgefäßes (siehe dazu Seite 186) bringt sie meist schnell wieder ins Gleichgewicht. Auch der Tester kann geswitcht oder in seiner Energie blockiert sein und macht, um dem vorzubeugen, alle Korrekturen gleich mit.
- Durst oder nicht spürbarer Wassermangel führen zu Blockaden in der Informationsleitung. Aber auch eine volle Blase kann die Testperson ablenken.

Die Vortests zu Ja/Nein, Energiefluss und Gedankenstress können immer dann eingesetzt werden, wenn der Muskeltest aufgrund irgendwelcher Irritationen unkorrekt ist. Das festzustellen macht das Können eines erfahrenen Kinesiologen aus. Wenn Sie

Acht Tipps für erfolgreiches Muskeltesten

1. Wir erklären der Testperson, worum es beim Muskeltest geht, und bitten um Erlaubnis, ob wir sie testen dürfen.
2. Wir stellen sicher, dass sie keine Beschwerden hat, die beim Testen Schmerzen verursachen würden.
3. Wir nehmen eine Haltung von Zuwendung, Unvoreingenommenheit und Offenheit ein.
4. Wir isolieren den zu testenden Muskel, indem wir ihn in die Ausgangsstellung für den Test bringen.
5. Wir führen den entsprechenden Muskel einmal durch die Testbewegung und zeigen der Testperson damit die Richtung, gegen die sie halten wird.
6. Wir sagen immer zuerst »Halten« und drücken gleich darauf langsam und gleichmäßig in Richtung der Testbewegung.
7. Wir spüren innerhalb von maximal einer Sekunde, ob der Muskel hält und damit »stark« ist oder nicht.
8. Wir lassen ebenso langsam und gleichmäßig den Druck auf den Muskel nach.

sich nicht zutrauen, Irritationen zu erkennen, empfehle ich Ihnen, zwischendurch hin und wieder den Ja-Nein-Test zu machen.

Was Sie wissen sollten

- Muskeltesten ist kein Kraftmessen! Wir testen nicht die Kraft eines Muskels, sondern seine Reaktion.
- Muskeltesten ist eine Art Biofeedback und gibt unmittelbar Rückmeldung.
- Ein »schwacher« Muskel bedeutet keine Schwäche. Er zeigt Stressfaktoren auf.
- Jeder Muskel kann kinesiologisch getestet werden. Wenn ein Muskel aus irgendeinem Grund eingeschränkt ist, nehmen wir einen anderen, zum Beispiel andere Armmuskeln oder einen Beinmuskel.
- Muskeltesten sollte immer angenehm sein. Achten Sie beim Testen darauf, dass der übrige Körper entspannt ist, also keine geballten Fäuste, übereinandergeschlagenen Füße etc.

- Muskeltesten ist eine Kunst. Wer darin perfekt werden möchte, sollte möglichst viele Personen austesten.
- Der Muskeltest nimmt Ihnen die Verantwortung für Ihre Entscheidung nicht ab. Kinesiologie kann Ihnen jedoch helfen, inneren Stress abzubauen, damit Sie wirklich frei entscheiden können.

Die Grenzen des Muskeltests

Wenn Sie sich an die folgenden Prinzipien halten und die dadurch vorgegebenen Grenzen berücksichtigen, werden Sie den Muskeltest sinnvoll nutzen können und für Ihr Leben davon profitieren.

Stellen Sie keine Fragen zu anderen Menschen

Fragen Sie nichts, was Ihre Beziehung mit einem anderen Menschen betrifft, nach dem Motto: »Liebt er mich noch?«, »Wird sie wieder anrufen?«, »Ist er der richtige Partner für mich?« Wenn Sie an eine bestimmte Person denken, und der vorher starke Muskel testet nun schwach, bedeutet das nur, dass der Gedanke an diesen Menschen in diesem Augenblick stressbesetzt ist – und nichts weiter.

Stellen Sie niemals stellvertretend Fragen für andere Menschen

Fragen Sie nicht: »Braucht meine Tochter diese Bachblüte?«, »Kann mein Sohn Tomaten vertragen?« Wenn Sie diese Fragen kinesiologisch beantwortet haben wollen, testen Sie es entweder selbst mit Ihrem Sohn oder Ihrer Tochter, oder Sie gehen mit ihm zusammen zu einem Kinesiologen, der es an Ihrem Kind austestet. Per Muskeltest Fragen für nicht anwesende Menschen zu stellen ist unseriös.

Treffen Sie keine Entscheidung aufgrund eines Muskeltests

Machen Sie niemals wichtige Entscheidungen von einem Muskeltest abhängig, wie zum Beispiel: »Soll ich ihn heiraten?« oder: »Ist mein Kind schulreif?« Muskeltesten kann das Denken nicht ersetzen. Für Entscheidungen dieser Tragweite brauchen Sie mehr Informationen als der Muskeltest Ihnen mit seiner Aussage über Stress liefern kann.

Stellen Sie niemals Fragen zu Krankheiten

Der Muskeltest zeigt Ihnen konkrete Ungleichgewichte im Körper an, damit sie ausbalanciert werden können. Der Körper kann jedoch keine Auskunft geben über Krankheiten wie rheumatische Beschwerden oder Krebserkrankungen. Fragen Sie also nie: »Habe ich ein Magengeschwür?«, »Habe ich eine Überfunktion der Schilddrüse?« Wenn Sie Anlass zu Bedenken haben, ob Sie an einer Krankheit leiden, sollten Sie sich selbstverständlich ärztlich untersuchen lassen. Kinesiologie ist kein Ersatz für medizinische Behandlung.

Setzen Sie Medikamente nicht aufgrund von Muskeltests ab

Testen Sie niemals Medikamente, die Ihnen vom Arzt verschrieben wurden. Ein verschreibungspflichtiges Medikament mit starken Nebenwirkungen wird mit großer Wahrscheinlichkeit einen schwachen Muskel hervorrufen. Trotzdem ist es das kleinere Übel, wenn es im Moment keine anderen Alternativen gibt, zum Beispiel bei akuten Psychosen oder starken Infekten. Auch naturheilkundliche Medikamente sollten grundsätzlich nur von einer ausgebildeten Fachkraft ausgetestet werden. Machen Sie die Entscheidung, Medikamente zu nehmen oder auch nicht, niemals von Muskeltests abhängig.

Stellen Sie keine Zukunftsfragen

Der Muskeltest verschafft Ihnen zwar Zugang zu Ihrem innersten Wissen, aber nicht zu einer hellseherischen Instanz. Fragen wie: »Werde ich die Wohnung bekommen?«, »Wann kommt die Steuerrückzahlung, im März, im April?«, »Wie lange dauert es, bis meine Grippe vorbei ist, eine Woche, zwei Wochen?« usw. sind nicht sinnvoll.

Der Muskeltest ist eine Momentaufnahme. Er sagt etwas aus über den jetzigen Zustand. Wie lange Ihre Grippe dauert, hängt davon ab, ob Sie Ihrem Körper Ruhe gönnen oder zu früh aufstehen, welche Medikamente Sie nehmen usw. Alle diese Faktoren sind variabel und zum Zeitpunkt des Testens unbekannt. Sie können daher nicht in das Ergebnis mit einfließen.

Die Ziele

Wir brauchen Ziele. Ohne Ziele treiben wir wie ein Boot im Meer des Lebens. Die eine Welle spült uns hierhin, die andere dorthin.

Die klare Ausrichtung auf ein Ziel ist ausschlaggebend für den Erfolg. Wenn wir einander widersprechende Ziele haben, geschieht gar nichts. Wir können nicht abnehmen wollen, dabei aber üppig und schwer essen. Wir können nicht in einer Bank arbeiten wollen, dabei aber immer nur Jeans anziehen. Wir können nicht einen Partner wollen, dabei aber völlig frei und unabhängig sein.

Alles beginnt mit einer Idee

Wir tendieren dazu, verlockende Vorstellungen zu realisieren. Erst wenn unsere ganze Aufmerksamkeit auf ein Ziel gerichtet ist, bemerken wir plötzlich wie von selbst hilfreiche Informationen. Wir planen eine Norwegenreise und sehen dann auf einmal die Ankündigung eines Diavortrags über dieses Land, die schon seit Wochen an derselben Stelle hängt und an der wir jeden Tag achtlos vorbeigegangen sind. Bis dahin war sie für uns nicht interessant, und folglich haben wir sie nicht wahrgenommen.

Sind Sie schon einmal über einen Schwebebalken gegangen? Man kann ihn auf zwei Arten überqueren. Die eine ist, unruhig nach links und rechts zu schauen, ängstlich zu gehen, immer mit dem Gedanken: »Hoffentlich geht das nicht schief.« Das ist ziemlich anstrengend. Die andere ist, das Ziel fest im Auge zu behalten und dabei sicher und mit voller Aufmerksamkeit einen Schritt vor den anderen zu setzen. Wer auf die zweite Weise geht, hat die größeren Chancen anzukommen und ist am Ziel in besserer Verfassung.

Herzensziele und Kopfziele

Echte Ziele sind Herzensziele. Sie geben Energie und Kraft, schon der bloße Gedanke daran ruft Freude hervor. Kopfziele, die allein dem Verstand entspringen und nicht von Herzen kommen, rufen nur inneren Widerstand hervor. Jeder Versuch, sie mit Biegen und Brechen zu erreichen, würde deshalb vor allem Kampf gegen sich selbst bedeuten. Immer wenn gute Vorsätze scheitern, ist das der Fall. Reine Kopfziele sind Energiefresser. In der Kinesiologie arbeiten wir mit den Herzenszielen.

Den richtigen Weg finden

Kinesiologie, wie ich sie verstehe und anwende, arbeitet auf Lösungen hin. In einer Sitzung legen wir ein sorgfältig formuliertes Ziel fest und räumen nach und nach körperliche oder seelisch-geistige Hindernisse aus.

Diese lösungsorientierte Vorgehensweise ist zeitgemäß. Wie fühlen Sie sich, wenn Sie stundenlang über ein Problem reden? Überlegen Sie selbst: Sie sorgen sich über etwas, sprechen mit Ihren Freunden stundenlang am Telefon darüber, drehen sich im Kreis und vielleicht auch wie ein Kreisel immer tiefer in das Problem hinein. Die Freunde erzählen von ihren Erfahrungen. Sie stellen gemeinsam jede Menge Mutmaßungen an, und es bewegt sich – nichts.

Vielleicht haben Sie das Glück, dass Ihre Freunde Ihnen mit einer geschickten Frage oder Bemerkung einen Kick geben. Sie stutzen, überlegen und sehen das Problem auf einmal auch von einer ganz anderen Seite.

Dies und noch mehr geschieht mit einer lösungsorientierten Therapie. Sie lenkt Ihre Aufmerksamkeit weg vom Problem hin zu neuen Wahlmöglichkeiten. Wird die Blickrichtung erst einmal auf die Lösung gelenkt, erweitert sich der Horizont wieder, die Sicht auf die Dinge wird klarer und die Perspektiven zahlreicher.

Worauf kommt es bei den Zielen an?

Die genaue und sorgfältige Formulierung eines Ziels ist bereits der erste Schritt auf dem Weg, es zu verwirklichen. Angestrebte Ziele für kinesiologische Sitzungen können nur Ich-Ziele sein. Wenn sich durch den Stressabbau die eigene Einstellung und Ausstrahlung ändern, wirkt sich das indirekt auch auf das Verhalten der anderen aus. Wählen Sie Ihre Ziele immer so, dass Sie selbst etwas an Ihrem Erleben ändern.

Die Zielformulierung kann ganz speziell oder eher allgemein sein, zum Beispiel: »Ich bin in dem Gespräch mit meinem Chef überzeugend« oder »Ich bin ruhig und gelassen«.

Klar definierte Ziele

Achten Sie auf den Unterschied zwischen »Ich bin schlank«, »Ich nehme ab«, »Ich nehme ab und halte mein Gewicht bei 65 Kilogramm« oder »Ich wiege 65 Kilogramm«. Die erste Formulierung ist ziemlich vage. Schlankheit ist ein sehr dehnbarer Begriff. Warum wollen Sie nicht gleich ganz konkret Ihr Wunschgewicht als Ziel ausdrücken, wie es in dem letzten Satz der Fall ist?

Wie Ziele sein sollten

- klar definiert
- aktiv
- vollständig
- Ich-Ziele
- realistisch
- erkennbar
- positiv
- motivierend

Es muss für Sie absolut klar sein, was Ihr Ziel für Sie bedeutet. »Ich beginne ein neues Leben« zum Beispiel kann vieles bedeuten: Ich verkaufe mein Haus, ich wandere aus, ich mache mich selbstständig.

Vollständige Ziele

Hier geht es darum, alle Aspekte eines Ziels zu berücksichtigen. Ich arbeitete mit einer Drehbuchautorin, die seit Jahren an einer Komödie schrieb, hohe Ansprüche an sich selbst stellte, das Skript aber nicht verkaufen konnte. Als sie an »Ich bin eine gute Drehbuchautorin« arbeiten wollte, schlug ich ihr stattdessen vor: »Ich bin eine erfolgreiche Drehbuchautorin«, das heißt es wird auch verfilmt. Da sie mit dem Begriff »erfolgreich« ein eher anspruchsloses Niveau verband, kamen wir überein, das Thema der Sitzung »Ich bin eine gute und erfolgreiche Drehbuchautorin« zu nennen.

Realistische Ziele

Bleiben Sie mit Ihren Zielen in einem Rahmen, den Sie für realistisch halten. Das bedeutet, dass die Ziele erreichbar sind und in einem gewissen Rahmen liegen. Wenn jemand inmitten finanzieller, gesundheitlicher und persönlicher Probleme steckt, halte ich es für unrealistisch anzustreben: »Ich strotze vor Gesundheit, bin strahlend schön und habe sehr viel Geld.« Diese Formulierung passt eher für drei Wünsche an eine gute Fee. Angemessener wären erst einmal Mut, Vertrauen, Ausdauer, um Probleme anzugehen und zu lösen.

Positive Formulierungen

Oft wissen Klienten gar nicht mehr, was sie wollen. Sie wissen nur, was sie nicht wollen, zum Beispiel »Ich will die Angst loswerden«. Auf meine Frage, wie sie sich stattdessen fühlen würden, kommt mitunter die Antwort: »Na ja, eben ohne Angst.«

Das, was wir nicht wollen, besetzt uns in unserer Vorstellung ganz. Das Bild dessen, was wir vermeiden wollen, ist permanent da. Ein bekanntes Beispiel ist: Denken Sie nicht an einen rosa Elefanten. Um nicht an ihn zu denken, müssen wir uns erst ein Bild von ihm machen und es dann wegschieben.

Es ist qualitativ ein Unterschied, ob wir *weg* von etwas wollen oder *hin* zu etwas. Wenn wir in erster Linie etwas nur vermeiden wollen, ist das so ähnlich, als würden wir zum Bahnhof an den Fahrkartenschalter gehen und sagen: »Ich will nur weg von hier.« Einer muss entscheiden, wohin die Fahrt geht – warum nicht wir selbst?

Auf andere Gedanken kommen

Manchmal sind Menschen von ihrem Problem so gefangen genommen, dass sie keinerlei Vorstellung mehr davon haben, wie es anders sein könnte. Es geht dann darum, zu erforschen und zu entwickeln, was jemand stattdessen will: »Wie wäre Ihr Leben denn ohne die Angst?« Antwort: »Ja, dann könnte ich wieder …«, und langsam kommen neue Möglichkeiten ins Bewusstsein: »… frei, sicher, locker, ruhig, unternehmungslustig usw. sein«.

Formulieren Sie Ihre Ziele immer positiv und stellen Sie das in den Mittelpunkt, was Sie erreichen wollen.

Aktiv werden

Aktive Ziele bringen uns zum Handeln. Ohne das geht es nicht. Wer Geldprobleme hat und sich zum Thema »Ich habe sehr viel Geld« behandeln lässt, ist nicht in der Position des Handelnden und kann nur hoffen, dass irgendwie Geld hereinkommt.

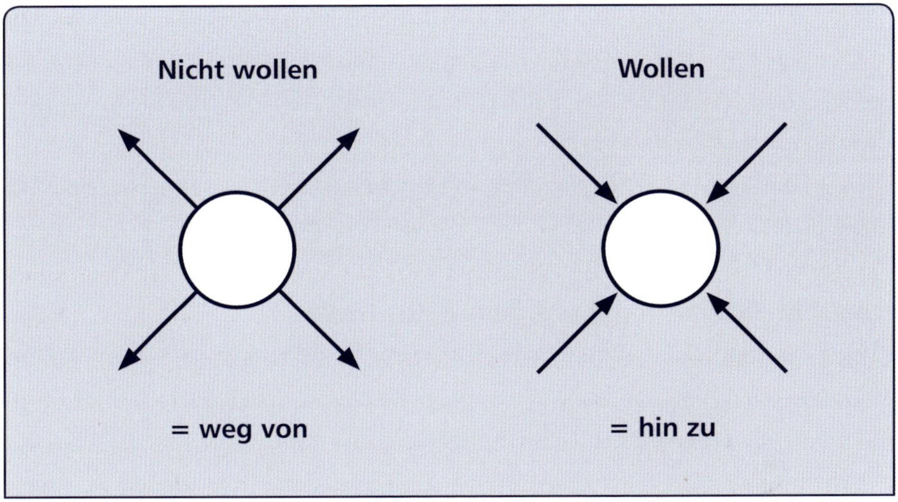

Wenn wir lediglich wissen, was wir nicht wollen, können wir nicht aktiv handeln. Nur wer den Weg zu seinem Ziel positiv formuliert, steuert wirklich darauf zu.

Als Hoffender ist man abhängig von anderen Menschen oder vom Schicksal. Das ist keine sehr starke Position. Eine aktive Perspektive einzunehmen würde zum Beispiel lauten: »Ich löse meine finanziellen Probleme« oder »Ich finde einen angemessenen und gut bezahlten Job«.

Die Schlüsselfrage ist: »Was muss ich tun, um mein Ziel zu erreichen? Was muss dazu geschehen?« Während der Behandlung tauchen oft kreative Ideen auf, wie das zu bewerkstelligen ist.

Es genügt nicht zu balancieren: »Ich teile meine Zeit ein« und danach mit dem gleichen Chaos weiterzumachen. Die Zeit muss dann auch ganz konkret neu strukturiert werden.

Pläne für die Zukunft

Eine kinesiologische Sitzung baut unterstützend Stress ab zu allen möglichen Problemen mit Zeitmangel, -druck oder -einteilung, und sie hilft, sich von hinderlichen Glaubenssätzen wie »Ich bin nun mal langsam« zu lösen. Sie kann jedoch nicht das Handeln ersetzen.

Auf die Balancierung muss immer die Umsetzung folgen. Für die Jobsuche sind Mut und Ausdauer beim Verschicken von Bewerbungsunterlagen unerlässlich, für die Partnersuche oder neue Kontakte sind konkrete Möglichkeiten, Menschen kennenzulernen, notwendig, wie zum Beispiel sich einem Verein oder einer Gruppe anzuschließen, auszugehen, eine Kontaktanzeige aufzugeben oder im Internet in diese Richtung aktiv zu werden.

Ich-Ziele unterliegen der eigenen Kontrolle

Manchmal sind Menschen buchstäblich außer sich und fixiert auf den Partner. Ich frage: »Was möchten Sie ändern? Wie können Sie das erreichen?« – um ihre Aufmerksamkeit wieder zu sich selbst zurückzulenken. Nehmen wir an, die Antwort lautet: »Ich will, dass mein Partner mehr Zeit für mich hat. So wie früher.« Dann frage ich: »Was war anders früher?« Die Antwort: »Ich habe mich sicher und geborgen gefühlt.« Das Ziel könnte nun lauten: »Ich fühle mich sicher und geborgen.« Das Ergebnis ist möglicherweise eine neue Geborgenheit, die nicht mehr vom Verhalten des Partners abhängt.

Erkennbare Ziele

Es ist wichtig, sich Folgendes klarzumachen: »Woran werde ich merken, dass sich mein Ziel verwirklicht oder dass ich es erreicht habe? Was wird anders sein? Woran genau werde ich es erkennen?«

In der Praxis erlebe ich immer wieder, dass sich große Probleme nach erfolgreichem Stressabbau wie von selbst in Luft auflösen, dann dies aber gar nicht oder nur am Rande registriert wird. Deshalb frage ich meine Klienten immer am Anfang einer Sitzung nach dem Thema des letzten Mals. Nicht selten lautet die Antwort dann: »Ach so, das hat sich längst erledigt. Aber jetzt …« Ich hake dann nochmal bei dem Erreichten nach und bitte meine Klienten darum, sich für ihren Erfolg zu loben und sich ausgiebig innerlich auf die Schulter zu klopfen. Wer eigene Erfolge nicht anerkennt, sich für Misserfolge aber heruntermacht, sabotiert sein Selbstwertgefühl.

Tipps zur erfolgreichen Problembewältigung

- Bauen Sie sich selbst eine Leiter von Erfolgserlebnissen. Machen Sie sich jedes Mal, wenn Sie ein Teilziel erreicht haben, Ihren Fortschritt bewusst, und geben Sie sich Lob und Streicheleinheiten dafür.
- Überlegen Sie sich vorher, woran Sie erkennen werden, dass Ihr Ziel näher rückt oder sich verwirklicht hat.
- Wählen Sie nur Ziele, zu denen Sie aus ganzem Herzen Ja sagen.
- Motivierende Ziele geben Energie. Wenn ein Ziel Kraft gibt, Lust macht, gut klingt und das ist, was jemand wirklich anstrebt, ist es der optimale Auftakt für eine kinesiologische Balancierung.

Wenn Sabotageprogramme den Erfolg verhindern

Immer wenn gute Vorsätze scheitern oder wenn eine Behandlung, die normalerweise effektiv ist, nicht anschlägt, liegt der Verdacht auf Selbstsabotage nahe. Das Gleiche ist der Fall, wenn jemand ein Ziel schon lange erfolglos anstrebt oder sich sehr nach etwas sehnt, dies aber einfach nicht zustande kommen will.

Offensichtlich besteht hier ein Konflikt zwischen dem bewussten Wollen und den Wünschen einer außerbewussten Ebene. Da letztere unbekannt sind, können sie ungestört, quasi anonym weiter wirken und erfolgreich alle Bemühungen sabotieren.

Konflikt oder Umkehrung

In der Kinesiologie können wir Sabotageprogramme leicht aufdecken. Jemand sagt zum Beispiel »Ich will gesund sein«, »Ich möchte erfolgreich sein«, »Ich will abnehmen« oder einfach »Ich möchte glücklich sein«, aber der Test fällt trotzdem schwach aus.

Wenn wir diese Art Aussagen zuerst als positiven Satz und anschließend in der negativen Form – wie »Ich will nicht gesund sein« – testen, gibt es zwei verschiedene Möglichkeiten. Steht die Testperson im Konflikt mit ihrer Aussage, testen beide Antworten (die positiv formulierte sowie die negative) gleich. Jemand will Spanisch lernen, hat aber keine Lust, Vokabeln zu pauken – ein typisches Beispiel für einen Konflikt.

Bei der Umkehrung (also wenn die Testperson das Gegenteil von dem denkt, was sie sagt) fällt die positive Aussage schwach, die negative jedoch stark aus. Beide sabotieren in unterschiedlich großem Ausmaß das angepeilte Ziel. Jemand möchte Spanisch lernen, hält sich aber für absolut unbegabt in Fremdsprachen – dies könnte eine Umkehrung bewirken.

Wer sich selbst nicht akzeptiert

Die Umkehrung betrifft meist nur einzelne Lebensbereiche, zum Beispiel Geld, beruflichen Erfolg oder Beziehungen. Sie ist leicht daran zu erkennen, dass jemand sich selbst ständig abwertet, auf Misserfolg programmiert ist und sich dies durch einen erfolglosen Anlauf nach dem anderen regelmäßig von Neuem beweist.

Mitunter ist die Umkehrung jedoch auf die gesamte Person bezogen. Dies ist dann der Fall, wenn der Satz »Ich akzeptiere mich so, wie ich bin« schwach und die Negativaussage dazu stark testet. Wir können sogar noch weiter gehen und den Satz »Ich liebe mich so, wie ich bin« testen. Für manche Menschen ist es unmöglich, diese Worte auszusprechen. Diese massive Umkehrung zeigt sich in einer negativen Lebenseinstellung, in Sarkasmus, Hoffnungslosigkeit oder Überaggressivität.

Was sind Sabotageprogramme?

Sabotageprogramme sind keine »schlechten« Denkmuster, sie sind nur nicht mehr auf dem neuesten Stand. Zu dem Zeitpunkt, als sie angenommen wurden, erfüllten sie einen Zweck – vielleicht waren sie Teil einer Überlebensstrategie. Später sind sie bestenfalls überflüssig. Wir nennen sie Sabotageprogramme, weil sie alle Bemühungen vereiteln, ein angestrebtes Ziel zu erreichen. Sie stehen nicht mehr in Einklang mit dem, was jetzt gewollt wird. Sie verhindern den Erfolg.

Überholte Vorstellungen

Am Beispiel eines Rauchers, der damit aufhören möchte, wird deutlich, warum Programme irgendwann einmal wichtig waren, aber jetzt überholt sind und den neuen Zielen im Wege stehen. »Ich will aufhören zu rauchen« testet schwach, die entgegengesetzte Aussage ebenso. Beide Gedanken sind stressbeladen.

Nehmen wir an, ein Mann hatte zu rauchen begonnen, als er 15 Jahre alt und Mitglied einer Jugendgruppe war. Die Zigarette in der Hand verschaffte ihm damals eine Menge Vorteile. Sie kaschierte seine Unsicherheit, vermittelte ihm ein Zugehörigkeitsgefühl, sie vernebelte seinen Kopf und ließ ihn leichter aus sich herausgehen.

Die Programme könnten lauten: »Mit Zigarette gehöre ich dazu. Es macht Spaß zu rauchen. Bier schmeckt erst richtig mit einer Zigarette.« Im Lauf der Zeit kommen zu diesem Thema noch einige andere Glaubenssätze hinzu: »Vom Rauchen kann man Lungenkrebs bekommen. Ich gebe zu viel Geld aus für Zigaretten. Meine Partnerin kann Rauch nicht ausstehen. Wenn ich aufhöre zu rauchen, nehme ich zu.« Diese widersprüchlichen Überzeugungen können einen großen Konflikt darstellen für jemand, der lieber nicht mehr rauchen möchte.

Negative Wirkung

Glaube versetzt Berge. Was wir glauben, ist entscheidend für unser Leben und unsere Gesundheit. Spontanheilungen bei Krebserkrankungen sind ein Beispiel dafür, wie machtvoll unsere Einstellung ist. Deshalb ist es so wichtig, in einer kinesiologischen Balancierung zu überprüfen, ob womöglich grundlegende Glaubenssätze zu einem Thema an verschiedenen Strängen ziehen.

Sabotageprogramme können eine Menge Schaden anrichten:

- Heilung verhindern (»Ich glaube nicht, dass ich gesund werde.« »Im Alter ist man nun mal krank.«)
- an einer Krankheit festhalten (»Ich will nicht gesund sein. Wenn ich gesund bin, dann …«)
- einen Konflikt aufrechterhalten (»Ich will keine friedliche Lösung. Wenn ich nachgebe, wird das als Schwäche ausgelegt.«)

Wie kann man mit Sabotageprogrammen umgehen?

1. Zunächst einmal ist es wichtig, sich bewusst zu machen, dass Sabotageprogramme Glaubenssätze sind, die aus irgendeinem Grund früher einmal angenommen wurden. Sie wurden damals vielleicht unreflektiert übernommen, waren nützlich oder verschafften einem Vorteile.
2. Manchmal genügt es schon, mit sich selbst eine Abmachung zu treffen. Nehmen wir an, bei »Ich möchte getestet werden« stellt sich heraus, dass dies auf einer nicht bewussten Ebene abgelehnt wird. Es könnte sein, dass der Klient Zweifel hat, ob ihm die kinesiologische Behandlung hilft. Ich mache ihm dann den Vorschlag, eine Art Vertrag mit sich selbst zu schließen, mit dem er sich die Chance gibt, seine Bedenken für die Dauer dieser einen Sitzung zurückzustellen. Danach kann er entscheiden, wie es weitergeht.
3. Auf jeden Fall ist es notwendig, die Denkmuster, die einem gewünschten Ziel im Weg stehen, aufzudecken und zu handhaben. Sobald wir Sabotageprogramme klar erkennen, sind wir frei, uns davon zu lösen. Dabei müssen die zugrunde liegenden Bedürfnisse auf andere Weise erfüllt werden. Der Noch-Nichtraucher könnte seinen Wunsch nach Zugehörigkeit befriedigen, indem er sich überlegt, zu wem er sich ohne Zigarette hingezogen fühlt und wie er neue Kontakte aufbauen könnte. Außerdem ist es notwendig, seinen Fokus weg von Verzicht hin zu neuen Vergnügen zu verschieben. Statt »Es macht Spaß zu rauchen« würde es ihm dann attraktiver erscheinen, in klarer Luft zu leben, frei zu atmen, wieder Sport zu treiben.
4. Wenn die Ursachen für Sabotageprogramme tiefer liegen oder nicht bewusst sind, ist es empfehlenswert, den Klienten sorgfältig zu seinem Thema zu balancieren. Hinter dem Programm »Ich will nicht schwanger werden« trotz Kinderwunsch stehen möglicherweise verschiedene Ängste, die ausgeräumt werden können. Mit dem Sabotageprogramm »Wenn ich aufhöre zu rauchen, nehme ich zu« muss sehr sorgfältig gearbeitet werden. Das Ergebnis sollte ein klares Ja zu der Überzeugung sein, auch als Nichtraucher schlank bleiben zu können.
5. Bevor in der Praxis an einem Symptom gearbeitet wird, muss zuerst das Vertrauen in die eigene Gesundheit vorhanden sein bzw. wiederhergestellt werden. Die Aufmerksamkeit verschiebt sich dabei von »Ich schaffe es nicht« über »Kann ich es vielleicht doch schaffen?« zu »Wie kann ich es schaffen?«.

- eine Schwangerschaft verhindern (»Ich will keine Kinder. Ich will nicht finanziell abhängig sein.«)
- eine glückliche Beziehung verhindern (»Ich bin nicht attraktiv genug.« »Ich will nicht verletzt werden.«)
- beruflichen Erfolg verhindern (»Ich kann mich nicht verkaufen.« »Ich bin zu alt, um den Job zu wechseln.«)
- Wohlstand verhindern (»Geld allein macht nicht glücklich.« »Wenn ich nichts habe, muss ich mir keine Sorgen darum machen.«)
- Nichtrauchen verhindern (»Wenn ich rauche, bin ich toll.«)
- das Abnehmen verhindern (»Ich schaffe es ja doch nicht.« »Ich habe nun mal einen langsamen Stoffwechsel.«)
- tiefe Depressionen verursachen (»Der Arzt hat gesagt, ich habe noch drei Monate zu leben, und er muss es schließlich wissen.«)
- den Erfolg jeder Behandlung verhindern (»Ich habe schon alles versucht. Ich habe keine Hoffnung mehr.«)

Die Rolle der Emotionen

In unserer Gesellschaft besteht eine große Unsicherheit Gefühlen gegenüber. Um sie einigermaßen unter Kontrolle zu halten, teilen wir sie ein in positive – Freude, Glück, Liebe – und negative – Traurigkeit, Einsamkeit, Wut. Die positiven sind erlaubt, die negativen nicht erwünscht. Wir lernen meist schon in unserer Kindheit, sie zu unterdrücken und vor der Außenwelt zu verbergen, bis wir sie schließlich sogar vor uns selbst so gut versteckt haben, dass wir in späteren Jahren keinen Zugang mehr zu unserer Gefühlswelt finden.

Diese Einteilung in gute und schlechte Emotionen ist willkürlich. Sie beruht auf Normen und Glaubenssystemen und ist in jedem Kulturkreis anders. Je nach kulturellem Hintergrund dürfen Gefühle mehr oder weniger gezeigt werden. In manchen Ländern wird Trauer rituell durch tagelanges lautes Klagen und Weinen zur Schau gestellt. Nach dieser Art des Abschiednehmens geht das Leben wieder seinen normalen Gang. Es gibt keinen jahrelangen schmerzvollen Trauerprozess in kleinen Portionen. Die Trauer wird bejaht, der Schmerz voll gefühlt, und dann ist er vorbei.

Wie der Körper auf Gefühle reagiert

Emotionen sind ein wichtiger Bestandteil der menschlichen Existenz. Sie gehören zum Leben wie die Luft zum Atmen. Sie wollen erlebt werden. Ohne Gefühle wird das Leben dumpf.

Ein gesunder Mensch kann jedes Gefühl erleben und angemessen ausdrücken. Dazu reicht es schon, es im Körper deutlich zu spüren. Bei Angst ziehen wir vielleicht den Kopf ein oder der Magen krampft sich zusammen, bei Wut ballen wir die Faust oder schieben den Unterkiefer vor. Vor Freude öffnen wir die Arme, und wenn wir lieben, geht unser Herz auf.

Unsere Bewertung von Emotionen entscheidet darüber, ob wir sie als positiv oder negativ erleben. Gedanken und Gefühle haben große Macht und unmittelbare Wirkung auf das körperliche Befinden. Sie beeinflussen direkt Muskelreaktionen und die Energie in Organen und Meridianen. Der Muskeltest gibt sofort ein Feedback darüber, ob sie den Körper stärken oder schwächen.

Gefühle sind nun mal da. Werden sie aufgrund negativer Bewertungen unterdrückt, verschwinden sie deshalb nicht. Erinnern Sie sich an den unsicheren, ängstlichen Menschen, der sich die Körpersprache eines starken Mannes antrainiert hat? Die versteckten Emotionen zeigen sich in seiner Körperhaltung, in Muskelverspannungen, in Gestik und Mimik immer noch. Sie scheinen durch die »Kosmetik« hindurch.

Muskeltesten bringt Klarheit über die Gefühlslage

Oft können Gefühle nicht eingeordnet werden. Vielleicht kennen Sie das aus eigener Erfahrung. Sie fühlen sich unwohl, unruhig und irgendwie schlecht, wissen aber nicht so richtig, was mit Ihnen los ist. Der erste und sehr wichtige Schritt ist deshalb, herauszufinden, um welche Gefühle es überhaupt geht.

Eine Möglichkeit, die sehr schnell zum Kern führt, ist das kinesiologische Austesten der Gefühlslage. Ohne das Problem weiter zu hinterfragen, kann mit Muskeltests geprüft werden, worum es geht, welche Emotionen im Spiel sind und was kinesiologisch zur Balancierung beigetragen werden kann.

Gefühlswirrwarr auflösen

Das Abfragen geschieht sehr sorgfältig und nach einem genau festgelegten Schema. Dazu benutzen wir verschiedene Tabellen. Wie Mosaiksteinchen in einem Puzzle sammeln wir Informationen und setzen sie zu einem sinnvollen Ganzen zusammen. In einer kinesiologischen Balancierung läuft ein Bewusstseinsprozess ab. Dazu gehört auch, über die eigenen Emotionen Klarheit zu gewinnen und mit ihnen angemessen umzugehen, das heißt sie zu erleben und dann wieder zum inneren Gleichgewicht zurückzufinden.

Wenn wir zum Beispiel jemandem böse sind, bedeutet das, dass wir diesem Menschen etwas vorwerfen und in diesem Vorwurf stecken bleiben. Im Lauf einer Sitzung kann sich diese starre Position lockern. Oft steckt einfach Wut auf uns selbst dahinter, weil wir etwas nicht klar genug gesagt oder getan haben. Mithilfe dieser Erkenntnis und körperlich ausgleichenden Maßnahmen wird der Groll überflüssig.

Emotion und Gesundheit

Blockierte Emotionen sind mitverantwortlich für das Ausbrechen körperlicher Krankheiten. Wir nennen dieses Phänomen **Somatisierung**. Der Körper übernimmt dabei einen Teil der unbewältigten emotionalen Last. Werden Gefühle auf Dauer unterdrückt, bleibt dem Körper manchmal kein anderer Ausweg, um auf sie aufmerksam zu machen. Wer sein Erholungsbedürfnis zu lange übergeht, läuft Gefahr, eine Zwangspause durch Migräne, Grippe oder andere körperliche Beschwerden einlegen zu müssen.

Die emotionale Lage ist entscheidend

Es geht also darum, eigene Bedürfnisse wahrzunehmen und rechtzeitig zu befriedigen. Dazu ist ein gutes Körpergefühl notwendig und oft ein neuer Umgang mit den eigenen Emotionen. Wer sich einer Krankheit hilflos ausgeliefert fühlt, hat schlechtere Chancen, gesund zu werden, als wenn die Möglichkeit gesehen wird, selbst etwas für die Heilung tun zu können.

In der Kinesiologie identifizieren wir die Gefühlslage und können durch das Balancieren zu einer anderen Haltung beitragen, so dass die Krankheit nicht noch durch emotionalen Stress verschlimmert wird. Durch eine tiefer gehende Wandlung in der Einstellung zu sich selbst und zum Leben kann echte Heilung geschehen.

Traditionelle chinesische Medizin

Die alten Chinesen wussten bereits um die vielfältigen Ursachen für Energiestörungen und Krankheiten als Folge davon. Sie kannten genau die inneren und äußeren Faktoren, die mit der Gesundheit eines Menschen in Wechselwirkung stehen. Um eine richtige Diagnose zu stellen, müssen alle diese Anzeichen beachtet werden. Ein traditioneller chinesischer Arzt inspiziert nicht nur Gesicht und Zunge und fühlt genau die unterschiedlichen Pulse. Er interessiert sich auch für die Hautbeschaffenheit, Augen- und Ohrenfunktion, den Klang der Stimme, die Lebensumstände, Geschmacksvorlieben, Ernährungsweise und natürlich die Gemütsverfassung seiner Patienten. Jede Krankheit, also jedes Energieungleichgewicht, hängt in der traditionellen chinesischen Medizin eng mit einer Emotion zusammen.

Die Meridiane geben Aufschluss

Zu jedem Meridian und Organ gibt es ein Bündel von Entsprechungen. Übermäßige oder blockierte Emotionen stören die Energie im entsprechenden Meridian und führen über einen längeren Zeitraum zu körperlichen Krankheiten in dem zugehörigen Organ. Zum Gallenblasenmeridian zum Beispiel gehören die Farbe Grün, der Frühling, die Zeit von elf bis ein Uhr nachts, die Geschmacksrichtung sauer, das Sinnesorgan Auge, der Stimmausdruck Schreien, die Körperteile Muskeln und Sehnen sowie die Emotion Wut. Hat ein Mensch ein Ungleichgewicht im Gallenblasenmeridian, leidet er entweder unter ständiger Gereiztheit und unkontrollierten Wutausbrüchen oder er kennt überhaupt keine Wut. Ein Übermaß an Wut, aber auch ihr Nichtvorhandensein schadet der Gallenblase.

Alle Meridiane und ihre Emotionen im Überblick

Meridian	Emotion
Herz	Ärger, Liebe
Dünndarm	Aufnehmen (von Nahrung, Lebenskraft), Freude
Kreislauf-Sexus	Hysterie, Stille
Dreifacher Erwärmer	Schwere, Leichtigkeit
Milz-Pankreas	Angst vor der Zukunft/Vertrauen in die Zukunft
Magen	Gier, Entbehrung
Lunge	Traurigkeit, Vergnügen
Dickdarm	Schuld, Selbstwert und Befreiung
Nieren	Angst, Kreativität
Blase	Panik, Mut
Leber	Zorn und Rage, Zufriedenheit und Glück
Gallenblase	Empörung, Hilflosigkeit, Freiheit der Wahl
Zentralgefäß	Scham und Überwältigung, Verbundenheit und Erfolg
Gouverneursgefäß	Belastung und fehlendes Rückgrat, Vertrauen und Unterstützung

Typische Krankheitserscheinungen

In der traditionellen chinesischen Medizin gehen die Ärzte davon aus, dass der freie Energiefluss im Meridiansystem für unsere Gesundheit verantwortlich ist. Dabei spielen auch die Emotionen eine wichtige Rolle.

Jeder Meridian deckt ein Gefühlsspektrum ab. So steht der **Herzmeridian** für chronischen Ärger, der unter der Oberfläche schwelt und nicht zum Ausbruch kommt.

Der Gallenkranke, der Choleriker, leidet dagegen unter jähzornigen Ausbrüchen. Der **Dickdarmmeridian** hat mit Schuldgefühlen und Selbstwertproblemen zu tun, der **Magenmeridian** mit Zweifeln, Gier, Ekel und innerer Leere. Zu ihm gehört die gesamte Suchtproblematik. Der **Milz-Pankreas-Meridian** wird durch mangelndes Vertrauen in die Zukunft und Gefühle von Abgelehntsein gestört. **Nieren und Blase** stehen in Verbindung mit der ganzen Bandbreite von Angstgefühlen: Schrecken, Panik, Entsetzen, aber auch Ruhelosigkeit und Ungeduld. Der Stressmeridian **Dreifacher Erwärmer**, der für den Wärmehaushalt und die Organe Nebennieren und Schilddrüse zuständig ist, wird bei schwer zu ertragendem Dauerstress beeinträchtigt.

Ganzheitlich behandeln

Auch wenn die emotionale Belastung zunächst nicht der Hauptauslöser von Beschwerden zu sein scheint, so spielt sie dabei doch eine entscheidende Rolle. Wie wir am Körpergedächtnis gesehen haben, wird Muskelanspannung hauptsächlich im Augenblick starker Emotionen gespeichert. Wenn körperliche Probleme ohne Berücksichtigung der emotionalen Ursachen behandelt werden, kehren sie mit großer Wahrscheinlichkeit zurück.

Rein körperlich Muskeln zu stärken oder zu entspannen oder sonstige Korrekturen durchzuführen, hätte nicht den gleichen Effekt wie wenn die Emotionen mit einbezogen werden. Bei Rückenschmerzen zum Beispiel ist in den meisten Fällen irgendein Stress beteiligt – ein zu großes Verantwortungsgefühl, ständige Überforderung oder das schwere Tragen an einer Last. Es reicht nicht aus, nur körperlich Entspannung herbeizuführen, da das alte Muster ganz schnell wieder die gleiche Verkrampfung verursachen würde. Vielleicht kennen Sie das Gefühl: Sie waren bei einer Behandlung, die den Körper lockert, und fühlen sich wohl, weich und wie neugeboren. Dann steigen Sie in Ihr Auto, fahren nach Hause, kehren auch gedanklich in Ihren Alltag und seine Probleme zurück, und zu Hause angekommen fühlen Sie sich bereits wieder verspannt und verkrampft, fast wie zuvor.

Durch ganzheitliches Vorgehen kann das Auflösen solcher Muster eine andere Sicht des Lebens und vielleicht die Fähigkeit, Verantwortung abzugeben, mit sich bringen. So kann dauerhaft ein gesunder Lebensstil erreicht werden.

Der Körper sucht Gleichgewicht

Gesundheit entsteht von innen heraus. Der Körper hat die natürliche Tendenz, unter allen Umständen das Gleichgewicht wiederherzustellen. Die Steuerzentrale Gehirn registriert ununterbrochen alle möglichen Körpervorgänge und greift regulierend ein. Bei kleinen Ungleichgewichten oder Stressproblemen bringt sich der Körper von selbst zurück in die Balance. Sie können das leicht an sich selbst beim Muskeltesten ausprobieren. Der Gedanke an einen kleinen Stressfaktor bewirkt einen schwachen Muskel. Nach kurzer Zeit wird der Muskel jedoch von selbst wieder stark.

Denken Sie aber an ein wirklich tief sitzendes Problem, dauert es eine ganze Weile, bis sich Ihre Energien erholen und der Muskel wieder stark testet. Möglicherweise geht es gar nicht ohne fremde Hilfe. Wenn jemand über einen längeren Zeitraum unablässig über einer großen Sorge brütet, häufen sich diese Störungen allmählich an, und Gesundheitsprobleme entstehen.

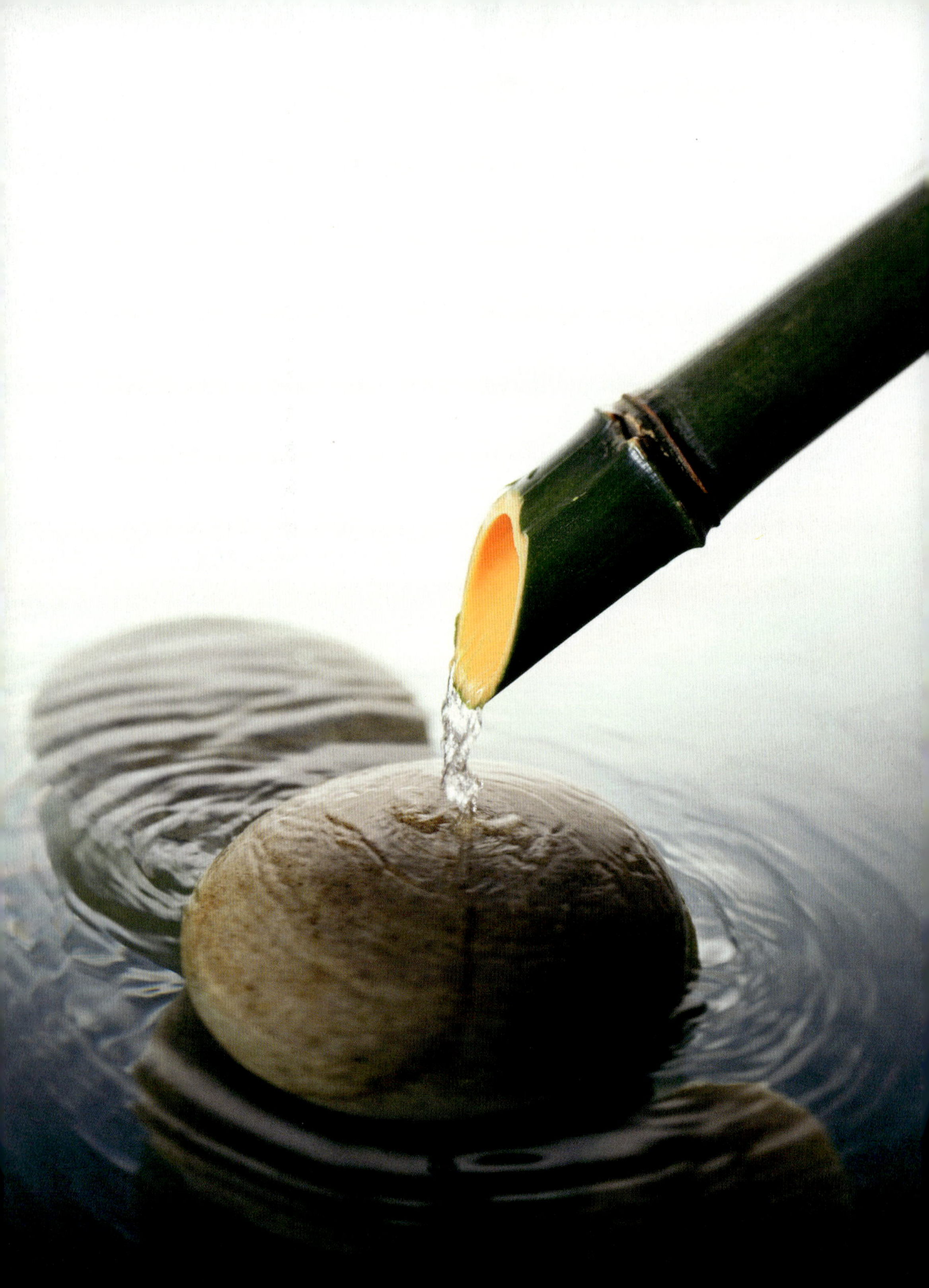

So wird behandelt

Die Kinesiologie ist ein offenes System, das sich ständig weiterentwickelt und neue Erkenntnisse aus verschiedenen Richtungen integriert. Es gibt also keine Richtschnur, wie eine kinesiologische Sitzung ablaufen sollte.

Jeder Kinesiologe arbeitet mit den Methoden, auf die er sich spezialisiert hat, und bringt seine sonstigen Ausbildungen, Berufserfahrungen und Interessen mit ein.

Gemeinsam ist allen Kinesiologen, dass sie aus einer großen Bandbreite von Korrekturmöglichkeiten jeden Schritt der Behandlung einzeln austesten.

Ich nenne diese Auswahl das Behandlungs- oder Korrekturmenü. Es ist nichts Statisches, sondern verändert sich im Lauf der Jahre. Neue Korrekturen kommen hinzu, andere werden getilgt.

Die Fülle kinesiologischer Anwendungen können wir in fünf Gruppen einteilen:

- Muskelkorrekturen für körperliches Gleichgewicht
- Behandlung von Ernährungs- und Stoffwechselproblemen
- emotionaler Stressabbau
- Balancierung von Körperenergien
- weitere Behandlungsmethoden

Muskelkorrekturen für körperliches Gleichgewicht

Unser Bewegungsapparat setzt sich aus Muskeln, Sehnen, Bändern, Knochen und Gelenken zusammen. Kinesiologie arbeitet mit den Muskeln, die eine entscheidende Stützfunktion im Körper haben.

Wir testen die Hauptmuskeln des Körpers und korrigieren die schwachen und verspannten mit dem Ziel, eine gute Haltung und ein Gleichgewicht in der Struktur des Körpers zu schaffen. Außerdem arbeiten wir mit Beckenschiefstand, verlagerten Wirbeln, dem Kiefergelenk und seinen Muskeln, den Schädelknochen und der Stoßdämpferfunktion von Hüft-, Knie- und Sprunggelenk. Andere Tests und Korrekturen beziehen sich auf die Ileozökalklappe, eine wichtige Klappe am Übergang von Dünndarm zu Dickdarm, die bei Fehlfunktion zu Blähungen, Vergiftungserscheinungen, Kopfschmerzen, Verstopfung etc. führen kann.

Muskelschwächen sind gleichzeitig Anzeichen für eine Energiestörung im entsprechenden Meridian. Sie können auf eine Organschwäche oder eine Störung im Gewebe der dazugehörigen Lymphgefäße hinweisen.

Der Muskel-Check-up

Die Kinesiologie deckt Muskelschwächen auf und korrigiert sie. Das natürliche Zusammenspiel der Muskeln wird wiederhergestellt. Wenn wir die 14 Basismuskeln testen und korrigieren, erzielen wir damit einen doppelten Effekt. Wir bekommen einen Überblick über den Gesundheitszustand der Testperson und stärken durch die Korrekturen ihren gesamten Organismus.

Die Muskeln entsprechen den 14 Meridianen und ihren Organen

Das Energiesystem des Menschen nach der chinesischen Akupunkturlehre besteht aus insgesamt 14 Meridianen. Zu jeder Energiebahn gibt es einen Testmuskel, der Aufschluss darüber gibt, ob die Energie in dem entsprechenden Meridian im Fluss ist und das Partnerorgan energetisch versorgt wird.

Was sagen die Muskeln?

Der Normalzustand im menschlichen Körper ist Harmonie und Gleichgewicht. Er zeigt sich daran, dass beim Muskeltest alle 14 Basismuskeln stark testen. In der Praxis kommt es jedoch häufig vor, dass einzelne Muskeln dem Druck beim Testen nicht standhalten. Eher selten sind alle 14 Muskeln schwach. Nun sollte man aus einem schwachen vorderen Deltamuskel bei einmaligem Testen nicht gleich den Schluss ziehen, die Gallenblase sei organisch krank. Schwache Muskeln zeigen Energieungleichgewichte in einem sehr frühen Stadium an. Es kann sein, dass Ihre Testperson nicht körperlich krank, sondern cholerisch ist, überhaupt keine Wut kennt oder Fett nicht gut vertragen kann. Solche funktionellen Störungen sind deutlich an einem schwachen Muskel zu erkennen.

Testen alle 14 Muskeln schwach, ist dies ein deutliches Alarmzeichen für ein akutes Krankheitsgeschehen oder chronischen Stress.

Korrigieren als Grundbalancierung

Wenn wir einen schwachen Muskel gefunden haben, wenden wir eine oder mehrere Möglichkeiten an, um ihn zu stärken. Muskeln, Organe, Meridiane, Nerven und Lymphbahnen stehen in enger Beziehung zueinander und beeinflussen sich gegenseitig. So kann durch Muskeltests und Muskelkorrekturen das körperliche Gleichgewicht insgesamt wiederhergestellt werden.

Die Korrektur eines schwachen Muskels stärkt also viel mehr als nur die Funktion und Reaktion der Muskelzellen. Sie bringt die Energie des entsprechenden Meridians wieder ins Fließen, wirkt positiv auf das zugehörige Organ sowie die Nerven und Lymphgefäße.

Die 14 Testmuskeln im Überblick

Testmuskel	Partnermeridian	Partnerorgan
Supraspinatus (Obergrätenmuskel)	Zentralgefäß	Gehirn
Teres Major (Großer Rundmuskel)	Gouverneursgefäß	Wirbelsäule
Pectoralis major clavicularis (Großer Brustmuskel, Schlüsselbeinanteil)	Magenmeridian	Magen
Latissimus dorsi (Breiter Rückenmuskel)	Milz-Pankreas-Meridian	Milz und Bauchspeicheldrüse
Subcaspularis (Unterschulterblattmuskel)	Herzmeridian	Herz
Quadrizeps femoris (Vierköpfiger Schenkelstrecker)	Dünndarmmeridian	Dünndarm
Peroneaus (Wadenbeinmuskel)	Blasenmeridian	Blase
Psoas (Lendenmuskel)	Nierenmeridian	Nieren
Glutaeus medius (Mittlerer Gesäßmuskel)	Kreislauf-Sexus-Meridian	Geschlechtsdrüsen und Blutkreislauf
Teres minor (Kleiner Rundmuskel)	Dreifacher Erwärmer	Schilddrüse, Nebennieren
Deltoideus anterior (Vorderer Teil des Deltamuskels)	Gallenblasenmeridian	Gallenblase
Pectoralis major sternalis (Gr. Brustmuskel, Brustbeinanteil)	Lebermeridian	Leber
Serratus anterior (Vorderer Sägemuskel)	Lungenmeridian	Lunge
Tensor fasciae latae (Spanner der Oberschenkelbinde)	Dickdarmmeridian	Dickdarm

Harmonisierung des Organismus

Eine 14-Muskel-Balance wirkt harmonisierend auf den gesamten Organismus mit all seinen Funktionen. Regelmäßig angewandt, beugt sie der Entstehung von Krankheiten vor und führt zu Gleichgewicht und Wohlbefinden.

Wer sich als Laie dafür interessiert und erste Erfahrungen im Testen der 14 Muskeln sammeln möchte, kann dies in Touch-for-Health-Seminaren (Gesund durch Berühren) erlernen. Hier werden das Testen und die verschiedenen Korrekturmöglichkeiten für die 14 Meridiane gelehrt. Anschließend können Sie sich damit in Ihrer Familie und in Ihrem Freundeskreis gegenseitig etwas Gutes für Ihre Gesundheit und Ausgeglichenheit tun.

Muskeln, Wirbel und Gelenke sanft beeinflussen

Rückenschmerzen, verkrampfte Schultern oder Spannungskopfschmerzen sind für viele Menschen häufige Begleiter. Zunehmende Steifheit und Unbeweglichkeit gelten in unserer Zivilisation als durchaus übliche altersbedingte Verschleißerscheinung. Bei vielen Schulkindern in den ersten Klassen werden bereits gekrümmte Wirbelsäulen und unterschiedliche Beinlängen diagnostiziert. Es ist erstaunlich, wie früh Haltungsschäden auftreten und wie viele Menschen unter Schmerzen im Bewegungsapparat leiden. Selbst sportlich Aktive bleiben von diesen Problemen keineswegs verschont.

Röntgenbilder scheinen zu beweisen, dass die Gelenke bzw. die Knochen der auslösende Faktor für Haltungsschäden oder Schmerzen im Bewegungsapparat sind – verschobene Wirbel, eingeklemmte Bandscheiben, ein schiefes Becken oder geschädigte Knorpel in den Gelenken. Überraschenderweise gibt es jedoch Menschen mit katastrophalen Röntgenbildern, die keine Schmerzen empfinden. Die Ursache muss also noch woanders liegen.

Die Rolle der Muskeln

In der Tat sind vielmehr die Muskeln verantwortlich für die meisten Gelenk- und Wirbelsäulenbeschwerden. Nur selten liegt der Auslöser von Gelenkbeschwerden, Beckenschiefstand oder Wirbelsäulenverkrümmungen im Knochengewebe selbst.

An jedem Gelenk und an der Wirbelsäule setzen Muskeln an. Ihre Aufgabe ist es, mit ihren Kontraktionen unsere Bewegung zu ermöglichen und vor allem, den Gelenken und Wirbeln Halt zu geben. Nur wenn sie gesund und funktionsfähig sind, das heißt wenn sie wechseln können zwischen Anspannung und Entspannung, können sie Wirbel und Gelenke angemessen bewegen und stützen.

Für jede Bewegung brauchen wir das Zusammenspiel von mindestens zwei Muskeln – einer spannt sich an, während sein Gegenspieler auf der anderen Seite des Armes, Beines oder der Wirbelsäule sich dabei entspannen muss. Bei den meisten Bewegungen ist eine Vielzahl von Muskelgruppen in diesem Wechsel von Anspannung und Entspannung beteiligt. Es leuchtet ein, dass Muskeln die entscheidenden Akteure im gesamten Körper sind, wenn es darum geht, Wirbel, Becken und Gelenke in ihrer Position zu stützen.

Wenn Muskeln nicht normal funktionieren

Ein gesunder, funktionierender Muskel kann sich jederzeit zusammenziehen und wieder entspannen. Ist er dazu nicht mehr in der Lage, gibt es Probleme. Aus der kinesiologischen Arbeit wissen wir, wie leicht und wie oft Muskeln diese natürliche Fähigkeit verlieren. Wir sind uns dieser Muskelschwächen nicht bewusst. Erst durch kinesiologisches Austesten werden sie – zu unserer Überraschung – eindeutig aufgedeckt.

Wo liegt die Ursache?

Ein schwacher Muskel kann seine Stützfunktion genauso wenig ausüben wie ein hypertoner, also dauerstarker Muskel, der sich nicht mehr entspannen kann. Die Wirbelsäule ist ein sensibles System, das von Muskeln auf der linken und rechten Körperseite im Gleichgewicht gehalten wird. Einzelne verlagerte Wirbel sind die Folge muskulärer Fehlhaltungen oder Fehlfunktionen.

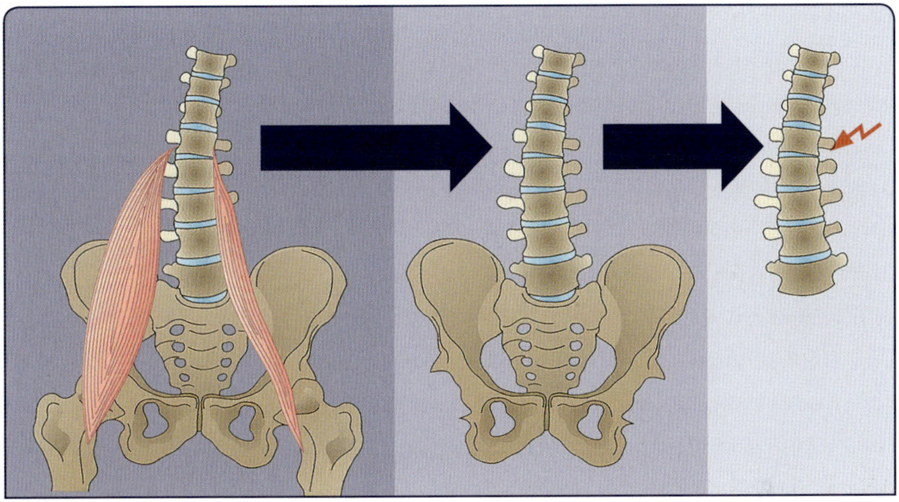

Wenn Muskeln, die unsere Wirbelsäule stützen, zu schwach sind, kann es zu Fehlstellungen und später zu Nervenstörungen kommen. Die dabei entstehenden Energieblockaden kann man kinesiologisch lösen.

Die Wirbelsäule als Zentrum der Gesundheit

Die Kinesiologie ist unter anderem aus der Chiropraktik hervorgegangen. Ein wesentliches Grundprinzip dieser Lehre ist, dass die Wirbelsäule der wichtigste Teil unseres Körpers ist. Solange sie in Ordnung ist, so die Chiropraktiker, ist die Voraussetzung für Gesundheit gegeben. Aber wer hat heute noch eine vollkommen gesunde Wirbelsäule?

Unsere Wirbelsäule besteht aus drei Teilen: der Hals-, der Brust- und der Lendenwirbelsäule. Sie bildet unser Rückgrat, und von ihr treten Nerven in alle Organe und Teile des Körpers aus.

Die Wirbelsäule wird von Muskeln links und rechts davon in seiner Position gehalten. Solange diese Muskeln normal funktionieren, ist unsere Haltung gut, und wir haben keine Probleme. Fällt einer oder mehrere dieser Muskeln jedoch aus, entsteht ein Ungleichgewicht zunächst in den Muskeln, dann in den Knochen und eventuell in den Nerven und Organen. Kinesiologie kümmert sich um die Muskelungleichgewichte und ihre Ursachen, weil diese das Problem auslösen.

Beckenschiefstand und Wirbelsäulenverkrümmung

S-förmige Wirbelsäulenverkrümmungen, die sogenannten Skoliosen, sind in der Regel auf einen Beckenschiefstand zurückzuführen. Dieser wiederum ist meistens nur möglich durch Verschiebungen im Gefüge der Muskeln. Manchmal ist ein schiefes Becken sogar mit bloßem Auge erkennbar. Schon ein Schiefstand von einem halben bis einem Zentimeter hat fatale Auswirkungen auf die gesamte Statik des Körpers. Zunächst führt er zu einem sogenannten kürzeren Bein.

Tatsächlich sind in der Regel nicht die Beinknochen unterschiedlich lang, sondern durch das schief gestellte Becken werden die Beine in unterschiedlicher Höhe gehalten. Werden Einlagen getragen, gewöhnen sich die Muskeln an die unnatürliche Stellung, und der Beckenschiefstand wird mit allen Folgen für Wirbelsäule und Rücken festgeschrieben. Das Becken steht nun schief, ebenso Wirbelsäule, Schultern und Kopf. Unser Gleichgewichtsorgan im Gehirn registriert die ungerade Position und sorgt für Ausgleich. Um den Kopf trotzdem gerade zu halten, werden die Schultern in die andere Richtung verschoben, und als unausweichliche Folge verkrümmt sich die Wirbelsäule in der Form eines S. Die Skoliose bildet sich aus.

Bei Schmerzen und Verspannungen

Stress schlägt sich in den Muskeln nieder. Wir spannen bei Schrecken, Angst oder Wut unwillkürlich Muskeln an. Wird dies zum Dauerzustand, bleibt die notwendige Entspannung aus. Um Muskeln zu schützen, kann das Gehirn sie abschalten oder hyperton (dauerhaft angespannt) werden lassen. In beiden Fällen ist ihre Funktion eingeschränkt, und als Folge davon müssen andere Muskeln dies kompensieren. Sie werden nun ihrerseits überlastet. Schmerzen und möglicherweise Steifheit treten auf.

Bei Muskelschmerzen oder Verspannungen testen wir in der Kinesiologie aus, ob die betreffenden Muskeln schwach oder dauerstark sind, und führen die notwendigen Korrekturen durch. Bei Problemen des unteren Rückens beispielsweise sind oft die abgeschalteten Bauchmuskeln der eigentliche Übeltäter. Werden sie gestärkt und übernehmen ihre Arbeit wieder selbst, können ihre Gegenspieler im Rücken entspannen, und die Rückenschmerzen lassen nach. Ähnliches kann sich zwischen

Hals- und Nackenmuskeln, zwischen linkem und rechtem oberen Kapuzenmuskel an der Schulter und zwischen vielen anderen im Wechselspiel stehenden Muskelgruppen abspielen.

Hilfe bei Fehlhaltungen

Der Mensch benötigt für seine aufrechte Körperhaltung lediglich ein Fünftel seiner Energie. Das gilt aber nur für eine wirklich optimale Haltung, nicht für einen Menschen mit hängenden Schultern, krummem Rücken und gesenktem Kopf. Menschen mit einer schlechten Körperhaltung sehen nicht nur nicht gut aus, sie stehen auch ständig unter Stress, denn sie verbrauchen für ihre Haltung mehr Energie als notwendig. Sie kämpfen gegen die Schwerkraft an anstatt sie zu nutzen, wie es der Fall ist, wenn Beine, Becken, Wirbelsäule und Kopf aufeinander ruhen und sich stützen.

Alle möglichen unnatürlichen Körperhaltungen können ein Hinweis auf abgeschaltete Muskeln sein.

- Bei einem Hohlkreuz können die Bauchmuskeln, der Piriformis in der Nähe des Kreuzbeins und der Psoas, der stärkste Beugemuskel des Oberschenkels, schwach sein.
- Verschieden hohe Schultern können unter anderem mit einer Schwäche der Hals- und Nackenmuskeln, der oberen Kapuzenmuskeln, des breiten Rückenmuskels Latissimus dorsi und der mittleren Gesäßmuskeln zusammenhängen.
- Auch verdrehte Fußstellungen und Schwierigkeiten, die Hände auf den Rücken zu bringen oder die Arme zu heben, haben möglicherweise ihre Ursache in Muskelschwächen.

Ein paar Korrekturen können helfen

Mithilfe kinesiologischer Tests kann eine falsche Haltung Schritt für Schritt korrigiert werden. Gleichzeitig müssen die Ursachen für Muskelungleichgewichte im täglichen Leben – falsches Sitzen, tiefe Sessel, schlechte Autositze, durchgelegene Matratzen usw. – ausgeschlossen werden. Die Folgen sind eine ganz andere Ausstrahlung und eine Steigerung der Lebensenergie.

Auch die Ernährung hat einen Einfluss auf unsere Muskulatur. Manche Menschen, die unter Rückenschmerzen leiden, nehmen regelmäßig große Mengen an Zucker zu sich und belasten damit ihre Bauchspeicheldrüse. Der mit diesem Organ in Verbindung stehende Rückenmuskel Latissimus dorsi hat eine wichtige Stützfunktion für die Wirbelsäule. Möglicherweise besteht ein Zusammenhang zwischen übermäßigem Zuckerkonsum und einem ständig schwachen breiten Rückmuskel.

Bei verlagerten Wirbeln

Mit dem Muskeltest können wir genau herausfinden, welche Wirbel in ihrer Position verschoben sind. Mit sanftem Druck lassen sich seitlich verlagerte Wirbel zurück in die Mitte schieben. Wie immer vergewissern wir uns durch Nachtesten, ob die Korrektur erfolgreich war. Zusätzlich müssen die beteiligten Muskeln überprüft und korrigiert werden, damit sie den Wirbel nicht wieder aus seiner nun richtigen Position herausziehen.

Durch dieses ganzheitliche Vorgehen ist die kinesiologische Korrektur einzelner verlagerter Wirbel so wirksam und dauerhaft. Der Wirbel wird langsam zurückgeschoben, so dass die Muskeln sich allmählich anpassen können. Die anschließende Muskelbalancierung sorgt dafür, dass sie stabil bleiben.

Beckenschiefstand

Nach dem genauen Austesten der jeweiligen Art des Schiefstands wird das Becken sanft in die gerade Position zurückgebracht. Parallel dazu werden die mit dem Becken zusammenhängenden Muskeln getestet und korrigiert. Schwache abgeschaltete Muskeln können danach ihre Stützfunktion wieder ausüben, dauerstarke hypertone Muskeln wieder entspannen. Nur wenn auch die Muskeln mit behandelt werden, kann ein Beckenschiefstand dauerhaft beseitigt werden. Natürlich ist dies bei Erwachsenen, die schon jahre- oder jahrzehntelang mit diesem Ungleichgewicht leben und es vielleicht sogar durch Einlagen noch zementiert haben, schwieriger zu bewerkstelligen als bei einem Kind, bei dem der Schiefstand nur Millimeter ausmacht und die Muskelschwächen und -verhärtungen noch um einiges leichter zu lösen sind.

Andere Gelenke

Auch Schmerzen in Knie-, Schulter-, Ellenbogen- oder anderen Gelenken sind in vielen Fällen auf Fehlhaltungen und -funktionen der Muskeln zurückzuführen. Sie können die Gelenke zusammendrücken und als Folge Knorpel- und Knochenschädigungen sowie eingeklemmte Nerven verursachen.

Ischiasbeschwerden beispielsweise können durch einen dauerangespannten Pomuskel, den Piriformis, hervorgerufen werden. Auch Taubheitsgefühle in den Armen sind mitunter auf Muskelverspannungen in Hals und Nacken zurückzuführen, die das freie Spiel der Halswirbelsäule beeinträchtigen. Löst man die Ursache kinesiologisch auf, verschwinden die Beschwerden. Zug um Zug werden Muskeln wieder zu ihrer natürlichen Funktionsweise zurückgebracht und der in ihnen gespeicherte Stress gelöst. Schmerzen verschwinden, und die Bewegungsfreiheit kehrt schließlich zurück.

Ein Test gibt Aufschluss

Probieren Sie selbst: Tasten Sie die nähere Umgebung eines schmerzhaften Gelenks vorsichtig mit der Hand ab. Sie werden wahrscheinlich an den Muskelansätzen mehrere empfindliche kleine Knötchen finden. Massieren Sie diese Ablagerungen regelmäßig mit leichtem Druck, um die Muskeln zu entschlacken und ihre Beweglichkeit positiv zu beeinflussen.

Ernährung und Stoffwechsel

Bei einer kinesiologischen Behandlung von Stoffwechselproblemen geht es um Fehl- und Mangelernährung, allergische Reaktionen und Nahrungsmittelunverträglichkeiten, Lymphstau, Belastung durch Candida-Pilze und Giftstoffe. Wir testen Schüßler-Salze für biochemisches Gleichgewicht, Nosoden zur Entgiftung und andere unterstützende Medikamente aus der Naturheilkunde aus. Allergien und Candida-Befall können durch Muskeltesten festgestellt und in umfassenden Behandlungen korrigiert werden. Durch Massage bestimmter Lymphpunkte regen wir den Lymphfluss und die Entschlackung an. Ein Mangel oder Überfluss an Vitaminen, Mineralstoffen und Spurenelementen wird aufgedeckt und entsprechende Nahrungsergänzungsstoffe ausgetestet. Ein individueller Ernährungsplan kann mit dem Muskeltest ermittelt werden.

Allergien und Pilzbelastungen

In der Kinesiologie unterscheiden wir zwischen Allergien, bei denen schon die geringste Menge einer Substanz eine Energiestörung auslöst, und Unverträglichkeiten, bei denen erst eine bestimmte Menge eines Nahrungsmittels dazu führt.

Der kinesiologische Allergietest funktioniert auf der Energieebene. Wir bringen eine Substanz auf bestimmte Testpunkte des Körpers und ermitteln mit dem Muskeltest, ob sie eine Energiestörung hervorruft oder nicht. Dieses Verfahren ist sehr schonend. Ohne dass der möglicherweise allergieauslösende Stoff eine chemische Reaktion hervorruft, gibt es unmittelbar Auskunft über die ablaufenden elektromagnetischen Prozesse.

Allergietest mit Kinesiologie

Mit einem speziellen Test können Sie feststellen, ob ein Nahrungsmittel Ihrem Körper Energie gibt oder nicht. Das ist jedoch kein Allergietest im eigentlichen Sinne. Ein solcher sollte nur von ausgebildeten Kinesiologen durchgeführt werden, da dafür sehr viel Erfahrung und Fachwissen notwendig ist.

Wir arbeiten dabei mit kompletten Allergietestsätzen. Diese umfassen Teströhrchen mit verschiedenen Pollen, Hausstaubmilben, Insekten, Tierhaaren, Gänsefedern, Schafwolle sowie Lebens- und Genussmitteln. Ampullen mit verschiedenen Fleisch- und Fischsorten, Milch und separat Milcheiweiß, Ei getrennt in Eiweiß und Eigelb, Obst, Gemüse und Getreidearten geben ein differenziertes Bild, welche Nahrungsmittel eine allergische Reaktion auslösen. Weitere Testsätze haben sich auf Nahrungsmittelzusätze wie Farbstoffe, Emulgatoren, Konservierungsstoffe, Antioxidanzien und Aromastoffe spezialisiert. Von Fachleuten können Umweltgifte wie Formaldehyd, Lösungsmittel, Holzschutzmittel usw. auf ihre allergieauslösende Wirkung getestet werden.

So testen Sie Nahrungsmittel bei sich selbst aus

Der Nahrungsmitteltest ist ein hilfreiches Instrument, um Ihre Ernährung so zu gestalten, dass Sie Ihre Lebensenergie damit steigern. Sie können ihn mit einer anderen Person oder als Selbsttest durchführen. Bevor Sie anfangen, entspannen Sie sich, atmen Sie ein paar Male tief durch und trinken Sie bei Bedarf etwas klares Wasser.

1. Machen Sie die Vortests und eventuell Korrekturen, bis Sie einen eindeutig starken und schwachen Muskel identifizieren können.
2. Bringen Sie das zu testende Nahrungsmittel auf Ihre Thymusdrüse in der Mitte des oberen Brustkorbs.
3. Ein schwacher Muskel zeigt Ihnen, dass das Nahrungsmittel in diesem Augenblick für Sie nicht geeignet ist. Ein starker Muskel ist ein Hinweis, dass dieses Lebensmittel Ihre Energie stärkt.

Nahrungsmittelunverträglichkeiten

Unverträglichkeitssymptome nach dem Verzehr bestimmter Nahrungsmittel können auch aus folgenden Gründen auftreten:

- Viele als Allergie eingestufte Symptome sind tatsächlich Intoleranzen, weil die allergenen Nahrungsmittel regelmäßig und in zu großer Menge gegessen oder getrunken werden.
- Das Verdauungssystem funktioniert nicht richtig. In diesem Fall ist es notwendig auszutesten, ob Magen, Bauchspeicheldrüse, Leber, Gallenblase oder Dünndarm verantwortlich sind und ob das entsprechende Organ mit Kinesiologie und naturheilkundlichen Medikamenten unterstützt werden kann.
- Die Ernährung ist zu einseitig, und das verträgliche Maß einzelner Nahrungsmittel wurde überschritten. Es empfiehlt sich, diese eine Weile ganz wegzulassen und danach die Menge auszutesten, die problemlos vertragen werden kann.

Woran Sie eine Candida-Belastung erkennen

Eine Belastung des Körpers mit Candida albicans und anderen Pilzen wird immer häufiger als Ursache mannigfaltiger Beschwerden und Krankheitsbilder vermutet.

Pilze gehören zur natürlichen Besiedelung des Dickdarms. Wenn sie übermäßig wuchern und eine Energiestörung hervorrufen, können sie verantwortlich für die Entstehung mehr oder weniger typischer Candida-Symptome sein. Ein deutlicher Hinweis auf eine Candida-Belastung ist die Sucht nach Süßigkeiten und hefehaltigen Nahrungsmitteln, meist in Kombination mit Verdauungsproblemen und häufig auftretenden depressiven Verstimmungen. Ebenso ist eine Pilzbelastung fast immer beteiligt bei Menschen, die auf sehr viele Stoffe allergisch reagieren und nahezu keine Nahrungsmittel mehr vertragen können. Allergien und Pilze nähren sich gegenseitig. Die bei chronischen Allergien und Pilzüberwucherung freigesetzten Gifte schwächen das Immunsystem, so dass der Körper der Belastung noch weniger entgegenzusetzen hat. Ein Teufelskreis hat sich gebildet.

Candidiasis – eine moderne Erkrankung

Die Dunkelziffer der unter chronischer Candida-Belastung – Candidiasis – leidenden Menschen ist vermutlich recht hoch. Zu den Hauptverursachern gehören Antibiotika, die zwar segensreich bei der Bekämpfung schädlicher Bakterienstämme wirken, jedoch auch die restliche Darmflora mit den nützlichen Bakterien mit abtöten.

Ein weiteres Problem im Zusammenhang mit Pilzerkrankungen ist die moderne Ernährungsweise. Der Zuckerkonsum ist extrem angestiegen, ebenso Nahrungsmittel mit hohem Hefe- und Schimmelgehalt wie zum Beispiel alkoholische Getränke, alle fermentierten Lebensmittel, Essig, Käse und Bierhefe. Viele Nahrungsmittel liegen angeschimmelt im Supermarkt und werden trotzdem gekauft und gegessen.

Testen von Candida und anderen Pilzen

Der kinesiologische Test auf Pilzbelastung wird in der gleichen Weise durchgeführt wie der Allergietest. Teströhrchen mit Candida, Schimmelpilzen und anderen Pilzarten werden in das Energiefeld der Testperson gebracht, und unter Berührung bestimmter Allergiepunkte wird mit dem Muskeltest ihre Wirkung auf das Energiesystem ermittelt. Da Candida bei Stuhluntersuchungen manchmal nicht feststellbar ist, bietet dieser Test den Vorteil, dass er sofort Auskunft über das Ergebnis gibt und eine Energiestörung durch Pilze untrüglich anzeigt. Er sollte ausschließlich von kinesiologisch arbeitenden Heilpraktikern und Ärzten durchgeführt werden.

Allergie- und Pilzbehandlung

Einfache Allergien auf nur einen oder einige wenige Stoffe sind kinesiologisch leicht zu behandeln. Komplexe Allergien müssen differenzierter angegangen werden, da bei ihnen immer auch eine Candida-Belastung vorhanden ist. Die Allergiebehandlung muss daher mit einer umfassenden Reinigung des Körpers von Pilzen einhergehen, wenn sie dauerhaft zur Heilung führen soll. Sie sollte bei Kinesiologen durchgeführt werden, die sich auf die Behandlung chronischer Allergien und Pilzerkrankungen spezialisiert haben.

Was rät der Kinesiologe?

Die kinesiologische Allergiebehandlung ist dreigleisig und kann sehr gut mit anderen naturheilkundlichen Methoden kombiniert werden:

- Energiebalance
- Naturheilmittel
- Diät

Energiebalance

Nach sorgfältiger Austestung des Gesundheitszustands und der Verträglichkeit einzelner Substanzen versetzt die Energiekorrektur den Körper in die Lage, seine Selbstheilungskräfte zu aktivieren. Er lernt, auf die Allergene nicht mehr mit einer Energiestörung zu reagieren und die Pilze unter Kontrolle zu halten. Bei dieser Balancierung werden alle betroffenen Meridiane gestärkt, und der freie Energiefluss setzt blockierte biochemische Reaktionen in Gang. Die natürlichen Abwehrkräfte des Körpers können wieder voll funktionieren.

Naturheilmittel

Das zweite Standbein der Allergie- und Pilzbehandlung sind naturheilkundliche Medikamente, die individuell ausgetestet werden können. Sie regulieren das Immunsystem und entgiften den Körper. Sie helfen auch, die Pilzbesiedlung in ein harmonisches Gleichgewicht zurückzuführen und die natürliche Darmflora wieder aufzubauen.

Diät

Dritter und sehr wichtiger Bestandteil einer umfassenden Allergie- und Pilzbehandlung ist die Diät. Alle Süßigkeiten, die allergieauslösenden Nahrungsmittel und jegliche hefe- und schimmelhaltige Nahrung müssen während eines bestimmten Zeitraums gemieden werden. In Kombination mit Energieausgleichstechniken kann sich der Körper erholen und frei von Allergiesymptomen werden.

Medikamente und Zahnersatzmaterial

Das Austesten von Medikamenten

Beim kinesiologischen Testen von Arzneimitteln ist einiges zu berücksichtigen. Natürlich ist es möglich, alle Medikamente vor der Einnahme zu testen. Es ist aber gerade bei Medikamenten unerlässlich, dass der Tester mit der Anwendungs- und Wirkungsweise des Mittels vertraut ist. Daher empfehle ich, dass der Arzneimitteltest grundsätzlich nur von Heilpraktikern und Ärzten, die mit dem Muskeltest arbeiten, durchgeführt wird.

Aus dem großen Angebot an Naturheilmitteln auf pflanzlicher Basis, Schüßler-Salzen für das biochemische Gleichgewicht und homöopathischen Mitteln in niedrigen Potenzen können ganzheitlich arbeitende Therapeuten mit dem Muskeltest dasjenige herausfiltern, das für den Patienten die optimale Heilwirkung hat. Problematisch ist das Testen von Medikamenten mit starken Nebenwirkungen. Sie verursachen meist Energiestörungen und damit ein schwaches Testergebnis. Nutzen und Schaden müssen im Einzelfall gegeneinander abgewogen werden.

Das Austesten von Zahnersatzmaterial

Immer mehr Zahnärzte wenden in ihrer Praxis den Muskeltest an, um Komplikationen durch unterschiedliche Zahnersatzmaterialien, die sich nicht miteinander vertragen, im Vorhinein auszuschließen. Sie überlassen in letzter Instanz dem Körper ihrer Patienten die Entscheidung, welche Materialien problemlos verwendet und kombiniert werden können. In diesem Fall brauchen Sie dann keinen weiteren Therapeuten aufzusuchen. Sie können Ihren Zahnarzt auch bitten, Ihnen kleine Plättchen mit den infrage kommenden Legierungen für Zahnersatz zu geben, und diese von einem professionellen Kinesiologen auf ihre Verträglichkeit testen lassen.

Emotionaler Stressabbau

Beim emotionalen Stressabbau werden in der Kinesiologie körperliche Ungleichgewichte behandelt, die durch Emotionen hervorgerufen wurden. Wir berücksichtigen dabei Gedanken, Glaubenssätze und Gefühle über gegenwärtige, vergangene und zukünftige Situationen und Ereignisse.

Bei undefinierbarem Unbehagen können wir die genaue Gefühlslage austesten und unbewusste Ängste, Sorgen oder Vorstellungen aufdecken. Innere Konflikte und Sabotageprogramme werden dabei bewusst und können aufgelöst werden. Emotionaler Stress, der bei traumatischen Erlebnissen oder Unfällen im Körper gespeichert wurde und zu Muskelungleichgewichten und Schmerzen führen kann, wird abgebaut.

Glaubenssätze kreativ verändern

Unsere Glaubenssätze entscheiden darüber, mit welcher Sicht der Dinge, welcher Wahrnehmung anderer Menschen und welchem Verhalten wir durchs Leben gehen. Sie sind eine enorme Kraft, die nicht unterschätzt werden darf. Sie nehmen Einfluss auf Beziehungen, Gesundheit, beruflichen Erfolg und sogar unsere Intelligenz. Manchmal gruppieren sie sich um einen Kernglaubenssatz, zum Beispiel »Ich bin nicht liebenswert«. Solche Glaubenssysteme über uns selbst und unsere Umwelt, auch über das, was wir können oder nicht können, wirken sich direkt auf unser Erleben aus.

Wie schätzen wir uns ein?

Überprüfen Sie selbst: Denken Sie an etwas, das Sie gut können. Ihre Glaubenssätze zu dieser Fähigkeit lauten wahrscheinlich: »Es fällt mir leicht …«, »Ich bin begabt«, »Ich habe schon immer gut …«, »Ich schaffe es«.

Nun nehmen Sie etwas anderes, worin Sie nicht so gut sind, und fragen Sie sich nach Ihren Überzeugungen dazu. Sie könnten heißen: »Ich kann es nicht«, »Andere sind besser als ich«, »Es klappt sowieso nicht«, »Das ist nichts für mich«.

Die Glaubenssätze der ersten Gruppe erlauben Ihnen, alle Ihre – auch unbewussten – Kräfte und Talente zu mobilisieren und zu Ihrem Vorteil zu nutzen. Sie verschaffen Ihnen entsprechende Erfolgserlebnisse und motivieren Sie zu immer neuen Herausforderungen. Die zweite Gruppe der Überzeugungen dagegen verbaut Ihnen die Chance zum Erfolg, weil Sie sich aufgrund Ihrer inneren Begrenzungen gar nicht erst bemühen, Ihr Bestes zu geben.

Neue Glaubenssätze hinzugewinnen

Einen anderen Menschen auf logischem Weg vom Gegenteil dessen, was er glaubt, zu überzeugen, ist schwer. Wenn jemand zum Beispiel felsenfest der Meinung ist, keinen Einfluss auf seine Heilung zu haben, veranlassen ihn noch so vehement vorgebrachte Argumente wohl kaum, seinen bisherigen Standpunkt aufzugeben. Echte Neuorientierung von Überzeugung geht mit einer Erfahrung und einer Erkenntnis einher. Plötzlich ist es nicht mehr nötig, an der alten Überzeugung als der einzigen Wahrheit festzuhalten. Sie ist weniger wichtig geworden und es gibt Raum für Neues.

Bei der Veränderung von Glaubenssätzen in der therapeutischen Praxis geht es nicht darum, etwas zu bekämpfen oder zu beseitigen, sondern das Repertoire an Möglichkeiten zu erweitern. Wenn jemand glaubt, nur unter Zeitdruck gut lernen zu können, ist er sicherlich kurze Zeit zu Höchstleistungen fähig. Es könnte jedoch Situationen geben, in denen eine langfristige Vorbereitung sinnvoller ist. Wird das alte Programm erweitert, kann er von nun an wählen, kurz vorher unter großem Druck oder längere Zeit in Ruhe zu lernen.

Veränderung über das Bewusstsein

Viele Glaubenssätze legen wir uns in einer Zeit zu, in der wir noch nicht bewusst denken können. Andere wählen wir in der Pubertät aus Trotz, nur um uns von unseren Eltern zu unterscheiden und uns als eigene Persönlichkeiten abzugrenzen. Später werden sie zur zweiten Haut. Wollen wir uns verändern, muss uns zuerst einmal wieder klar werden, welche Überzeugungen wir unbewusst mit uns herumtragen. Erst dann sind wir frei, um unseren Standpunkt zu ändern.

Der Einfluss auf die Heilung

Gerade bei Krankheit entscheiden die Überzeugungen eines Menschen über seine Heilungschancen mit. Wenn jemand zum Beispiel unter Allergien leidet, macht es einen großen Unterschied, was er für möglich hält und was nicht:

- **Die genetische Programmierung:** Schon mein Großvater war allergisch. – *Deshalb muss ich es nicht werden.*
- **Die äußeren Umstände:** Allergien nehmen sprunghaft zu. Jeder Dritte ist bereits allergisch. – *Ich kann eine Menge für meine eigene Gesundheit tun.*
- **Die Entstehung von Allergien:** Wir nehmen viel Gift aus Luft und Nahrung zu uns, wie soll der Körper das verkraften? – *Krankheit entsteht nicht von heute auf morgen.*
- **Die Ernährung:** Es ist gar nicht möglich, sich gesund zu ernähren. – *Ich finde die Ernährung, bei der ich mich am wohlsten fühle.*
- **Die Allergie als Bestandteil der Person:** Ich bin Allergiker. Meine Tochter ist Allergikerin. – *Ich kann den Kreis durchbrechen.*
- **Die Heilungschancen:** Ich bin nun mal allergisch und werde es bleiben. – *Ich bin bereit, alles dafür zu tun, um wieder gesund zu sein.*

Diese und andere Glaubenssätze über Allergien beeinflussen ganz entscheidend den Behandlungsverlauf. Auch Eltern nehmen hier unbewusst großen Einfluss auf ihre Kinder. Glauben die Eltern nicht an Heilung oder sind nicht bereit, etwas dafür zu tun, weil es ja doch nichts helfe, wird auch das Kind unbewusst in Resignation und Hilflosigkeit verfallen. Sind die Eltern jedoch der Meinung, durch eine ganzheitliche

Behandlung mit Ernährungsumstellung könnte ihr Kind frei von Allergien werden, hat es bessere Heilungsaussichten.

Neuprogrammierung mit Kinesiologie

Selbst wenn wir es wollten, kann niemand unsere tief sitzenden Überzeugungen für uns verändern. Diese Arbeit müssen wir selbst leisten. »Können Sie mich da umprogrammieren?« fragte ein Klient, als ihm ein wichtiger hinderlicher Glaubenssatz bewusst wurde. Meine Antwort war natürlich ein klares »Nein«. Ich kann aber als Therapeutin denjenigen Menschen, die etwas verändern möchten, Anleitung und Unterstützung geben, neue nützliche Glaubenssätze für sich zu entwickeln. In der Kinesiologie schaffen wir wie folgt Raum für kreative Veränderungen:

- Die Wiederherstellung des körperlichen und emotionalen Gleichgewichts macht das Festhalten an alten Begrenzungen überflüssig.
- Durch das Austesten unterstützender Maßnahmen wie Bachblüten, farbiges Licht, Klänge usw. werden gewünschte Veränderungen enorm erleichtert.
- Das Aufdecken und Bewusstmachen bisher unbewusster Glaubenssätze verhilft zu neuen Erkenntnissen und zu einer erweiterten Wahrnehmung.
- Die Auflösung negativer Emotionen aufgrund vergangener Erlebnisse, bei denen bestimmte Glaubenssätze angenommen wurden, löst die festgefahrene Sicht der Dinge.
- Was in einer kinesiologischen Sitzung erreicht wird, hängt von vielen Faktoren ab – der Körperwahrnehmung, der Fähigkeit zu fühlen und der Bereitschaft, sich den eigenen Themen zu stellen. Es kann ein kleiner Schritt sein oder ein Durchbruch, der das ganze Leben verändert.

Emotionalen Stress zu vergangenen Erlebnissen abbauen

Unverarbeitete Ereignisse wirken lange nach

Wenn wir in der Kinesiologie Stress abbauen, der seine Wurzeln in der Vergangenheit hat, gehen wir davon aus, dass viele Probleme, mit denen wir uns heute herumschlagen, auf nicht verarbeitete frühere Erfahrungen zurückgehen. In Situationen, die sofort bewusst oder unbewusst eine Erinnerung und ein Wiederaufflackern der schmerzhaften Emotionen auslösen, sind wir nicht mehr frei, unser Verhalten zu steuern und angemessen zu reagieren. Nahezu automatisch ablaufende Muster schränken unsere Reaktionsmöglichkeiten ein und halten uns gefangen.

Vergangenheit ist subjektiv

Genauso wenig wie es eine einzige Realität gibt – jeder filtert sich aus der Fülle des Lebens seine persönliche Wirklichkeit heraus –, existiert auch eine objektive Vergangenheit. So wie zwei Menschen in der gleichen Situation unterschiedliche Dinge wahrnehmen und fühlen, speichert jeder seine individuelle Sicht und sein emotionales Erleben. Kein Wunder, dass beide sich im Rückblick auf verschiedene Details konzentrieren und jeder das Ereignis anders sieht.

Den Rückblick auf die Vergangenheit korrigieren

Da die Vergangenheit nichts Objektives ist, können wir sie verändern. Es ist nicht das Erlebnis selbst, das den Stress verursacht, sondern unsere Reaktion darauf. Während das gleiche Geschehen den einen vollkommen kaltlässt, versinkt der andere dabei vor Angst oder Scham in den Boden. Wenn wir uns also der folgenden Fakten bewusst werden, können wir eine andere Einstellung zu stressbeladenen vergangenen Ereignissen finden:

- Was wir als unsere Vergangenheit erleben, ist eine persönliche und individuelle Auswahl.
- Wenn wir unseren Blickwinkel verschieben, erleben wir eine veränderte Vergangenheit.

Traumatisch erlebte Geschehnisse sind erst dann vollkommen verarbeitet, wenn wir keine emotionale Reaktion mehr bei dem Gedanken daran empfinden. Dies darf nicht mit dem Verdrängen von Gefühlen verwechselt werden. Es bedeutet vielmehr, dass wir unseren Frieden machen mit dem, was geschehen ist.

Wie Kinesiologie emotionalen Stress auflöst

Während einer Balancierung kann der Körper der Testperson uns den Weg zu einem unverarbeiteten früheren Erlebnis weisen. Wir testen dann aus, in welchem Alter es stattgefunden hat oder auf welche Zeit der Ursprung des Problems zurückgeht. Wenn jemand zum Beispiel bei »Ich möchte gesund sein« schwach testet, wurde er ja nicht mit diesem Glaubenssatz geboren. Wir können Jahr für Jahr zurückgehen und den genauen Zeitpunkt austesten, zu dem der Umschwung vom natürlichen Bedürfnis nach Gesundheit hin zur Selbstsabotage stattgefunden hat, und das auslösende Ereignis identifizieren.

Gespeicherte Informationen

Kinesiologischer Stressabbau funktioniert auch dann, wenn keine konkrete Erinnerung ins Bewusstsein gelangt. Das jeweilige belastende Ereignis und die dabei empfundenen Emotionen sind im Körper abrufbar, selbst wenn wir uns dessen nicht bewusst sind. Auch das Gehirn speichert alles, was wir jemals wahrgenommen und gedacht haben. Durch Muskeltesten werden alle notwendigen Informationen im Körper aktiviert. Wir können sogar genau den Monat oder Tag ermitteln, falls das wichtig ist. Es kann sich um ein Erlebnis in jedem Lebensalter, sogar vor unserer Geburt handeln. Vielleicht geht es aber auch um die erst drei Monate zurückliegende Bemerkung eines Kollegen, die genau einen wunden Punkt traf, dann aber verdrängt wurde.

Unbewusster Auslöser

Manchmal gibt es bei einem lang zurückliegenden Ereignis keine bewusste Erinnerung. Dann bitte ich meine Klienten, die Augen zu schließen und sich in Gedanken ganz in diese Zeit zurückzuversetzen. Ich unterstütze den Prozess des Rekapitulierens mit Fragen: »Wie waren Ihre Lebensumstände, als Sie 14 Jahre alt waren? Wo wohnten Sie? Wie war es in der Schule? Was haben Sie erlebt in Ihrer Familie, mit Freunden, Liebeskontakten? Hatten Sie Probleme mit sich selbst oder anderen Menschen? Gab es einschneidende Erfahrungen – einen Umzug, Schulwechsel, Verlust oder Krankheit eines nahestehenden Menschen?«

Häufig tauchen dabei innere Bilder und Gefühle auf. Es muss nicht unbedingt ein spektakuläres Ereignis sein. Es kann um eine Szene gehen, die als traumatisch erlebt wurde, wie Sich-ausgelacht-Fühlen oder Erwischtwerden bei etwas Verbotenem. Oder es sind innere Widerstände gegen eine Lebenssituation, die gewählte Ausbildung, den eigenen Beruf. Wenn sich keine Erinnerung meldet, können wir trotzdem damit arbeiten.

Korrekturen bringen Gleichgewicht

Ist der Zeitpunkt und damit der Ursprung einer Stressreaktion, eines Verhaltensmusters, Glaubenssatzes, Konflikts oder negativen Selbstbilds identifiziert und sind die zugehörigen Informationen im Körper aktiviert, wenden wir uns der Korrektur zu. Auch bei der Arbeit mit vergangenen Erlebnissen testen wir aus, wo die Priorität liegt.

Das kann die Balancierung einzelner Muskeln oder eines Beckenschiefstands, die Massage von Lymphpunkten, eine Bachblüte, emotionaler Stressabbau, Meridiankorrekturen, lerngymnastische Übungen, Klopfen von Akupunkturpunkten und jede andere Möglichkeit aus dem Behandlungsspektrum sein. Nachdem wir die erforderliche Maßnahme durchgeführt haben, zeigt oft ein tiefer Atemzug oder große Erleichterung an, dass die Korrektur ausgereicht hat. Wir testen nach, ob wir den Stress bis auf null Prozent gelöscht haben – erst dann gehen wir in die Gegenwart zurück.

Entspannen durch die richtige Berührung

Eine einfache und wirkungsvolle Technik kann auf ganz verschiedene Weise in der kinesiologischen Praxis und als Selbsthilfe angewendet werden: die Stirnhöckerübung, wie sie auf Seite 61 und in Varianten im folgenden Kasten beschrieben ist. Manchmal wird dazu noch eine Hand an den Hinterkopf gelegt, um das Hinterhirn einzubeziehen, das für Automatikprogramme zuständig ist.

Danach frage ich meinen Klienten, was ihm dabei bewusst geworden ist. Ich bitte ihn, noch einmal an das Problem zu denken, um Veränderungen genau wahrzuneh-

So bauen Sie emotionalen Stress ab

!

... bei sich selbst

Diese Übung können Sie für jede Art von Sorgen und Belastungen anwenden, um den Kopf wieder freizubekommen und die Anspannung des Tages aufzulösen. Sorgen Sie dafür, dass Sie für eine Weile ungestört sind und machen Sie es sich im Sitzen oder Liegen bequem. Führen Sie die Stirnhöckerübung wie auf Seite 61 beschrieben durch.

... vorm Einschlafen

1. Die Stirnhöckerübung kann bei Einschlafschwierigkeiten sehr hilfreich sein, um die Hektik des Tages auszuräumen. Sie kann auch nach einem schlechten Traum zur Beruhigung eingesetzt werden. Ziel der Übungen ist es, innerlich zur Ruhe zu kommen.
2. Legen Sie sich bequem hin und schließen Sie die Augen.
3. Legen Sie eine Hand auf die Stirn und die andere an Ihren Hinterkopf in Höhe der Schädelbasis.
4. Gehen Sie in Gedanken Ihren Tag noch einmal durch und erleben Sie mit allen Sinnen Ihren inneren Film. Atmen Sie dabei tief durch.
5. Machen Sie damit weiter, bis Ihnen nichts mehr einfällt und Sie müde werden.
6. Spüren Sie die Entspannung in Ihrem Körper und Ihrem Kopf.

... bei anderen

1. Bitten Sie den erschöpften und gestressten Menschen, die Augen zu schließen und sich in allen Einzelheiten auf das problematische Thema zu konzentrieren.
2. Legen Sie ihm eine Hand flach auf die Stirn und die andere an den Hinterkopf in Höhe der Schädelbasis. Wenden Sie sich mit liebevoller Aufmerksamkeit ganz und gar diesem Menschen zu.
3. Nach einigen Minuten fragen Sie: »Wie geht es?« Lautet die Antwort nur: »Schon besser«, machen Sie noch eine Zeit lang weiter.
4. Die Übung ist abgeschlossen, wenn der andere vollkommen ruhig und entspannt ist.

men. Wenn dies jetzt mit einem Gefühl von Gelöstsein, innerer Ruhe und Gelassenheit möglich ist, weiß ich, dass es keine emotionale Reaktion mehr zu diesem Thema gibt und der Stressabbau erfolgreich abgeschlossen ist.

Balancierung von Körperenergien

Im westlichen Denken und Körperverständnis werden einzelne Körperteile als getrennt voneinander betrachtet. Die östliche Lehre geht von der Einheit des Körpers und der Wechselwirkung seiner Teile untereinander und mit der Umwelt aus. Der freie oder gestörte Energiefluss in den Meridianen entscheidet über Gesundheit oder Krankheit.

Bei der Balancierung von Körperenergien werden in der Kinesiologie die 14 Meridiane im Körper auf Über- und Unterenergie getestet. Ein fehlendes Energiegleichgewicht kann man durch Stimulation von Akupunkturpunkten ohne Nadeln wiederherstellen. Dadurch werden gleichzeitig auch Gehirn, Wirbelsäule, Organe und Drüsen positiv beeinflusst. Weiterhin überprüfen wir bei Lern- und Gedächtnisproblemen die Integration der beiden Gehirnhälften und testen geeignete Maßnahmen und Übungen für eine ganzheitliche Gehirntätigkeit aus. Die Energiekreisläufe zu Augen und Ohren werden überprüft und korrigiert. Die Zentrierung, das heißt die Reaktion auf Schreck, und das Energieniveau der Thymusdrüse werden ausgetestet und gestärkt.

Energiebalance durch Akupunktur ohne Nadeln

Seit einigen Jahrzehnten wird Akupunktur auch in Deutschland praktiziert. Gezielt in bestimmte Akupunkturpunkte gesetzte Nadeln bringen den Energiefluss im ganzen Körper wieder ins Gleichgewicht. Sie lösen Blockaden in Form von Über- und Unterenergie auf und versetzen den Körper in die Lage, gesundheitliche Störungen und Beschwerden zu heilen.

Weniger bekannt ist, dass die Meridiane, ihre entsprechenden Organe und damit die gesamte körperliche und seelische Verfassung auch ohne Nadeln positiv beeinflusst werden können. Wer sich nicht gern stechen lassen möchte, aber dennoch seine Energien vorbeugend oder heilend ausbalancieren will, kann dies auch mithilfe der Kinesiologie erreichen.

Darüber hinaus können wir mit dem Muskeltest individuell bestimmen, welches Behandlungs- oder Selbsthilfeprogramm bei einem Problem angezeigt ist.

Energieblockaden aufspüren

Für jeden Meridian gibt es Punkte und Körperzonen, die durch Halten, Klopfen oder Massieren stimuliert werden können. Außerdem wirken spezielle Bewegungsübungen auf die einzelnen Meridiane. Kopfschmerzen zum Beispiel können mit Energiestörungen in ganz verschiedenen Meridianen zusammenhängen. Treten sie hinter den Augen auf, kann es um eine Überenergie im Magenmeridian gehen. Nackenkopfschmerz ist oft ein Anzeichen für eine Störung im Gallenblasenmeridian. Bei Schmerzen an anderen Stellen des Kopfes können der Blasenmeridian oder der Dreifache Erwärmer die Verursacher sein. Um die Art der Energieblockade herauszufinden, setzen wir den Muskeltest ein. So aufgedeckte Ungleichgewichte können anschließend ohne Nadeln auf sanfte Weise ausgeglichen werden.

Akupunktur mit langer Tradition

Die Akupunkturlehre ist vor mehreren tausend Jahren begründet worden. Die Chinesen entdeckten, dass unterhalb der Haut Energiekanäle verlaufen, in denen die Lebensenergie Qi (sprich: »Tschi«) fließt. Der Verlauf dieser Meridiane ist schon früh in Medizinbüchern abgebildet worden. Die alten Chinesen wussten auch bereits, dass Gesundheit vom reibungslosen Fluss dieser Energie durch den ganzen Körper abhängt. Sie entwickelten Methoden wie die Pulsdiagnose, um Blockaden differenziert erfühlen zu können, und Wege, um die Energie wieder ins Fließen zu bringen: Nadeln, Heilkräuter, Bewegungsübungen, Ernährungsempfehlungen. Dieses System ist schon vor Tausenden von Jahren so perfektioniert worden, dass es bis heute im Wesentlichen unverändert angewendet wird.

Vorbeugung gegen Krankheiten

Das Nei Jing, ein Klassiker der traditionellen chinesischen Medizin, bringt die Grundprinzipien der Energielehre auf den Punkt:

– Wenn die Energie im Körper in allen Meridianen frei fließt, ist es unmöglich, krank zu werden.

– Alle gesundheitlichen Probleme sind eine Folge von Energiestörungen in den Meridianen.
– Wird das Energiegleichgewicht rechtzeitig wiederhergestellt, heilt sich der Körper selbst.

Die Meridianuhr

Jeder Meridian hat eine Zeit von zwei Stunden täglich, in der seine Energie am höchsten ist. So ist zum Beispiel von fünf bis sieben Uhr morgens Dickdarmzeit.

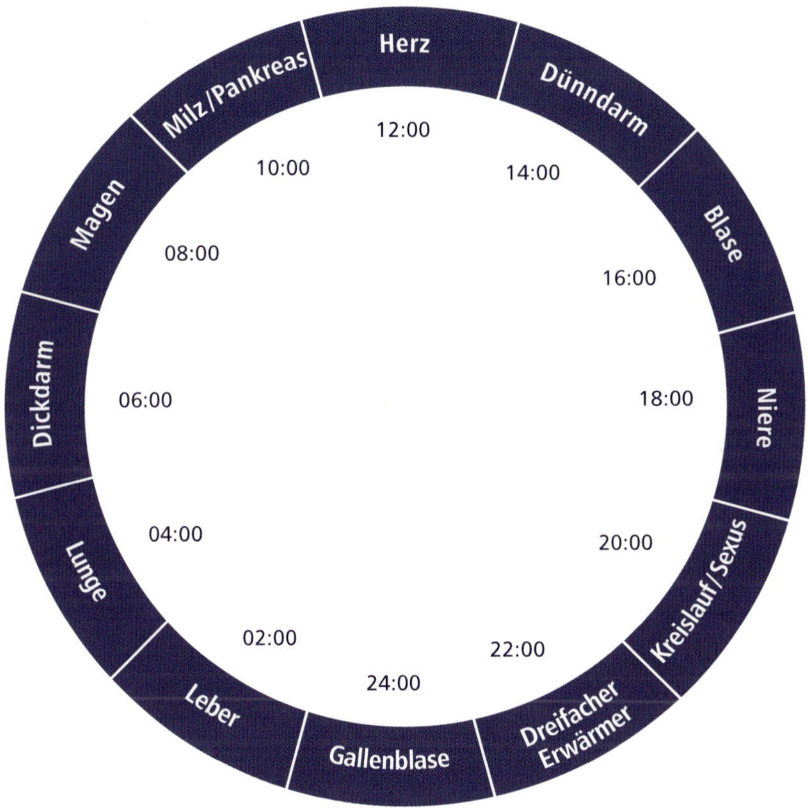

Die Meridianuhr gibt eine erste Orientierung darüber, wann die einzelnen Meridiane ihre größte Aktivität haben.

Zwölf Stunden später erreicht die Energie eines Meridians ihren Tiefpunkt. Dieses Phänomen könnte Energieschwankungen im Lauf des Tages erklären. Die persönliche Meridianuhr kann auch ein bis zwei Stunden vor- oder nachgehen. Morgen- und Nachtmenschen haben möglicherweise unterschiedlich gehende Meridianuhren. Solche individuellen Energierhythmen kann die Kinesiologie genau austesten. Wir berücksichtigen die Meridianuhr bei Beschwerden, die chronisch auftreten oder sich zu einer bestimmten Uhrzeit verschlimmern. Der Lebermeridian ist am aktivsten zwischen drei und fünf Uhr nachts. Aufwachen um diese Zeit könnte ein Hinweis auf Überlastung der Leber sein.

Energieungleichgewichte kinesiologisch austesten

Das Problem für Therapeuten in der westlichen Welt war bis vor Kurzem, die Pulsdiagnose so zu erlernen, dass Störungen im Energiefluss damit eindeutig aufgedeckt werden können. Der Muskeltest hat diese Lücke geschlossen.

Goodhearts Entdeckung von der Verbindung zwischen Muskeln und Meridianen bildet die Grundlage der praktischen Kinesiologie. Deshalb ist es nun auch ohne eine jahrelange Ausbildung in Akupunktur möglich, einen Überblick über das Energiesystem und seine Blockaden zu gewinnen. Selbst Laien sind nach kurzer Einweisung in der Lage, diese Methode anzuwenden, um Energiestörungen zu finden und auszubalancieren. Es gibt eine Reihe von Testmethoden, um den Energiezustand jedes einzelnen Meridians festzustellen. Die drei gebräuchlichsten verwenden die Alarmpunkte, die 42 Muskeln und die Pulse an den Handgelenken.

Die Alarmpunkte

Auf jedem Meridian gibt es einen sogenannten Alarmpunkt, den wir kinesiologisch testen können. Der Alarmpunkt für den Dickdarmmeridian liegt zum Beispiel zwei Zentimeter links und rechts des Nabels, der des Magenmeridians unterhalb des Rippenbogens auf der Körpermittellinie. Beim Muskeltesten berührt der Tester leicht den Alarmpunkt. Gibt der Muskel beim Testen nach, ist dies ein Anzeichen für Überenergie in dem jeweiligen Meridian.

Die 14 Muskeln

Wir wissen, dass jeder der 14 Basismuskeln in Beziehung zu einem Meridian steht. Der Quadrizeps, mit dem wir das Bein beim Treppensteigen anheben, ist ein Muskel des Dünndarmmeridians. Der Subscapularis, der beim Dirigieren am häufigsten gebrauchte Muskel, gehört zum Herzmeridian. Muskelschwächen können Unterenergie im Partnermeridian anzeigen.

Die Pulse an den Handgelenken

Mit der Pulsdiagnose gewinnen chinesische Akupunkteure ein äußerst differenziertes Bild vom Energiezustand ihres Patienten. Das Tasten erfordert große Feinfühligkeit und Erfahrung.

Kinesiologisch testen wir an jedem Handgelenk sechs Meridianpulse, drei davon mit leicht aufgelegten Fingern, drei weitere an der gleichen Stelle mit tiefem Druck. Auf diese Weise können wir in kurzer Zeit einen Überblick über den Energiezustand aller Meridiane bekommen und Über- und Unterenergien genau lokalisieren.

Wie der freie Energiefluss wiederhergestellt wird

Nachdem wir Energieblockaden in einzelnen Meridianen ausgetestet haben, können wir eine Fülle von Methoden anwenden, um sie aufzulösen und das Gleichgewicht wiederherzustellen. Zahlreiche spezielle Korrekturen für den Energieausgleich zielen darauf ab, mehrere Meridiane auf einmal zu balancieren und darüber hinaus einzelne Muskeln und Organe auf dem Energieweg ins Gleichgewicht zu bringen. Sie werden von eigens dafür ausgebildeten Kinesiologen durchgeführt.

Die tonisierenden und sedierenden Punkte

Für jeden Meridian gibt es sogenannte tonisierende, das heißt anregende Akupunkturpunkte, die Unterenergie ausgleichen, und sedierende, beruhigende Punkte, die Überenergie balancieren. Sie liegen teils auf dem zu behandelnden Meridian, teils

!

So helfen Sie bei Müdigkeit und Schmerzen

Den Meridian bürsten

Bei **Müdigkeit und Erschöpfung** ist eine Übung eine schnelle Hilfe, die wir schon vom Energietest kennen. Dabei bringen wir das Zentralgefäß wieder in Fluss: Man streicht am Körper die Linie vom Schambein bis zur Unterlippe so oft entlang, bis wieder ausreichend Energie fließt.

Das Meridianwandern

Diese Methode hilft bei **Schmerzen**. Der Behandler legt eine Hand auf die schmerzhafte Stelle und wandert mit der anderen den am nächsten liegenden Meridian oder eine Teilstrecke davon Punkt für Punkt ab. Alle Punkte, die empfindlich reagieren, hält oder massiert er vorsichtig, bis der Schmerz verschwunden ist. Ein empfindlicher Akupunkturpunkt ist immer ein Zeichen für eine Energieblockade. Zuletzt sollte die Energie in diesem Meridian frei fließen und alle seine Punkte sollten schmerzfrei sein. Tritt der Schmerz wieder auf, muss nach den Ursachen geforscht werden.

auch auf anderen Meridianen und sind auf ein kompliziertes Regelwerk von Gesetzen im Energiesystem zurückzuführen. Sie öffnen Schleusen, um gestaute Energie abfließen und in Mangelgebiete einströmen zu lassen. Jeweils zwei Punkte werden in einer genau festgelegten Kombination und Reihenfolge leicht berührt, bis in den Fingerkuppen ein gleichmäßiges Pulsieren zu spüren ist.

Die Anfangs- und Endpunkte der Meridiane

Wenn wir in einem oder mehreren Meridianen Überenergie ausgetestet haben, können wir diese korrigieren, indem wir zur gleichen Zeit die Anfangs- und Endpunkte des gestörten Meridians halten. Bei der Korrektur des Blasenmeridians sieht das zum Beispiel so aus: Der Klient berührt die Anfangspunkte im inneren Augenwinkel, und der Behandler hält die Endpunkte an der Außenseite der kleinen Zehen. Wenn beide ein leichtes Pulsieren spüren, ist die Energie wieder gleichmäßig verteilt und ins Fließen gekommen.

Die Meridianmassage

Bei dieser Korrektur streichen wir einen oder mehrere Meridiane in ihrer gesamten Länge aus. Dies geschieht durch die Kleidung hindurch und in einem Abstand von bis zu zwei Zentimeter vom Körper. Wir können die Richtung entweder mit dem Muskeltest bestimmen oder nach dem ausgetesteten Energiezustand vorgehen. Dabei massieren wir einen Meridian bei Unterenergie in Verlaufsrichtung, um ihn zu stärken. Bei Überenergie streichen wir entgegen seiner Fließrichtung und schwächen ihn, um die Energien im ganzen System in die Balance zu bringen.

Weitere Behandlungsmethoden

Muskeltests können einen klaren Hinweis auf eine empfohlene Veränderung des Lebensstils, der Sprache und des persönlichen Umfelds geben. Wir finden dann genau heraus, welche Faktoren im Einzelnen eine Schwächung hervorrufen. Durch bestimmte Lebens- und Sprachgewohnheiten verursachen wir uns selbst Stress. Durch Ausdrücke wie »Ich sollte«, »Ich muss«, »Ich habe Angst, dass« oder »Es ist schrecklich« beeinträchtigen wir unsere Kraft. Wir suchen daher in der Sitzung nach kreativen Veränderungen zu diesen Energieräubern. Störungen im Umfeld können ein Radiowecker am Bett, die Farbe der Vorhänge, ein Möbelstück etc. sein. Auch hier suchen wir nach neuen Lösungen.

Die Farblichttherapie und die Therapie mit Blütenessenzen sind zwei wirkungsvoll unterstützende Methoden, um dem Körper seine nötige Ausgeglichenheit und Entspannung zurückzugeben.

Individuelle Farbtherapie

Farben haben eine Wirkung auf Körper und Seele. Bei einem Spaziergang in der Natur nimmt unser Nervensystem das wohltuende Grün dankbar wahr. Kleidung in bestimmten Farben beeinflusst unser Gefühlsleben. Die Einrichtung unserer Wohnung kann uns je nach Farbgestaltung beruhigen oder anregen. Blau ist für schlechte Schläfer im Schlafzimmer geeignet, und Gelb regt im Arbeitszimmer die Konzentration an.

Lichtempfindliche Körper

In der modernen Physik wird Licht als elektromagnetische Schwingung beschrieben. Nach diesem Modell entspricht jede Wellenlänge einer bestimmten Farbe in der Reihenfolge des Regenbogens. Reine Farben sind Energieimpulse, die genau gemessen werden können.

Nicht nur das menschliche Auge, sondern der ganze Körper ist ein Lichtempfänger. Unsere Zirbeldrüse wird durch Licht aktiviert und antwortet mit Hormonausschüttungen. Auch Farben rufen zum Teil starke körperliche und seelische Reaktionen hervor. Bestrahlungen mit farbigem Licht sind auch dann wirksam, wenn das Licht nicht über die Augen aufgenommen wird. In Experimenten wurde festgestellt, dass körperliche Reaktionen auf unterschiedliche Farben auch bei Blinden und bei der Bestrahlung von hinten ausgelöst werden.

Lichtbehandlung in der Medizin

- **Blaues Licht** wird heute zur Behandlung von Gelbsucht bei Neugeborenen verwendet. Da die Leber des Säuglings noch nicht in der Lage ist, den Giftstoff Bilirubin umzuwandeln, übernimmt blaues Licht im Körper diese Arbeit.
- Bei Winterdepression wird **weißes Licht** systematisch eingesetzt, um die Zirbeldrüse zu überlisten. Sie ist für den Lichthaushalt zuständig und sorgt an dunklen Tagen für mehr Melatonin, das manche Menschen depressiv werden lässt. Weißes Licht führt zum Ansteigen der Cortisolproduktion und muntert auf.
- **Ultraviolettes Licht** hat sich bei der Behandlung von Schuppenflechte bewährt, und **infrarotes Licht** wird in medizinischen Praxen eingesetzt, um Wärme zu spenden und die Muskeln zu lockern.

Individuelle Farblichtbehandlung

In der kinesiologischen Praxis kann Farblichttherapie unterstützend eingesetzt werden. Die Farben werden grundsätzlich ausgetestet. Farbiges Licht harmonisiert die Emotionen, wenn es die richtige Schattierung hat. Durch das seelische Gleichgewicht kommen auch die Selbstheilungskräfte in Gang.

Die Wirkung einzelner Farben auf den Organismus

Farben können Körper und Seele nachhaltig beeinflussen. Kennt man ihre Wirkung genauer, kann man sie zur gezielten Harmonisierung einsetzen. Farbiges Licht ist ein angenehmer und wirksamer Baustein einer kinesiologischen Behandlung.

Rot regt an

Die Farbe, auf die der Körper am stärksten reagiert, ist Rot. Es versetzt den Körper in Alarmbereitschaft und aktiviert alle Funktionen, die für Kampf oder Flucht notwendig sind. Die alten Chinesen ordneten Rot dem Feuer und seinen vier Meridianen zu: Herz, Dünndarm, Kreislauf-Sexus und Dreifacher Erwärmer. Die Emotionen dazu sind breit gefächert – Liebe, Freude und Glück, aber auch Ärger und Hysterie.

Blau dämpft und beruhigt

Alle Funktionen, die durch Rot aktiviert werden, reagieren umgekehrt auf die Farbe Blau. Sie regt den Parasympathikus an, der in unserem Nervensystem für Entspannung zuständig ist. Die Muskelreaktion verlangsamt sich. Adrenalinausschüttung, Blutdruck und Puls sinken. Muskeln und Nerven entspannen sich. In der chinesischen Medizin symbolisiert Blau das Wasser und die Meridiane Blase und Nieren. Zu ihnen gehört die ganze Palette der Angstgefühle, aber auch Mut und Zuversicht.

Grün harmonisiert

Mit der Farbe Grün verbinden wir die Natur. Grünes Licht in der Farbtherapie wirkt harmonisierend. Anders als Blau bringt es in die Mitte, ohne irgendwelche Körperfunktionen zu dämpfen. Die traditionelle chinesische Medizin verbindet mit der Farbe Grün das Holz und die Meridiane Gallenblase und Leber. Das Gefühlsspektrum dazu umfasst Glück und Harmonie, aber auch Wut in allen Schattierungen sowie Hilflosigkeit und Passivität.

Gelb regt den Geist an

Gelbes Licht macht uns wach und aufmerksam. Es ist die am besten geeignete Farbe für geistiges Arbeiten und Konzentration. In der chinesischen Medizin symbolisiert Gelb die Erde und die Meridiane Magen und Milz-Pankreas. Die Emotionen sind Zutrauen und Vertrauen, Sympathie und Mitgefühl.

Manchmal wird die Farblichtbestrahlung nur als angenehme Wärme registriert oder insgesamt als Wohlbefinden wahrgenommen. Sehr oft ändert sich etwas Grundlegendes in der Wahrnehmung, zum Beispiel von Mutlosigkeit hin zu Zuversicht, von Unsicherheit hin zu Stabilität, von Depressivität hin zu neuen Aktivitäten. Das farbige Licht ist ein Mosaikstein in der Balancierung, der sanft für innere Harmonie sorgt.

Orange zum Beispiel hat als Mischung von Rot und Gelb sehr angenehme Eigenschaften. Es wirkt nicht so aggressiv wie Rot, regt aber den Kreislauf und andere Körperfunktionen leicht an. Das Gelb darin macht den Kopf klar.

Zu Beginn jeder Behandlung teste ich aus, welche Farbe in der Farblampe für den Klienten angenehm und ausgleichend wirkt. Je nach emotionalem Zustand und nach Thema spricht im Allgemeinen an:

- **Blau** bei Angstthemen und Aufregung
- **Grün** bei Wut und Hilflosigkeit
- **Gelb** bei Konzentrationsschwäche und Verwirrung
- **Rot** bei Energiemangel
- **Orange** bei depressiver Verstimmung und Antriebsschwäche

Die Hintergrundfarbe wirkt ausgleichend

Oft tragen meine Klienten sowieso schon Kleidung in der ausgetesteten Farbe. Sie spüren intuitiv, welche Farbe und damit welche Schwingung und gefühlsmäßige Qualität sie brauchen.

Manchmal gibt es auch Überraschungen. Für eine Klientin, die wegen Energiemangels zu mir kam, testete ich Rot als Hintergrundfarbe aus. Rot kommt in der Praxis für diesen Zweck relativ selten vor, weil es aggressiv wirken kann und aufregt. Sie meinte spontan: »Rot ist meine Lieblingsfarbe. Früher habe ich immer gern und viel Rot getragen. Das war, als es mir noch besser ging und ich noch meine volle Energie hatte. Seitdem ich so schlapp bin, trage ich kein Rot mehr.« Sie nahm sich vor, wieder mit Rot in der Kleidung zu experimentieren, vielleicht zunächst mit einem roten Schal.

Chakrabehandlung mit Farblicht harmonisiert

Chakren sind Energiezentren entlang der Wirbelsäule. Insgesamt sieben Hauptchakren mit ihren zugehörigen Organen und Farben bilden das Energiesystem. Das Konzept der Chakren stammt aus der indischen Medizin. Während in der chinesischen Medizin der Mensch gesund ist, wenn die Energie in allen Meridianen frei fließt, sind nach der indischen Lehre unausgeglichene Chakren verantwortlich für körperliche und seelische Probleme.

Wie Energiezentren wieder funktionieren

Chakren lassen sich sehr gut mit farbigem Licht behandeln. Dabei können wir in der Kinesiologie mit Muskeltests leicht herausfinden, durch welche Farbe ein Chakra balanciert werden kann. Die Kombinationen sind beliebig und nur auf das individuelle Austesten gegründet. Erfahrungen in der Praxis haben zum Beispiel gezeigt:

- Gelbes Licht auf das **Scheitel- oder Stirnchakra** löst Fixierungen und schafft innere Weite.
- Gelb oder Orange auf das **Kehlkopfchakra** hilft bei Kommunikationsproblemen und kann einen Kloß im Hals auflösen.
- Grün oder Rot auf das **Herzchakra** macht das Herz weit und hilft bei zwischenmenschlichen Konflikten.
- Das **Solarplexuschakra** wird bei Antriebsschwäche durch Gelb oder Orange, bei Überaktivität durch Blau ausgeglichen.
- Rot auf das **Basischakra** gibt festen Boden unter den Füßen bei Weltflucht oder Lebensferne.

Heilen mit Blütenessenzen

1930 entdeckte der englische Arzt Dr. Edward Bach, dass wild wachsende Blüten die Kraft haben, positiv auf verschiedene Seelenzustände einzuwirken. Von dieser Entdeckung fasziniert, widmete er sich bald nur noch dem Sammeln, Herstellen und Ausprobieren seiner 38 Bachblütenessenzen und Notfalltropfenmischung aus fünf Einzelblüten.

In meiner Praxis arbeite ich mit über 200 verschiedenen Blütenessenzen aus der ganzen Welt: Bachblüten, Kalifornische Blüten, Australische Blüten, Desert Flowers aus Arizona und Alaskische Blüten. Ich schätze die feinen Impulse einer Blütenessenz sehr. Genau wie Musik oder ein meisterhaftes Kunstwerk in uns etwas zum Klingen bringen kann, kann eine Blüte etwas in unserer Seele bewirken.

Blütentherapie und Kinesiologie ergänzen sich wunderbar bzw. greifen harmonisch ineinander. Blüten sind ein wichtiger Baustein in der kinesiologischen Behandlung. Die passenden Blütenessenzen fördern die in den Sitzungen ausgelösten tief gehenden Heilungs- und Bewusstseinsprozesse. Durch das Austesten mit dem Muskeltest ist garantiert, dass die richtigen Essenzen in der optimalen Dosierung gegeben werden.

Blüten bringen Klarheit

Blütenessenzen in der kinesiologischen Behandlung wirken immer dann klärend, wenn der Klient sich über die eigenen Gefühle oder die Hintergründe eines körperlichen oder seelischen Problems nicht im Klaren ist. Sie treffen den Kern des Themas, halten uns einen Spiegel vor und führen zu neuen Erkenntnissen. So könnten bei einem Menschen, der unter chronischem Ausgebranntsein leidet, neben einer Energiebalancierung und anderen kinesiologischen Maßnahmen auch verschiedene Blüten neues Bewusstsein schaffen.

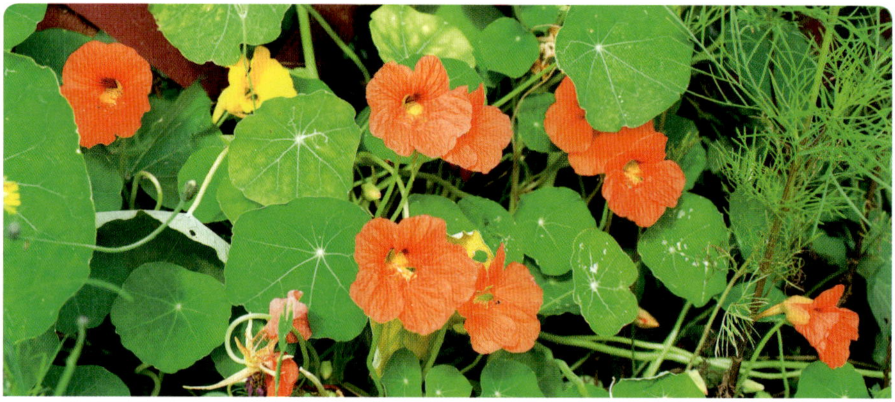

Blüten wie die der Kapuzinerkresse (Nasturtium) wirken durch ihre Energie.

Welche Blüte für welche Unterstützung?

Eine kleine Auswahl an Blütenessenzen bei Energiemangel:

- Die Bachblüte **Oak** braucht jemand, der trotz deutlicher Erschöpfungsanzeichen immer weiter kämpft.
- Die Bachblüte **Olive** ist dann angezeigt, wenn man sich geistig und körperlich völlig ausgelaugt fühlt.
- Die kalifornische Blüte **Nasturtium** gibt den Hinweis, dass bei einem verstandesbetonten Menschen der Ausgleich zur vielen Kopfarbeit, zum Beispiel durch Sport, fehlt.
- Die kalifornische Blüte **Aloe vera** bedeutet, dass das natürliche Ruhebedürfnis des Körpers und das Gefühlsleben zu kurz kommen.
- Die australische Blüte **Banksia Robur** hilft normalerweise vitalen Menschen, ihre Kraft und Lebensfreude nach einer Enttäuschung wiederzugewinnen.
- Das australische Kraftmittel **Macrocarpa**, eine Eukalyptusart, vermittelt Durchhaltevermögen und neue Energie.
- Die Desert Flower **Pencil cholla cactus** bewirkt, dass widrige Kleinigkeiten nicht länger als belastend erfahren werden.
- Die alaskische Blüte **Fireweed** stellt den heilenden Energiefluss nach einem traumatischen Erlebnis wieder her.

Durch Muskeltesten die richtige Blüte finden

Neben diesen gibt es noch eine Fülle weiterer Blütenessenzen bei Energiemangel und Erschöpfung, die jeweils andere Aspekte berücksichtigen. Da viele Stress auslösende Muster nicht bewusst sind oder schmerzhafte Erlebnisse verdrängt wurden, ist es selbst für einen routinierten Blütentherapeuten schwer und zeitaufwendig, nur durch Gespräche die Blüten mit der richtigen Nuance zu treffen. Zwei Menschen mit identischen körperlichen oder seelischen Symptomen brauchen nicht unbedingt dieselben Blüten. Ihre Blütenessenzen sollten individuell ausgesucht werden. Jeder Mensch hat sein einzigartiges und ganz persönliches Bewusstsein, seine Vorgeschichte und Lebensumstände. Nur sorgfältig ausgewählte Blüten werden einem Menschen gerecht.

Individuell und flexibel in der Anwendung

Durch die Möglichkeit, die passende Blütenessenz mit dem Muskeltest zu bestimmen, können Klient und Behandler sicher sein, dass die Auswahl richtig getroffen ist. Niemand weiß besser als der Körper eines Menschen, welche Blüten und damit welchen Anstoß zur Weiterentwicklung oder Wiederherstellung des Gleichgewichts er gerade braucht. Den Körper selbst die Blüten aussuchen zu lassen, geht schnell und ist einfach durchzuführen.

Wir testen auch aus, in welcher Form und Menge die Blüten angewendet werden sollten. Blütenessenzen können als einmalige Gabe oder als Einnahme über einen längeren Zeitraum angezeigt sein. Wenn einmal genügt, wird entweder ein Tropfen jeder Blütenessenz auf die Zunge gegeben, in etwas klarem Wasser eingenommen oder auf der Thymusdrüse verrieben. Manchmal reicht es sogar, nur die Information der Blüten als Bewusstseinsanstoß aufzunehmen.

Blüten wirken durch ihre Energie

Blütenessenzen sind keine Medikamente. Sie greifen nicht in biochemische Abläufe des Körpers ein. Zur Zubereitung der Essenzen werden nur die frischen Blütenblätter verwendet. Unter Sonneneinstrahlung wird daraus ein Auszug hergestellt. Die einzigartige Schwingung der Blüte wird vom Wasser aufgenommen und bildet so die Basis der Blütenessenz.

Blüten wirken durch Resonanz. Die Beschreibung der Blüte spricht uns an, lässt uns aufhorchen. Falsch ausgewählte Blüten zeigen deshalb gar keine Wirkung. Nach dem Muskeltest sind wir sicher, dass die getesteten Blüten in diesem Augenblick einen balancierenden Effekt auf den Menschen haben und etwas in seinem Bewusstsein verschieben.

Anstoß zu neuen Sichtweisen

Neben anderen Behandlungsformen können Blütenessenzen einen Menschen, der unter körperlichen Beschwerden leidet, seelisch unterstützen und so indirekt zur Heilung beitragen. Wer an sich Raubbau betrieben hat durch Arbeitssucht, falsche

So testen Sie Blütenessenzen aus

Mit diesem Test können Sie Bachblüten oder andere Blütenessenzen mit einer anderen Person oder im Selbsttest bestimmen.

1. Machen Sie die Vortests und Korrekturen, bis Sie einen eindeutig starken und einen schwachen Muskel identifizieren können.
2. Legen Sie eine Hand auf ein Kästchen mit Blüten, und testen Sie, ob diese Essenzen Ihre Energie stärken (starker Muskel) oder nicht (schwacher Muskel).
3. Berühren Sie in den ausgetesteten Kästchen ein Fläschchen nach dem anderen, und testen Sie aus, welche Sie stärken.
4. Testen Sie nun die Kombination und Einnahmeform, die für Sie optimal ist. Fragen Sie der Reihe nach: Brauche ich diese Blüten als einmalige Gabe? Brauche ich sie für einen längeren Zeitraum? Brauche ich sie als Tropfen auf der Zunge? Brauche ich sie in einem Schluck Wasser? Brauche ich sie als Einreibung auf der Thymusdrüse? Brauche ich sie einmal am Tag? Zweimal am Tag? usw. Wie viele Tropfen jedes Mal, fünf Tropfen? Sechs Tropfen? usw. Stellen Sie nur Fragen, die mit Ja oder Nein beantwortet werden können.
5. Lesen Sie die Beschreibung zu den ausgetesteten Blüten und nehmen Sie sich ein wenig Zeit, um darüber nachzudenken.
6. Nehmen Sie die Blüten in der ausgetesteten Form ein.

!

Ernährung oder Genussmittelmissbrauch und nun kurz vor dem körperlichen Zusammenbruch steht, kann durch eine Blüte oft kurzfristig Linderung erfahren. Tatsächlich geht es aber darum, die Ursache für diesen zerstörerischen Lebensstil zu erkunden. Dann kann vielleicht das Muster, Anerkennung nur durch Leistung zu erlangen, oder die Missachtung des eigenen Körpers mit Blütenessenzen behandelt werden.

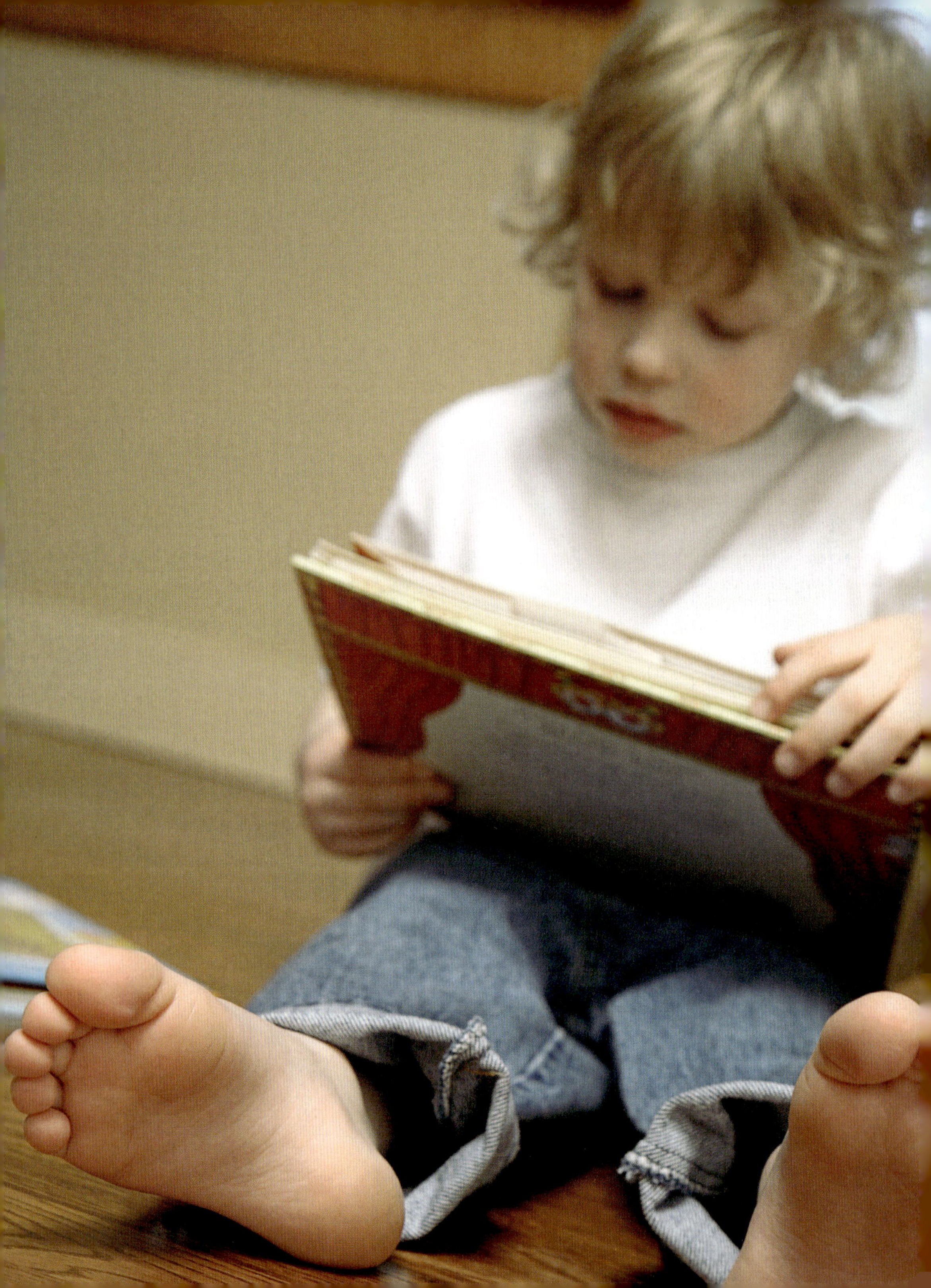

Kinesiologie für Kinder

Alle Eltern kennen das Problem, dass ihr Kind nicht hören will. Nicht einmal die stichhaltigsten Erklärungen können es davon überzeugen, dass es sich selbst schadet. Es interessiert sich einfach nicht für logische Begründungen. Eltern, die mit der Kinesiologie selbst gute Erfahrungen gemacht und ihr Kind sanft an das Muskeltesten herangeführt haben, tun sich da um vieles leichter. Wenn ein Kind am eigenen Leib fühlt, wie zum Beispiel weißer Zucker eben noch starke Muskeln schwach werden lässt, ändert sich etwas in seinem Bewusstsein. Ein Kind kann durchaus lernen, die passenden Übungen für sich auszutesten.

Jedes Kind ist einzigartig. Es reagiert anders, hat andere körperliche Schwachstellen und verspannt andere Muskeln oder schaltet sie ab. Kinesiologie wird seiner Individualität gerecht. Es fühlt sich als Persönlichkeit ernst genommen. Das motiviert zum Mitmachen.

Was kann ausgetestet werden?

Die Liste dessen, was man bei Kindern kinesiologisch testen kann, ist beinahe endlos. Hier eine kleine Auswahl:

- Körperhaltung beim Schreiben
- Stress mit einzelnen Buchstaben
- Wassermangel
- Muskelschwächen
- Energiestörungen
- optimale Ernährung
- Allergien und Pilzbelastung
- Verträglichkeit von Nahrungsmittelzusatzstoffen
- Lernblockaden
- Stress in der Schule
- individuelle Übungsprogramme
- Zielbalance
- Probleme mit anderen Menschen
- Blütenessenzen
- Balancierung für jede Art von Stress

Ein starker Muskel beeindruckt jedes Kind

Kinder vertrauen ihrer Intuition und schätzen Erwachsene, die das auch tun. Wenn ich einem Kind bei der ersten kinesiologischen Sitzung den Muskeltest zeige, habe ich noch nie erlebt, dass es beim schwachen Muskel wie manch ein skeptischer Erwachsener sagt: »Jetzt haben Sie aber fester gedrückt.« Für Kinder sind die Botschaften ihres Körpers klar und einfach. Sie sind noch nahe an der Weisheit des Körpers und bereit, sich ihr auch zu überlassen.

Für Kinder ist Kinesiologie ganz natürlich. Sie begreifen sofort, dass sie selbst stark sind, wenn ihr Muskel stark ist, und schwach, wenn er schwach testet. Es ist ja auch so unmittelbar, dass der Muskel beim Gedanken an den Lieblingssport Fußball oder Reiten oder das Lieblingsfach Musik stark reagiert, bei dem an das weniger geliebte Schulfach Englisch dagegen sofort schwach wird. Alle kinesiologischen Übungen und Korrekturen haben zum Ziel, wieder Kraft und Energie für etwas vorher Schwächendes zu geben, und der Erfolg zeigt sich danach in einem starken Muskel.

Aktive Beteiligung

Kinesiologie ist sehr konstruktiv für Kinder, denn sie lernen, dass sie selbst etwas für ihr Wohlbefinden tun können. Mütter, die regelmäßig mit ihrem Kind den Muskeltest machen, helfen ihm, ein Bewusstsein dafür zu erlangen, dass es Dinge gibt, die es schwächen und die es stärken – zum Beispiel durch Bewegungsübungen, das Halten und Massieren von Punkten oder die Konzentration auf eine Vorstellung.

Es wird nicht nur etwas mit ihnen gemacht. Sie machen immer auch mit, entweder mit ihrem Körper oder mit ihrer Aufmerksamkeit. Sie sind Partner bei dem, was geschieht. Es wird ihnen nichts aufgezwungen, denn ihr eigener Körper signalisiert Ungleichgewichte mit einem schwachen Muskel – und nach der Korrektur auch wieder die Balance durch ein starkes Testergebnis. Mit der Stirnhöckerübung, den Gehirnknöpfen und anderen Selbsthilfetipps lernt das Kind etwas sehr Kostbares. Es hat Werkzeuge an der Hand, mit denen es jederzeit beeinflussen kann,

- wie es ihm geht,
- wie es sich konzentrieren kann,
- wie es mit Ängsten oder Aufregung umgehen kann,
- wie es sich schnell beruhigen kann,
- wie es Kraft gewinnt,
- wie es leicht einschläft.

Auch Kinder leiden unter Stress

Kinder haben heute unter vielfältigen Belastungen zu leiden. Sie sind bedingt durch die Welt, in der wir leben, das Schulsystem, familiäre Gegebenheiten, Reizüberflutung, innere Blockaden und natürlich Wechselwirkungen zwischen all diesen Bereichen. Viele Stressfaktoren sind typisch für unsere Zeit. Was Erwachsene als belastend empfinden, macht Kindern ungleich mehr zu schaffen.

Umweltstress

Kinder sind den vielen Giftstoffen in Luft und Nahrung schutzlos ausgesetzt. Als Folge einer ungesunden Ernährung und von zu viel Süßem nimmt die Konzentrationsfähigkeit vieler Kinder immer mehr ab und Hyperaktivität zu. Immer mehr Kinder leiden unter Allergien. Wenn langwierige naturheilkundliche Behandlungen den Verzicht auf alle Leckereien in den Mittelpunkt stellen, werden sie als zusätzlicher Stress empfunden. Mit Muskeltests kann überall schnell und ohne großen Aufwand festgestellt werden, ob das Kind ein Nahrungsmittel vertragen kann oder eben nicht.

Auch Reizüberflutung und übermäßiger Fernsehkonsum lassen die Fantasie verkümmern. Kinder müssen mit zunehmender Aggressivität fertig werden. Gewalt im Fernsehen löst Ängste aus. Kinder bis zum Alter von etwa zehn Jahren können nicht zwischen Realität und Fernsehwirklichkeit unterscheiden. Für viele Kinder ist es völlig normal mit anzusehen, wie jemand ermordet wird. Kein Wunder, dass manche Kinder Angst haben, im Dunkeln einzuschlafen.

Schulstress

Kinder spüren schon früh den Leistungsdruck in der Schule. Lernen wird nur in den ersten Jahren spielerisch erlebt, dann dominiert das ergebnisorientierte Denken. Kinder entwickeln sich sehr unterschiedlich. Natürlich gibt es die ruhigen Schüler, die aufmerksam sind und analytische Aufgaben mit Leichtigkeit lösen. Kinder, die gern herumwirbeln und sich austoben, müssen stundenlang in der Schule still sitzen. Ihre Muskeln verspannen sich, und sie werden unkonzentriert, gelangweilt oder zappelig. Das erklärt, warum Lehrer, die zu Beginn der Stunde, zwischendurch oder vor einem Test mit ihren Schülern zusammen ein paar Gehirngymnastikübungen machen, damit gute Erfolge erzielen.

Lerndruck aus dem Elternhaus

Zu Hause geht der Kampf mit dem Lernen oft weiter. Eltern wollen nur das Beste für ihre Kinder. Schlechte Noten, Leistungsabfall, Blackout in Arbeiten, schließlich ein blauer Brief, die Versetzung ist gefährdet. Für Eltern ist diese Horrorvision mindestens so schlimm wie für das Kind. Sie malen sich eine schwarze Zukunft aus. Die Familienatmosphäre ist angespannt, alles dreht sich um die Noten. Ein großer Stress entsteht für alle. Viele Mütter können ein Lied vom täglichen Hausaufgabendrama singen. Wenn Eltern mit ihren Kindern lernen, kann das den Stress für alle Beteiligten noch erheblich vergrößern. Lernen wird für die Kinder dann immer mehr zu einer verabscheuten Pflicht.

Familiärer Stress

Auch Veränderungen sind für Kinder genauso einschneidend wie für Erwachsene. Ein Umzug und der damit verbundene Schulwechsel können in einem Kind große Ängste auslösen. Oder es wird durch die Geburt eines Geschwisterchens eifersüchtig und fühlt sich zurückgesetzt. Auch Trennung oder Scheidung der Eltern sind sehr belastend. Hinzu kommt, dass immer mehr Kinder in Klein- und Kleinstfamilien mit stark belasteten, häufig alleinerziehenden Müttern oder Vätern aufwachsen.

Sonstiger Stress

Erwähnt werden soll hier auch der Freizeitstress, unter dem viele Kinder stehen. Manchmal ist es sehr schwierig, mit einem Kind einen neuen Termin auszumachen, weil sein Kalender überfüllt ist. Montags Tischtennis, dienstags Englischnachhilfe, mittwochs Flötenunterricht, donnerstags Reiten, und einen Nachmittag in der Woche soll das Kind ja auch freihaben. Und das alles neben dem normalen Schul- und Hausaufgabenpensum. Kein Wunder, dass irgendwann das Fass voll und eine Pause angesagt ist. Nicht zu unterschätzen sind auch die vielen kleinen und großen Kümmernisse, die ein Kinderleben so schwer machen können – wie die Angst, verprügelt zu werden oder Streit mit der besten Freundin.

Irgendwann schalten Kinder ab

All dies gehört zum Leben und wird normalerweise gut verkraftet. Kommt jedoch zu viel zusammen, können die Bewältigungsmechanismen versagen. Meist zeigt sich das in schlechten Noten oder körperlichen Beschwerden. Die Kinder helfen sich, indem sie einfach abschalten. Informationen werden nicht mehr richtig aufgenommen und mit dem vorhandenen Wissen verknüpft. Die Kinder hören dann zwar, können das Gehörte aber nicht wirklich aufnehmen und verarbeiten. Sie sehen, nehmen das Gesehene aber nicht bewusst wahr. Sie funktionieren auf Automatik und sind nicht mehr offen für Neues.

Der Mangel an Konzentration bei Schulkindern lässt sich leicht durch die Reizüberflutung erklären. Häufiges unkonzentriertes Verhalten kann aber auch ein Hinweis auf ungeklärte Stressfaktoren sein. Kinesiologie kann zwar nicht die Stress verursachenden Umstände verändern. Sie kann Kindern jedoch helfen, sie aufzudecken und besser mit ihnen zurechtzukommen.

Eine Zielbalance stärkt Kinder für jedes Ziel

Die Zielbalance ist für Kinder – und nicht nur für sie – ein Erlebnis. Wir testen dabei die 14 Basismuskeln und alle 14 Meridiane auf Ungleichgewichte. Es ist interessant zu sehen, welche Muskeln beim Aussprechen des Ziels oder beim Gedanken daran abschalten. Die Vorstellung von dem Referat verursacht vielleicht weiche Knie, und die Mathearbeit schwächt die Nackenmuskeln. Dann stärken wir alle schwachen Muskeln und Meridiane.

Dabei können wir entweder einen Muskel und Meridian nach dem anderen korrigieren, oder wir suchen in einer sogenannten Ein-Punkt-Balance die Maßnahme, die alle Ungleichgewichte auf einmal behebt. Während dieser Korrektur verändern sich das Bewusstsein, das Gefühlsleben, das gesamte Körpergefühl und die Einstellung zu dem Ziel. Zuletzt testen wir alle Muskeln und Meridiane nach. Die nun starken Muskeln geben ein Feedback über die bereits in Körper und Bewusstsein verankerte Balancierung.

Ab welchem Alter sind Kinder testbar?

Grundsätzlich gilt, dass Kinder in jedem Alter kinesiologisch getestet werden können. Bei dieser Regel gilt es jedoch, unbedingt einige Besonderheiten zu beachten. Nach meiner Erfahrung kann man Kinder ab etwa sechs Jahren allein testen. Differenzierte Balancierungen können mit Kindern ab acht bis neun Jahren durchgeführt werden – wenn ein Kind sozusagen mit Muskeltesten groß geworden ist, auch früher. Kinder so bald wie möglich mit Kinesiologie vertraut zu machen, halte ich für ganz wichtig. Schon manche Kinder im Vorschulalter können sich nur schwer konzentrieren. Ihre natürliche Fähigkeit, sich nach einer Anstrengung zu entspannen oder ganz in einer anderen Welt zu versinken, ist bereits verloren gegangen. Es ist aber noch nicht zu spät. Je eher ein Kind wieder lernt, in seine Mitte zurückzufinden, desto leichter fällt es ihm. Oft genügen dafür bereits einige wenige Balancierungen wie das regelmäßige Austesten von Blütenessenzen oder eine Ein-Punkt-Balance zur Stärkung der 14 Basismuskeln.

Der Surrogattest

Wer aus irgendwelchen Gründen nicht selbst testbar ist, kann dennoch mit dem Surrogattest über eine weitere Person getestet werden.

So funktioniert der Surrogattest

!

Bei kleineren Kindern gibt es eine ganz besondere Möglichkeit zu testen – den Surrogat- oder Ersatztest. Dabei schalten wir eine weitere Person dazwischen. In der Praxis sieht das so aus:

Das Baby oder kleine Kind liegt auf der Liege, im Arm, auf dem Schoß der Mutter oder sitzt auf dem Stuhl. Wichtig ist, dass Körperkontakt zur Mutter besteht. Sie kann die Hand des Kindes halten oder ihm eine Hand auf die Schulter legen. Die Muskeltests führe ich dann mit der Mutter durch. Ihr Arm gibt mir Auskunft, wie der Muskel des Kindes reagieren würde.

Selbstverständlich muss es nicht immer die Mutter oder der Vater sein, die als dritte Person beim Muskeltesten fungiert. Jeder kann diese Rolle einnehmen. Durch die Berührung des Kindes, das getestet werden soll, bilden beide einen Energiekreis. Die Informationen, die wir von dem Kind wollen, übertragen sich in Muskelstärken und -schwächen der dritten Person. Auf diese Weise können wir austesten, was das Kind braucht, um wieder in die Balance zu kommen.

Wenn Kinder nach Schockerlebnissen nicht reden können

Kinder erholen sich anscheinend von Schockerlebnissen recht schnell, und nach außen sieht es so aus, als sei alles beim Alten. Aber das ist es nicht. Ein solches Erlebnis überwältigt das Kind auf allen Ebenen. Die Muskeln, die bei der traumatischen Erfahrung abgeschaltet wurden, vergessen nicht. Sie bleiben abgeschaltet. Der Stress ist weiterhin im Körpergedächtnis gespeichert. Der Körper kompensiert zwar, indem schwache Muskeln durch andere ersetzt werden, aber irgendwann sind diese überlastet. In einer schlechten Körperhaltung oder einem traurigen, ängstlichen oder grimmigen Gesichtsausdruck sind die Folgen eines Traumas weiterhin ablesbar.

Was passiert bei einem Schockerlebnis?

Wenn ein Kind einen Schock erleidet, sind die körperliche und die seelisch-geistige Ebene gleichermaßen betroffen. Im Körper werden Muskeln abgeschaltet oder manchmal auch in Daueranspannung versetzt. Parallel dazu gerät das Energiesystem völlig aus dem Gleichgewicht. Über- und Unterenergien in einzelnen Meridianen ziehen die ihnen zugehörigen Organe und Gewebe in Mitleidenschaft. Außerdem können Augen und Ohren als Selbstschutz abschalten. Der Körper ist nun natürlicherweise bestrebt, wieder in die Balance zu kommen. Aber allein ist er dabei überfordert.

Auf seelisch-geistiger Ebene wird ein ähnliches Chaos ausgelöst. Das Kind wird von überwältigenden Gefühlen förmlich überschwemmt. Zur gleichen Zeit trifft es eine Fülle von meist unbewussten Entscheidungen und eignet sich grundlegende neue Glaubenssätze an, die von nun an sein Leben mit prägen.

Was passiert nach einem Schockerlebnis?

Unbehandelte Schockerlebnisse können lange nachwirken. Die Ursachen für Probleme im Erwachsenenalter liegen oft in nicht bearbeiteten traumatischen Erfahrungen als Kind. Was passiert nach einem solchen Erlebnis?

In den meisten Fällen werden das schlimme Erlebnis und alle damit verbundenen Gefühle verdrängt. Kinder können ihre Empfindungen oft nicht in Worte fassen und schon gar nicht einordnen. Manchmal schämen sie sich oder geben sich die Schuld für das, was passiert ist. Dieses emotionale Chaos wirkt unbewusst weiter.

Das Hirn hat bestimmte Körperpositionen, Kopfhaltung, Mimik und Augenstellung sowie die damit verbundenen Sinneswahrnehmungen mit allen erlebten Gefühlen gekoppelt. Das bedeutet, dass jedes Mal bei der gleichen Haltung unbewusst Erinnerungen aktiviert werden. Bei einem bestimmten Lied schwelgen wir vielleicht in Erinnerungen an einen traumhaften Abend zu zweit. Genauso werden bei dem Kind unzählige Male unwissentlich Assoziationen an das Schockerlebnis ausgelöst. Es fühlt sich schlecht, ohne zu wissen, warum. In dieser Situation können sich psychosomatische Beschwerden einstellen. Vielleicht ist das Kind auch nur unfähig, sich zu konzentrieren, und fällt in der Schule ab. Dann werden die Eltern aufmerksam und suchen Hilfe.

Hilfe ohne Worte

Da Kinder sich nach Schockerlebnissen den Schmerz meist nicht von der Seele reden wie viele Erwachsene, brauchen sie eine Methode, die ihnen auch ohne Worte hilft.

Kinesiologie kann bei Kindern …

- durch das Trauma geschwächte Muskeln wieder anschalten.
- seit dem Schock angespannte Muskeln lockern.
- den Körper dauerhaft von Spannungen, Angst und Stress befreien.
- die Energie aller Meridiane in die Balance bringen.
- alle mit dem Schockerlebnis verknüpften Emotionen löschen.
- Stress zu der damals eingenommenen Körperhaltung abbauen.
- die Augen in allen Richtungen wieder anschalten.
- geeignete Farblichtbestrahlung zur Harmonisierung austesten.
- aufgrund des Traumas destruktive Glaubensmuster lösen.
- neue förderliche Einstellungen aufbauen.
- neues Selbstwertgefühl und Lebensfreude schaffen.
- Blüten für das seelische Gleichgewicht austesten.

Die Möglichkeiten, auf sanfte Weise Kinder über den Körper von den Folgen eines Traumas zu befreien, sind vielfältig. Wie immer bei der kinesiologischen Arbeit finden wir durch Muskeltesten Stress und Blockaden in Körper, Geist und Seele heraus und testen aus, was für das Gleichgewicht fehlt. Einmal aus dem Körper gelöschter Stress ist dauerhaft aufgelöst.

Blütenessenzen für Kinder

Die meisten Kinder lieben ihre »Blütentropfen«. Das Austesten ist unkompliziert und hilfreich, wenn Kinder ihre Gefühle nicht ausdrücken können oder über ihr Innerstes nicht reden wollen. Wir können mit Muskeltests in kurzer Zeit klären, was in dem Kind wirklich vorgeht, und ihm dann erläutern, welche positive Wirkung eine Blüte hat. Einem ängstlichen Kind sagen wir zum Beispiel, dass die Blüten ihm helfen, sich in der Schule mit den anderen Kindern wohler zu fühlen, dass die Hausaufgaben ihm leichter von der Hand gehen und dass es sich mit den Prüfungstropfen besser konzentrieren kann.

Der Muskeltest findet die passende Blütenmischung

Blüten für Kinder mit Muskeltests zu überprüfen, ist für sie ideal. Wir können in eine Kinderseele noch weniger hineinsehen als in die Psyche eines Erwachsenen. Bei der Einschätzung von Kindern kann man sich leicht täuschen. Eine Mutter, die sich kürzlich von ihrem Mann getrennt hatte, war sehr überrascht, weil ihr Kind die Bachblüte Red Chestnut (Rote Kastanie) brauchte. Diese Blüte ist angezeigt, wenn jemand sich übergroße Sorgen um einen anderen Menschen macht. Das Kind war in Gedanken sehr oft beim Vater und machte sich sehr große Sorgen, wie es ihm wohl ginge.

Was Blütenessenzen bei Kindern bewirken können

Es gibt Blütenessenzen für fast jeden Seelenzustand: Blüten für leichteres Lernen, für ein gesundes Selbstvertrauen, für liebevolle Beziehungen innerhalb der Familie und für alle sonstigen Lebenssituationen, in denen Unterstützung angesagt ist. Sie unterstützen Kinder auf sanfte Weise und völlig ohne Nebenwirkungen.

Blütenessenzen wirken im feinstofflichen Bereich. Sie sind Heilmittel für die Seele und kurieren körperliche Symptome auf indirektem Wege. Für Kinder sind sie ausgezeichnet geeignet. Blüten helfen Kindern nicht nur, traumatische Erfahrungen leichter zu verarbeiten. Sie haben auch eine ausgleichende Wirkung in allen Lebenslagen, stabilisieren das Kind und helfen ihm, sich auf schwierige und neue Lebenssituationen einzustellen.

Blüten fürs Lernen

– Die kalifornische Blüte **California Poppy** bewirkt bei Kindern, die zu viel fernsehen und abhängig von äußeren Reizen sind, dass sie ihre eigene Fantasie wiederentdecken und sich besser mit sich selbst beschäftigen können.
– Die kalifornische Blüte **Chamomile** ist gut für überreizte und hyperaktive Kinder, die schnell weinen und oft Bauchweh haben. Die Blüte bringt ihnen innere Ruhe und Ausgeglichenheit.
– Die kalifornische Blüte **Indian Pink** unterstützt Kinder, die empfindlich auf Druck reagieren, mit den Anforderungen in der Schule leichter zurechtzukommen.
– Die Bachblüte **Clematis** braucht der Tagträumer, der zu stark in seiner Fantasiewelt lebt und wenig Interesse für das alltägliche Leben zeigt. Die Blüte hilft ihm, Augen und Ohren für das zu öffnen, was um ihn herum vorgeht.
– Die kalifornische Blüte **Peppermint** steht für klares und bewegliches Denken auch bei längerem geistigen Arbeiten. Sie hilft bei Konzentrationsproblemen und steigert die Aufmerksamkeit.
– Die australische Blüte **Bush Fuchsia** brauchen Kinder mit Lernschwierigkeiten, Nervosität und Unsicherheit. Sie fördert das Vertrauen in die eigenen Fähigkeiten und gibt innere Sicherheit.

Blüten bei Angst

– Die kalifornische Blüte **Saint John's Wort** passt für sensible und dünnhäutige Kinder, die unter Angstträumen oder Bettnässen leiden. Die Blüte stärkt bei ihnen das Gefühl innerer Geborgenheit.

- Die Bachblüte **Mimulus** ist bei Kindern angezeigt, die Angst vor konkreten Dingen und Situationen wie Dunkelheit oder Zahnarztbesuch haben. Die Blüte hilft, Ängste und Übervorsichtigkeit zu überwinden und wieder Mut im Leben zu entwickeln.
- Wer die Bachblüte **Aspen** braucht, leidet unter vagen Ängsten ohne einen äußeren Anlass. Kinder mit düsteren Vorahnungen und Angst vor Unheil gewinnen mit Aspen neue Sicherheit.
- Die Bachblüte **Larch** stärkt Kinder mit wenig Selbstvertrauen. Kinder, die sich in der Schule als Versager fühlen, können mit Larch Minderwertigkeitsgefühle loslassen und ein neues Selbstbewusstsein aufbauen.

Blüten für die Familie

- Die kalifornische Blüte **Mariposa Lily** ist das Mittel der Wahl bei allen Konflikten zwischen Mutter und Kind, von einer distanzierten bis hin zu einer zu engen Beziehung. Sie hilft, ein gesundes und liebevolles Verhältnis herzustellen, bei dem sich das Kind von seiner Mutter unterstützt fühlt und sich frei entfalten kann.
- Die kalifornische Blüte **Sunflower** ist die Vater-Kind-Blüte für Probleme mit dem Vater und bei fehlender oder gestörter Vaterbeziehung. Jungen können mit Sunflower trotz nicht vorhandenen Vaterbildes eigene Männlichkeit entwickeln oder sich von der Überidentifikation mit dem Vater lösen.
- Die Bachblüte **Holly** ist bei Neid und Eifersucht unter Geschwistern angezeigt. Sie hilft, Gefühle von Zurücksetzung und Kränkung zu überwinden und den eigenen Platz in der Familie zu finden.
- Die Bachblüte **Vine** ist die Essenz für den kleinen Tyrannen, der seinen Willen um jeden Preis durchsetzen will und sich nicht einordnen kann. Mit Vine kann das Kind loslassen und seine Führungsqualität in positiver Weise einsetzen.

Blütenessenzen gibt es für fast alle Fälle

- Die kalifornische Blüte **Trumpet Vine** brauchen Kinder, die sich sprachlich nur schwer ausdrücken können. Sie fördert eine lebendige Sprache und hilft beim Überwinden von Sprachfehlern.

- Die kalifornische Blüte **Saguaro** stammt von einem über zwölf Meter hohen Kaktus und hat mit dem Thema Autorität zu tun. Sie ist geeignet für Jugendliche, die sich gegen jede Art von Autorität auflehnen und gegen die ganze Welt kämpfen. Sie hilft, von blinder Rebellion umzuschwenken auf die Anerkennung wahrer Autorität.
- Die kalifornische Blüte California **Wild Rose** ist eine Essenz gegen Enttäuschung und Resignation, zum Beispiel in der Pubertät. Sie hilft, Gefühle von Sinnlosigkeit und Gleichgültigkeit zu überwinden und eine positive Einstellung zum Leben zu gewinnen.
- Die kalifornische Blüte **Tansy** passt für träge und faule Kinder, die nicht in die Gänge kommen. Sie hilft, die Bequemlichkeit und Schwerfälligkeit zu überwinden und Dinge auch ohne Druck von außen anzupacken.
- Die australische Blüte **Little Flannel Flower** ist eine Essenz für zu ernste oder altkluge Kinder, die zu rasch erwachsen zu werden drohen. Sie hilft ihnen, wieder unbeschwert zu spielen und spontane Freude wiederzugewinnen.
- Die Bachblüte **Star of Bethlehem** gilt als Seelentröster nach großen und kleinen traumatischen Geschehnissen. Sie neutralisiert die Nachwirkungen von körperlichen, geistigen oder seelischen Erschütterungen wie Hiobsbotschaften, Unfällen und anderen Schockerlebnissen.

Wenn Üben allein keinen Erfolg zeigt

Immer wenn mehr Anstrengung nicht hilft und mehr Üben die Leistung nicht verbessert, leidet das Kind wahrscheinlich unter einer Lernblockade. Größerer Druck würde das Problem nur noch vergrößern. In der Bundesrepublik werden jährlich Riesensummen für Nachhilfe ausgegeben. Doch nicht immer mit Erfolg.

Mehr als Nachhilfe

Leider sind oft nur Noten der Gradmesser für eine Verbesserung des Kindes. Das ist verständlich in einer leistungsorientierten Gesellschaft, wird aber manchem Kind nicht gerecht. Eine Lösung kann nur sein, die wahren Fähigkeiten des Kindes zu erkennen, zu würdigen und zu fördern. Vielleicht ist ein Kind eher handwerklich oder musisch begabt oder sozial veranlagt und in diesen Bereichen zu großen Leistungen fähig oder einfach glücklich darin. Mit Kinesiologie können wir den Ursachen der Lernschwierigkeiten auf den Grund gehen und dem Kind helfen, seine Lernblockaden aufzulösen. Danach ist der Weg frei für neue Erfolge und eine veränderte Einstellung zu sich selbst. Jedes Kind hat ein einzigartiges Potenzial, das entdeckt und gefördert werden will.

Wie wichtig sind Vorstellungen von uns selbst?

Wir entwickeln uns entsprechend den Vorstellungen, die wir von uns haben. Ein Kind mit Rechenproblemen muss nicht mathematisch unbegabt sein. Wenn es sagt »Ich kann nicht rechnen« oder »Ich bin nicht musikalisch«, wird es kaum Spaß am Rechnen oder Singen finden. Der Auslöser für das negative Selbsturteil kann eine frustrierende oder blamable Erfahrung sein. Das Kind kommt zu einem Schluss, was seine Fähigkeiten angeht, oder hört eine Meinung über sich und übernimmt sie. Solche Kommentare sind nicht besonders hilfreich. Wenn wir sie in unser Glaubenssystem aufnehmen und uns so programmieren, steht uns von da an für diese Tätigkeit niemals mehr die volle Kraft und Energie zur Verfügung.

Wie Lust und Unlust sich aufs Lernen auswirken

Nichts fördert leichtes Lernen mehr als Lust, Freude und Neugier, und nichts hemmt das Aufnehmen und Verarbeiten von Informationen mehr als »null Bock«. Wenn der Widerwille gegen ein Fach noch nicht zu festgefahren ist, kann durch kinesiologischen Stressabbau eine andere Einstellung dazu gewonnen werden.

Manchmal testen wir aus, dass das Kind sich mit seinen Sprachgewohnheiten selbst schwächt. Am meisten Stress verursachen Sätze und Formulierungen, die mit lästiger Pflicht und Langeweile zu tun haben: »Ich muss«, »Ich versuche«, »Es bleibt mir nichts anderes übrig«, »Ich kann nicht«, »Ich habe keine Lust«.

Dabei ist die Aufmerksamkeit des Kindes auf andere Menschen gerichtet, für die es etwas tun muss, oder auf Regeln, die seinen eigenen Wünschen zuwiderlaufen. In der Kinesiologie geht es darum, kreative Veränderungen zu entwickeln, die zu neuem Ansporn führen: »Ich entscheide«, »Ich will«, »Ich kann«, »Ich schaffe es«,

»Es fällt mir immer leichter«. Mit diesen Worten fühlt sich das Kind sofort besser und testet dann stark bei jedem Satz.

Lernen gehört zum Leben

Lernen ist eine angeborene Fähigkeit. Es ist ein natürlicher Bestandteil des Lebens wie Atmen oder Essen. Kinder wissen instinktiv, wie man lernt. Bereits Vorschulkinder sind in der Lage, Sprache zu erlernen. Sie sind entspannt, offen und aufnahmefähig für ihre Umgebung und erforschen sie äußerst neugierig. Das Gelernte wird sofort integriert und ausprobiert. Dabei ist die Frustschwelle erstaunlich hoch. Kinder versuchen etwas Neues normalerweise immer wieder – bis sie es können.

Die zwei Gehirnhälften

Was wir auch lernen, wir brauchen dazu beide Gehirnhälften. Sie erfüllen verschiedene Funktionen. Zum Beispiel ist die linke Gehirnhälfte für die Bewegung unserer rechten Körperhälfte verantwortlich und umgekehrt. Nur wenn beide Seiten reibungslos zusammenarbeiten, können wir alle unsere Fähigkeiten einsetzen und Neues gut aufnehmen, verarbeiten und behalten.

- **Linke Gehirnhälfte:** Logisches und abstraktes Denken, Zeitempfinden, kritisches Überprüfen, Blick aufs Detail, Genauigkeit, geordnetes Handeln
- **Rechte Gehirnhälfte:** Bildhaftes Denken, Zeitlosigkeit, Ideenlieferant, Blick aufs Ganze, ganzheitliche Wahrnehmung, Koordination von Tätigkeiten

In der Verknüpfung liegt die Kunst

Es lässt sich gut nachvollziehen, warum wir für alle möglichen Tätigkeiten die speziellen Fähigkeiten beider Gehirnhälften brauchen.

- Beim **Lesen** entziffern wir einzelne Buchstaben, lesen dann das ganze Wort, hören seinen Klang, sehen innere Bilder dazu, verstehen seine Bedeutung und ordnen es in den Zusammenhang ein.
- Beim **Schreiben** rufen wir einzelne Buchstaben und Worte ab, sprechen sie innerlich aus und setzen sie dann in die Schreibbewegung der Hand um.

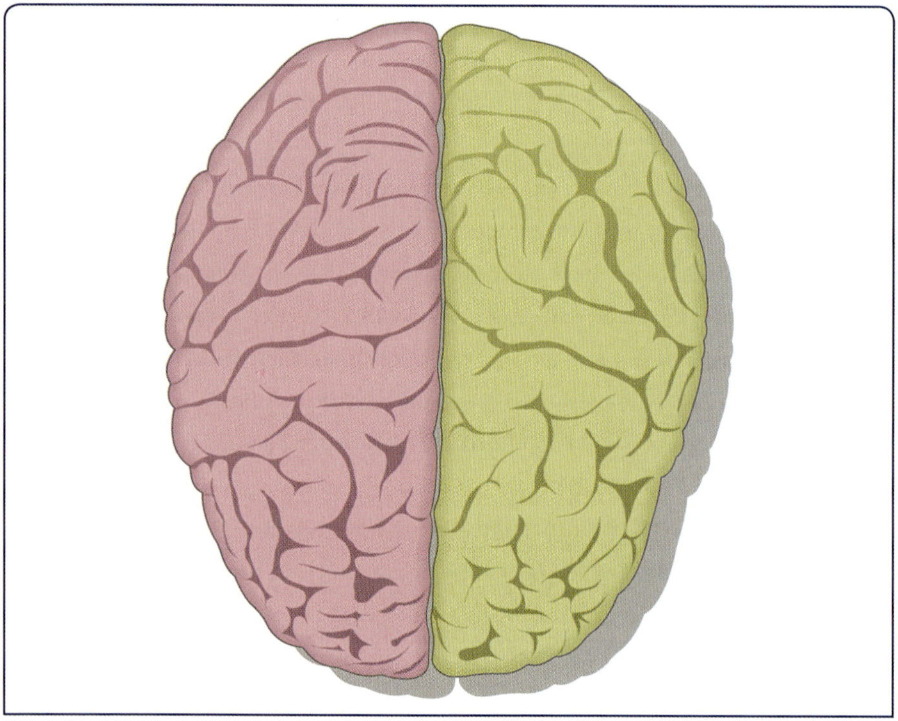

Die beiden Gehirnhälften haben spezifische Aufgaben. Die linke ist dabei die »Rationale«, die rechte die »Gefühlsbetonte«. Kinesiologie hilft dabei, sie möglichst gut miteinander zu verknüpfen.

- Beim **Malen** zeichnen wir einzelne Linien, während wir das Gesamtbild vor dem geistigen Auge verwirklichen.
- Beim **Rechnen** gehen wir mit abstrakten Zahlen um und stellen uns dabei räumlich ihren Wert vor.
- Beim **Gehen** setzen wir Schritt vor Schritt und behalten dabei Richtung und Ziel im Auge.
- Beim **Klavierspielen** setzen wir die Finger auf einzelne Tasten, bleiben im Rhythmus und drücken unsere Gefühle in dem Musikstück aus.

Es gibt unzählige Varianten, warum Kinder unter Konzentrationsschwäche leiden. Mit viel Erfahrung, Einfühlung und dem Muskeltest als Spürhund gelingt es schnell, das Problem einzukreisen, auf den Punkt zu bringen und die für dieses Kind geeigneten Behandlungsschritte vorzunehmen.

Energieblockaden

Stress beim Lernen entsteht immer dann, wenn eine Gehirnhälfte abgeschaltet ist: Wir analysieren, haben aber keine Ideen (nur links). Wir träumen, tun aber nichts Reales und Konkretes (nur rechts). Stressfreies, integriertes Lernen ist die Fähigkeit, jederzeit zu wechseln von einseitiger zu ganzheitlicher Gehirntätigkeit.

Bei stressfreiem Lernen nehmen wir zusätzlich neue Informationen auf und vernetzen sie mit bereits vorhandenem Wissen und Erfahrung. Wenn die Zusammenarbeit zwischen linker und rechter Gehirnhälfte in vollem Gang ist, geschehen Aufnehmen und Abspeichern spielerisch leicht.

Gute Bedingungen schaffen

Für erfolgreiches Lernen brauchen wir:

- freie Informationsübermittlung im Körper über biochemische und nervliche Signale (Einfluss von Ernährung und Wasser)
- eine angenehme Atmosphäre, in der wir uns entspannen
- eine positive Einstellung zum Lernen an sich
- Offenheit für Neues und Interesse für den Lerninhalt
- ein auf Erfolg beim Lernen programmiertes Glaubenssystem
- gehirnfreundliche Lernmethoden

Konzentrationsschwächen und ihre Ursachen

Liegt die Ursache einer kindlichen Konzentrationsschwäche in seelischen Erschütterungen, Überlastungen oder Reizüberflutung, kann das Kind mit leichten kinesiologischen Übungen wieder zu Ausgeglichenheit und Konzentrationsfähigkeit geführt werden. Sehen wir uns einmal als Beispiel für eine individuelle kinesiologische Behandlung drei Kinder mit Konzentrationsschwierigkeiten näher an.

Das erste Kind hat ein traumatisches Erlebnis noch nicht verarbeitet, zum Beispiel die Scheidung der Eltern. Es fühlt sich vielleicht sogar schuldig an ihrer Trennung. Dieses Kind braucht vor allem intensiven seelischen Beistand, etwa durch ausgetestete Blütenessenzen, um über die Ereignisse hinwegzukommen und seinen Platz in der neuen Familienkonstellation zu finden. Wenn es dann allmählich den Kopf wieder frei hat, kann es sich auch wieder besser konzentrieren.

Beim zweiten Kind teste ich aus, dass seine beiden Gehirnhälften nicht optimal zusammenarbeiten. Es hat lange B und D verwechselt, irrt sich manchmal bei links und rechts und verliert leicht die Orientierung. Wie sich im Gespräch mit der Mutter herausstellt, ist es als Baby nicht gekrabbelt und hat dieses wichtige neurologische Entwicklungsstadium übersprungen. Es braucht dringend integrierende Bewegungsübungen in der Praxis und zu Hause. So kann es zum Beispiel mit Überkreuzbewegungen, also mit Übungen, die die linke und rechte Gehirnhälfte in Einklang bringen, den fehlenden Entwicklungsschritt nachholen. Ich beglückwünsche die Mutter, dass sie ihrem Kind jetzt Hilfe zukommen lässt und nicht erst wartet, bis die Schulprobleme massiv geworden sind. Damit erspart sie ihrem Kind und der ganzen Familie viel Kummer.

Das dritte Kind hat, wie ich beim Testen bald herausfinde, Angst zu versagen. Es fühlte sich vielleicht einmal sehr beschämt, weil es von anderen Schülern ausgelacht oder lächerlich gemacht wurde, und nun traut es sich aus Angst vor Fehlern nicht mehr, sich zu melden. Die Aufmerksamkeit des Kindes ist bei dieser Angst statt bei dem Unterrichtsthema. Solche nach außen eher unbedeutenden Erlebnisse können für ein Kind fatal sein und bis ins Erwachsenenalter hinein weiter wirken, obwohl sie längst aus dem Bewusstsein verdrängt worden sind. In diesem Fall können wir mit einigen Korrekturen Stress aufgrund der vergangenen Ereignisse und die Angst einflößenden Vorstellungen von der Zukunft abbauen.

Befreiung von Blockaden

Mithilfe der Kinesiologie können wir austesten, welche körperlichen und seelischen Faktoren dem erfolgreichen Lernen im Weg stehen. Wir finden heraus, ob einzelne

Buchstaben, lautes Lesen, das Schreiben quer über eine ganze Seite oder der Blick in eine bestimmte Richtung Stress und damit eine Energieblockade auslösen.

Wir testen aus, ob ein Trauma nachwirkt, Probleme mit Lehrern oder Mitschülern das Lernen beeinträchtigen oder ein negatives Selbstbild die eigenen Kräfte hemmt. Für jede Art von Blockierung gibt es Möglichkeiten in der Kinesiologie, um sie aufzulösen.

Häufig reicht Gehirngymnastik, um durch Bewegung ganz neue Wege der Informationsverarbeitung zu bahnen. Bei speziellen Lernproblemen mit bestimmten Fächern oder Arbeiten in der Schule ist es auch sehr sinnvoll, in einer kinesiologischen Sitzung in die Tiefe zu gehen und den Stress dauerhaft zu lösen.

Die wichtige Rolle der Dominanzmuster

Ein weiterer großer Bereich, mit dem wir in der Lernkinesiologie arbeiten, sind die Dominanzmuster im Zusammenspiel von Gehirn, Augen, Ohren und Händen. Dominanz bedeutet, dass für bestimmte Aufgaben eine Hand, ein Auge, ein Ohr und eine Gehirnhälfte die Führung übernehmen. Welche die dominante, also am häufigsten aktivierte Seite ist, können wir austesten.

Konfusionen im Dominanzmuster

Der Mensch ist über Kreuz organisiert, das heißt die linke Gehirnhälfte steuert die rechte Körperseite und umgekehrt. Wenn also linkes Gehirn und rechte Hand, rechtes Auge und Ohr dominant sind, gibt es keine Probleme beim Lernen. Entsprechendes gilt auch für die seitenverkehrte Organisation.

In der Praxis zeigt sich, dass bei Kindern mit Lernschwierigkeiten das Dominanzmuster nicht so eindeutig ist. Nehmen wir an, ein Kind mit dominantem rechtem Gehirn hat zwar seine Dominanzen im linken Auge und im linken Ohr, aber in der rechten Hand. Es könnte sich beim Schreiben schwertun, wenn linke und rechte Gehirnhälfte nicht optimal integriert sind. Denn die rechte Hand wird vom Linkshirn gesteuert; da aber das rechte Gehirn dominant ist, muss es zuerst mit der linken Gehirnhälfte kommunizieren, wie die rechte Hand gesteuert wird.

Die gleichen Probleme können auch mit Auge oder Ohr auftreten. Das Kind hat dann Schwierigkeiten, von der Tafel abzuschreiben oder die mündlich angesagten Hausaufgaben zu verstehen.

Die Kinesiologie bahnt den Weg zu leichterem Lernen

Aus Erkenntnissen und Methoden verschiedener Richtungen der Kinesiologie, der Neurologie und der Legasthenieforschung entwickelte Dr. Paul Dennison seinen neuartigen Ansatz der Lernkinesiologie (Edu-Kinesthetik).

Optimales Lernverhalten

Die Lernkinesiologie löst mithilfe spezieller Bewegungsübungen (Brain-Gym® = Gehirngymnastik) Energieblockaden auf, die ein erfolgreiches Lernen beeinträchtigen. Dabei werden die beiden Gehirnhälften und auch Augen, Ohren und Körperhälften integriert und aktiviert. Lernen auf allen Ebenen ist wieder möglich.

Alle diese Übungen wurden ursprünglich für Kinder entwickelt. Doch auch Erwachsene können in stressbelasteten Situationen von ihrer schnellen Wirkung profitieren. Wie oft und wie lange Sie die Übungen durchführen, um Ihre Augenmuskeln zu aktivieren, Stressblockaden abzubauen oder auch den Gleichgewichtssinn zu stärken, bleibt vollkommen Ihnen überlassen. Wichtig ist, dass Sie sich danach wohlfühlen.

- Die Koordination von Auge und Hand beim Schreiben, von Gehirn und Auge beim Lesen, von Ohr, Gehirn und Auge beim Diktat wird durch leichte Übungen gesteigert.
- Die Körperhaltung insgesamt und besonders beim Schreiben wird natürlicher und verbraucht weniger Energie.
- Frust beim Lernen weicht wieder einer natürlichen Lernfreude und -leichtigkeit.
- Die Konzentration nimmt zu, die körperliche, emotionale und geistige Balance wirkt sich positiv auf die Lernfähigkeit aus.

Viele Lernschwierigkeiten sind Integrationsprobleme

Dennison kam in seiner jahrelangen Arbeit mit Kindern und Erwachsenen mit Lernproblemen zu folgendem Schluss: In den meisten Fällen sind die Gehirnhälften nicht optimal integriert, und es entsteht Stress beim Überqueren der Mittellinie. Ist hauptsächlich das linke Gehirn aktiv, konzentrieren wir uns zu stark auf Einzelheiten des Lernstoffs oder zerbrechen uns buchstäblich den Kopf über ein Thema. Kopfschmerzen können die Folge sein. Bei vorrangiger Rechtshirnaktivität steigen wir gedanklich aus, träumen und können uns nicht mehr auf Details konzentrieren. Ideen werden nicht einsortiert und verfliegen ungenutzt.

Warum Krabbeln so wichtig ist

Die Integration von linker und rechter Gehirnhälfte wird im Alter von etwa acht Monaten vom Baby auf natürliche Weise vollzogen, indem es anfängt zu krabbeln. Dabei bewegt es jeweils einen Arm und ein Bein auf der gegenüberliegenden Körperseite. In diesem normalen Entwicklungsprozess lernt das Gehirn eine Reihe mentaler Fähigkeiten wie die Wahrnehmung über die Mittellinie, die wir später zum Lesen und Schreiben brauchen.

Einige Kleinkinder überspringen das Krabbelstadium und lassen damit eine entscheidende neurologische Entwicklungsstufe aus. Eltern können ihre Babys genau beobachten und eventuell mit ihnen Bewegungen im Überkreuzmuster machen.

So fördert Gehirngymnastik die Integration

Probieren Sie selbst und mit Ihrem Kind folgenden Test:

- Laufen Sie auf der Stelle über Kreuz, das heißt bringen Sie dabei Ihre linke Hand auf Ihr rechtes Knie und umgekehrt. Nach einer Weile wechseln Sie zu gleichseitigem Laufen. Dabei berühren Sie bei jedem Schritt abwechselnd mit der linken Hand Ihr linkes Knie und mit der rechten Hand das rechte Knie.
- Halten Sie dann einen Augenblick inne. Welche Bewegung ist für Sie und Ihr Kind natürlicher und leichter, die Überkreuzbewegung oder die gleichseitige? Wenn die Überkreuzbewegung schwieriger ist oder ihr ein kurzes Zögern und Ausprobieren vorausgeht, ist spezielle Gymnastik zur Gehirnintegration angesagt.

!

Wie das Krabbeln nachgeholt werden kann

Es ist nie zu spät. Kinder in jedem Alter und selbst Erwachsene können durch Überkreuzbewegungen ihr Nervensystem noch erziehen und neu organisieren. Diese Bewegungen folgen dem natürlichen Bewegungsmuster unseres Körpers, der so eine sichere Balance bewahrt, und bringen beide Gehirnhälften in Einklang. Dabei ist regelmäßiges Üben ausschlaggebend für den Erfolg. Durch die zunächst ungewohnten Bewegungen bilden sich neue Vernetzungen der Nervenzellen. Die Koordination und alle mentalen Fähigkeiten werden gestärkt. Damit das Gelernte automatisiert wird, muss es so lange wiederholt werden, bis es im Kleinhirn verankert ist. Erinnern Sie sich noch an Ihre erste Fahrstunde? Damals mussten Sie jeden kleinen Schritt im gesamten Ablauf des Schaltens und Kuppelns bewusst ausführen. Nach genügend Wiederholungen waren alle daran beteiligten Bewegungen gespeichert und erforderten keine Anstrengung mehr. Die Aufmerksamkeit war wieder frei für andere Dinge.

Genauso ist es mit den Überkreuzbewegungen. Nach einer gewissen Zeit sind sie in das Automatikrepertoire integriert. Das kann mehrere Wochen dauern. Manchmal verbessert sich die Standardüberkreuzbewegung sehr schnell. Werden dann andere Varianten probiert wie zum Beispiel Arme und Beine zur Seite zustrecken, ist der Ablauf wieder ungewohnt und unsicher. Mehr Üben ist erforderlich. Es sollten möglichst viele Arten von überkreuzweisen Bewegungen durchgeführt werden.

Die Überkreuzintegration ist dann abgeschlossen, wenn alle Variationen dieser Bewegung mit Leichtigkeit und ohne das geringste Nachdenken ausgeführt werden können. Der Überkreuzeffekt wird auch schon erzielt, wenn beim Gehen die Arme in entgegengesetzter Richtung zu den Beinen schwingen.

Wenn das Überkreuzen schwerfällt

In Belastungssituationen können die wechselseitigen Bewegungen Probleme bereiten. Wenn wir unter Stress stehen, neigen wir dazu, uns gleichseitig zu bewegen. Wir mobilisieren zunächst die rechte, dann die linke Körperhälfte. Der rechte

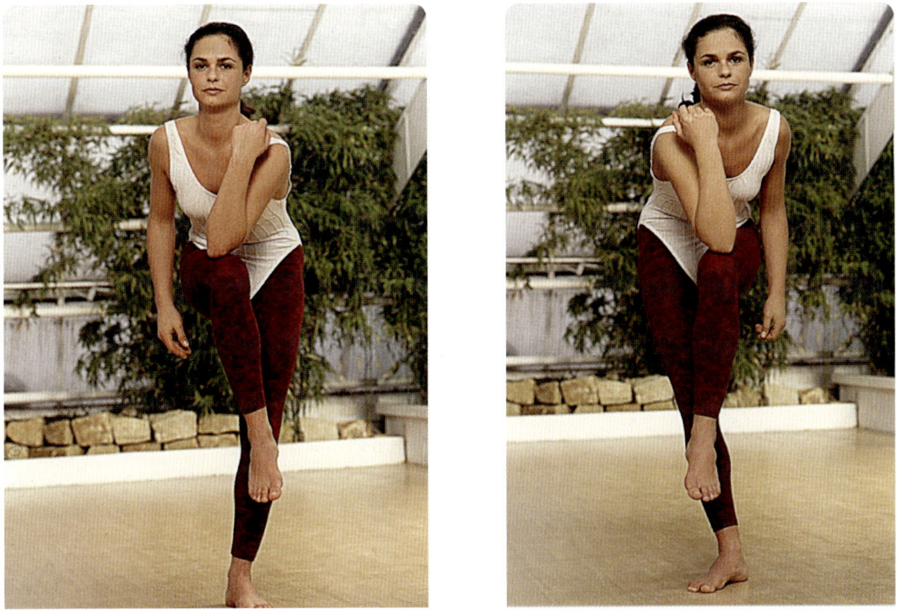

Geistige Kapazitäten freisetzen, Fehlleistungen beheben: Überkreuzbewegungen fördern die Integration der beiden Gehirnhälften.

Arm bewegt sich also zusammen mit dem rechten Bein, der linke Arm mit dem linken Bein. Das bringt uns aus dem Tritt und gefährdet unsere Standfestigkeit – im wörtlichen wie im übertragenen Sinn. Langsame, sorgfältig ausgeführte Überkreuzbewegungen versetzen das Gehirn in die Lage, wieder zu seiner normalen Steuerungsfunktion zurückzufinden. Ein paar Minuten pro Tag reichen aus, um mit Kinesiologie etwas für Ihre Gesundheit und Ihr körperliches und seelisches Gleichgewicht zu tun.

So integrieren Sie das Gehirn durch Überkreuzbewegungen

!

Die hier beschriebenen Übungen sind für Kinder und Erwachsene gleichermaßen geeignet. Lassen Sie für weitere Varianten Ihrer Fantasie freien Lauf und erfinden Sie neue Überkreuzbewegungen.

1. Stehen Sie aufrecht und entspannt. Bringen Sie nun langsam und bewusst Ihre rechte Hand und Ihr linkes Knie zusammen. Gehen Sie zurück in die Grundstellung und wiederholen Sie die Bewegung mit linker Hand und rechtem Knie. Führen Sie diese Übung 20-mal durch.
2. Bewegen Sie Ihren rechten gestreckten Arm zur Seite nach oben und grätschen Sie Ihr linkes gestrecktes Bein zur Seite. Gehen Sie zurück in die Grundstellung und wiederholen Sie die Bewegung mit dem linken Arm und dem rechten Bein.
3. Strecken Sie Ihren rechten gestreckten Arm und das linke gestreckte Bein waagerecht nach vorne aus wie eine Schere, die zusammenklappt. Gehen Sie zurück in die Grundstellung und wiederholen Sie die Bewegung mit dem linken Arm und dem rechten Bein.
4. Stellen Sie sich vor, Sie fahren Schlittschuh oder Inlineskates. Bringen Sie gleichzeitig Ihren rechten Arm ausgestreckt nach vorne und das linke Bein nach hinten. Gehen Sie danach zurück in die Grundstellung und wiederholen Sie die Bewegung seitenverkehrt.
5. Bringen Sie hinter dem Körper Ihre rechte Hand und Ihre linke Ferse zusammen. Gehen Sie dann zurück in die Grundstellung und wechseln Sie die Seiten.
6. Bringen Sie langsam und bewusst Ihren rechten Ellenbogen und Ihr linkes Knie zusammen. Gehen Sie zurück in die Grundstellung und wiederholen Sie die Bewegung mit linkem Ellenbogen und rechtem Knie.

Die Mittellinienintegration

Hat Ihr Kind Probleme beim Lesen oder Schreiben? Macht es Fehler beim Abschreiben? Lässt seine Schrift zu wünschen übrig oder legt es beim Schreiben das Heft schief vor sich hin? Dann hat es wahrscheinlich Augenstress beim Überqueren der Mittellinie. Probieren Sie mit ihm einmal den folgenden Test aus:

So testen Sie die Mittellinienintegration

!

- Sie und Ihr Kind sitzen einander gegenüber. Nehmen Sie einen kleinen, runden Gegenstand und bitten Sie Ihr Kind, ihn nicht aus den Augen zu lassen.
- Bewegen Sie nun den Gegenstand langsam auf einer waagerechten Linie in Augenhöhe des Kindes hin und her. Dabei sollte das Kind den Kopf so wenig wie möglich

mitbewegen und nur mit den Augen folgen. Halten Sie den Gegenstand nur so weit zur Seite, dass er bequem im Gesichtsfeld des Kindes bleibt. So gehen Sie sicher, dass Sie das Kind nicht zu Kopfbewegungen zwingen, die das Ergebnis verfälschen.

- Beobachten Sie Ihr Kind dabei genau. Im Idealfall folgt der Blick des Kindes der Bewegung des Gegenstands, ohne dass beim Übergang von der Auslenkung der Augen nach links zu der nach rechts ein Stocken zu erkennen ist. Achten Sie deshalb vor allem darauf, ob seine Augen in der Mitte springen oder flackern. In diesem Fall ist jedes Mal, wenn es beim Lesen oder Schreiben mit den Augen die Mittellinie überquert, die Koordination von Augen und Gehirn eingeschränkt. Das zeigt sich zum Beispiel darin, dass Ihr Kind eine Zeile mehrmals lesen muss, um sie zu verstehen, oder flüssig liest, den Inhalt des Gelesenen aber nicht begriffen hat.

Liegende Achten helfen

Während das linke Sehfeld vom rechten Gehirn und umgekehrt das rechte Blickfeld vom linken Gehirn gesteuert werden, brauchen wir für das mittlere Sehfeld die Zusammenarbeit beider Gehirnhälften. Nur dann wird das Gesehene in der Mitte direkt vor unseren Augen klar erkannt, eingeordnet und verstanden.

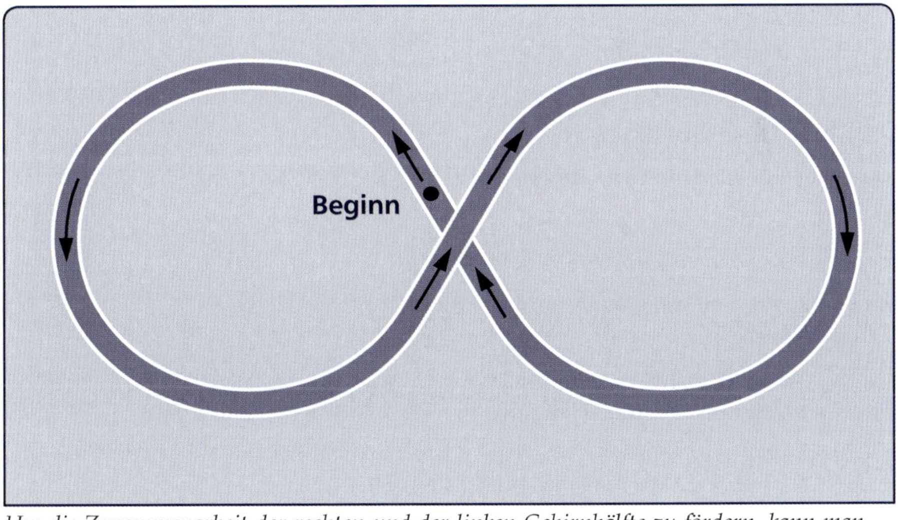

Um die Zusammenarbeit der rechten und der linken Gehirnhälfte zu fördern, kann man eine imaginäre liegende Acht mit den Augen nachzeichnen. Wem das zunächst noch schwer fällt, sollte diese Abbildung als Hilfestellung benutzen.

Das Abfahren liegender Achten mit den Augen oder der Hand integriert das Gehirn. Die Augen lernen, bei der Überquerung der Mittellinie angeschaltet zu bleiben – in der Mitte der Zeile und jedes Mal, wenn wir am Ende einer Zeile zum neuen Zeilenanfang wechseln. Die Konzentration und das Erinnerungsvermögen beim Lesen werden auf diese Weise erleichtert.

Die Form der liegenden Acht

Die Form der liegenden Acht ist immer gleich. Man zeichnet sie in Gedanken nach, indem man in der Mitte beginnt und nach oben und außen der Linie folgt. Die Mitte liegt genau vor der Nasenspitze, und beide Kreise der liegenden Acht sind gleich groß. Machen Sie auch diese Übung mit Ihrem Kind über mehrere Wochen hinweg oder bis es ihm ganz leicht gelingt, die Acht zu lesen bzw. ihr mit den Augen zu folgen. Sie können für die Übung am Anfang auch die Zeichnung auf Seite 221 zu Hilfe nehmen.

So integrieren Sie beide Gehirnhälften

Daumenachten

Diese Übung kann im Sitzen oder Stehen durchgeführt werden. Strecken Sie den linken Arm nach vorne aus, rollen Sie die Finger locker zusammen und strecken Sie den Daumen nach oben. Fahren Sie nun mit dem linken ausgestreckten Arm die liegenden Achten in der Luft ab. Dabei folgen Sie immer mit den Augen Ihrem Daumen; der Kopf wird dabei so still wie möglich gehalten. Ziehen Sie diese Form ein paar Male nach, bis es Ihnen leichtfällt. Wiederholen Sie die Daumenachten anschließend erst mit dem rechten Arm und dann mit beiden Armen zusammen.

Augenachten

Diese Übung können Sie nur zu zweit machen. Sie sitzen Ihrem Kind gegenüber. Nehmen Sie einen kleinen, runden Gegenstand in die Hand und bitten Sie Ihr Kind, ihm nur mit den Augen zu folgen. Zeichnen Sie langsam liegende Achten in die Luft. Wenn Ihr Kind sich nicht mehr auf den Gegenstand konzentrieren kann, machen Sie eine kurze Pause und beginnen von Neuem. Die Zahl der Wiederholungen richtet sich nach dem Schwierigkeitsgrad der Übung für das Kind. Weniger ist am Anfang mehr.

Papierachten

Nehmen Sie ein Blatt Papier und legen Sie es quer vor Ihr Kind. Ziehen Sie senkrecht durch die Mitte eine Linie und markieren Sie auf dieser Linie wiederum die Mitte. Das ist der Schnittpunkt der liegenden Acht. Bitten Sie nun Ihr Kind, mit einem Stift große Achten auf das Papier zu zeichnen. Wenn es ihm schwerfällt, malen Sie eine Acht vor und das Kind fährt sie nach. Es kann verschiedenfarbige Stifte nehmen. Wichtig ist, dass das Blatt gerade vor ihm liegt.

Pendelübung

Für leichtes, lustvolles und effektives Lernen brauchen wir beide Gehirnhälften. Wer seine Lernfähigkeit verbessern will oder seine Kinder oder Schüler beim Lernen unterstützen möchte, kann dies durch Gehirnturnen tun. Die folgende Übung stärkt den Gleichgewichtssinn und bringt in die eigene Mitte. Außerdem dehnt sie die Beinmuskeln und ermöglicht so, auch bei längerem Sitzen locker zu bleiben.

- Stellen Sie sich fest und aufrecht hin, und überkreuzen Sie die Beine. Die Knie sind locker. Die Füße stehen parallel nebeneinander und die Zehen sind möglichst auf gleicher Höhe. Wenn Sie die Übung mit Ihrem Kind zusammen machen, stellen Sie sich einander gegenüber und führen Sie alle Bewegungen spiegelverkehrt aus. Ihr Kind wird die Übung leichter begreifen, wenn es sich so an Ihrem Vorbild orientieren kann.

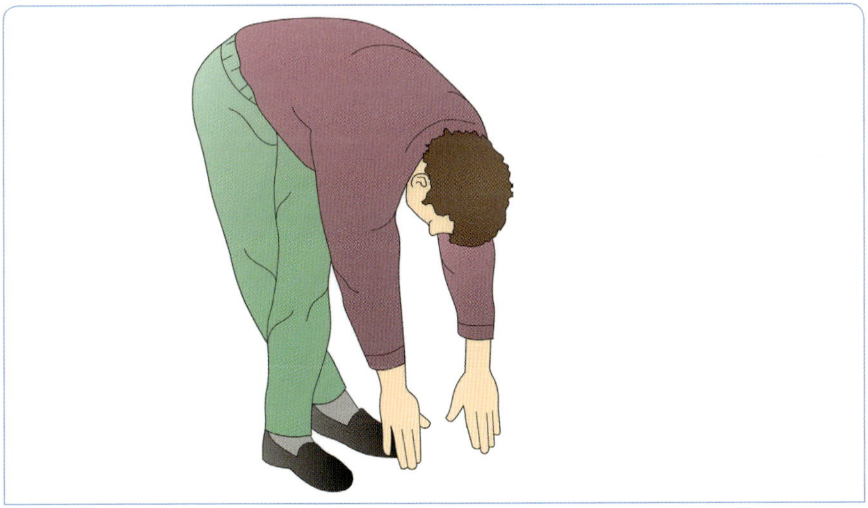

Die Pendelübung ist besonders bei geistiger Arbeit ein praktisches Instrument, um die Konzentration zu steigern und gleichzeitig die Muskulatur zu lockern.

- Nehmen Sie jetzt beide Arme zu einer Seite. Beim Ausatmen beugen Sie den Oberkörper nach vorne und beim Einatmen richten Sie sich wieder auf. Dabei schwingen Sie mit beiden Armen von einer Seite zur anderen.
- Machen Sie diese Schwingbewegungen einige Male. Dann wechseln Sie die Fußstellung und überkreuzen die Beine andersherum. Auch in dieser Position führen Sie die Pendelbewegung von Armen und Oberkörper einige Male durch.

Ohrenachten

Diese Übung balanciert die Energie der Ohren und schaltet sie für das Hören ein. Danach kann man besonders gut zuhören. Außerdem lockert sie die Schulter- und Nackenmuskulatur.

- Stellen Sie sich Ihrem Kind gegenüber aufrecht mit lockeren Knien hin. Dann legen Sie das linke Ohr an den linken ausgestreckten Oberarm. Während der gesamten Übung bleiben Ohr und Arm wie aneinandergeklebt. Ihr Kind macht die Übung spiegelverkehrt mit.
- Mit dem nach vorne ausgestreckten Arm und dem fest damit verbundenen Ohr malen Sie liegende Achten in die Luft. Der Oberkörper bewegt sich dabei mit. Der Schnittpunkt der Acht ist genau in der Mitte vor Ihnen und Sie beginnen jeden Kreis nach oben.

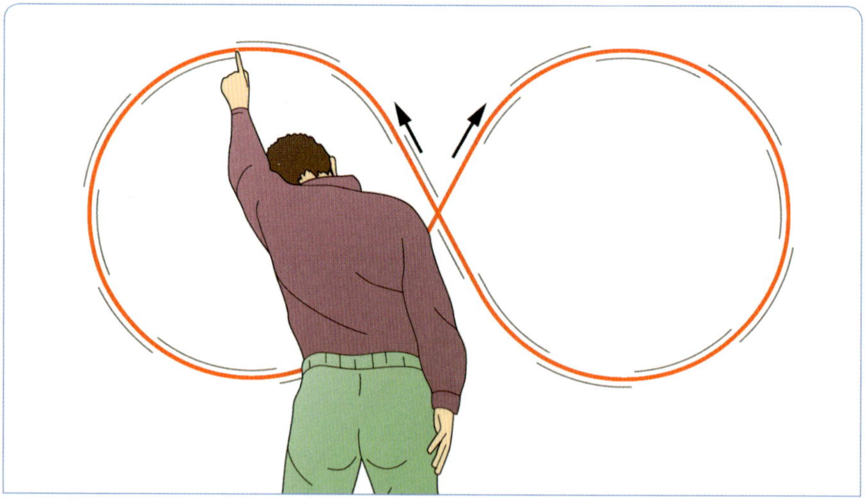

Diese Übung mit der liegenden Acht steigert die Fähigkeit des Zuhörens und entkrampft verspannte Muskeln.

- Nach einigen Ohrenachten mit dem linken Arm halten Sie inne und spüren in Ihr linkes Ohr hinein. Vergleichen Sie Ihr Gefühl vom linken Ohr mit dem des rechten. Ihr linkes Ohr sollte jetzt gut durchblutet sein und angenehm kribbeln.
- Wiederholen Sie die Übung mit dem rechten Arm. Danach achten Sie darauf, wie sich beide Ohren jetzt anfühlen. Auch Ihr rechtes Ohr sollte nun von Energie durchströmt und angeregt sein.

Sie können Ihr Gehör auch durch eine kräftige Ohrenmassage aktivieren. Dabei »entfalten« sie die Ohren mehrere Male von oben nach unten in Richtung Hinterkopf.

Gehirnknöpfe massieren

Diese Übung integriert innerhalb kürzester Zeit beide Gehirnhälften und aktiviert sie für das Lernen. Ihr Kind kann sich damit in der Schule und vor den Hausaufgaben schnell in einen wachen und konzentrierten Zustand bringen. Die Gehirnknöpfe sind die Akupunkturpunkte Niere 27 und haben in der traditionellen chinesischen Medizin Bezug zum Gehirn. Sie liegen links und rechts vom Brustbein und unterhalb vom Schlüsselbein. Zeigen Sie Ihrem Kind genau, wo es die Punkte findet.

- Legen Sie eine Hand flach auf den Nabel und massieren Sie mit Daumen und zwei Fingern der anderen Hand die beiden Gehirnknöpfe. Atmen Sie dabei ganz bewusst und tief. Nach einer Weile, in der Regel höchstens 20 Sekunden, zeigt sich eine deutlich spürbare Entspannung im Körper.
- Wiederholen Sie die Übung mit gewechselten Händen.

Thymusdrüse klopfen

Diese Übung stimuliert die Thymusdrüse und aktiviert die Lebensenergie. Die Thymusdrüse ist ein wichtiger Teil des Immunsystems und spielt in der Immunologie eine große Rolle. Sie liegt in der Mitte der Brust hinter dem oberen Brustbein. Klopfen Sie mit allen Fingern der rechten Hand leicht auf die Thymusdrüse in einem kleinen Kreis entgegen dem Uhrzeigersinn. Nach maximal 20 Sekunden sollten Sie und Ihr Kind sich energiegeladen fühlen.

Wenn die Augen streiken

Augenstress kann auftreten beim Überqueren der Mittellinie, zum Beispiel beim Lesen oder Schreiben. Überkreuzbewegungen und verschiedene Arten liegender Achten für die Augen integrieren die beiden Gehirnhälften und sorgen dafür, dass beide Augen auch im mittleren Gesichtsfeld angeschaltet bleiben.

Es gibt aber noch andere Möglichkeiten, wie uns die Augen auf versteckten inneren Stress hinweisen – und damit auch auf Wege, wie er aufgelöst werden kann.

Der Blick in eine bestimmte Richtung löst Erinnerungen aus

Manchmal stellt sich in einer Sitzung heraus, dass der Blick in eine bestimmte Richtung starke Emotionen auslöst oder sogar das ganze System abschaltet. Das Gehirn hat diese Augenpositionen mit starken negativen Emotionen gekoppelt.

- Ein Junge, der mit angesehen hatte, wie sein Freund von einem Auto erfasst und verletzt wurde, verfiel beim Blick in diese Richtung in Entsetzen und war zu keinem klaren Gedanken mehr fähig.
- Eine mittelgroße Frau, deren erster Mann, ein Riese, gewalttätige Ausfälle hatte, geriet jedes Mal in Panik, wenn ein großer Mann freundlich und nichtsahnend auf sie zuging.
- Ein routinierter Seminarleiter bekam immer, wenn er sich umdrehte, um etwas an die Tafel zu zeichnen, in der gleichen Position einen völligen Blackout.

Blickrichtung und Gehirnaktivität

Diese Art von Augenstress stellt bei Kindern und Erwachsenen eine große Belastung für Körper und Seele dar. Während wir zum Beispiel reden, ist unser Gehirn damit beschäftigt, Vorstellungen, Erinnerungen, Gefühle und Kommentare dazu innerlich in schnellem Wechsel abzuspulen. Dabei bewegen sich die Augen auf natürliche Wiese in ganz verschiedene Richtungen.

Fast jeder Mensch schaltet in bestimmten Augenpositionen einige Muskeln ab. Nicht immer wird er dadurch in seinem täglichen Leben behindert bzw. die Einschränkungen werden als normal erlebt. Wenn Kinder ein Trauma mit einer Blickrichtung verknüpfen, zeigt sich das bald in scheinbar grundlosen Ausfällen und Konzentrationsschwierigkeiten.

Der Abbau dieser Art von Augenstress ist dann eine regelrechte Erlösung für das Kind. Nachdem wir mit verschiedenen kinesiologischen Korrekturen die jeweiligen Blickrichtungen losgekoppelt haben von der emotional stark aufgeladenen Erinnerung, steht die Energie wieder für kreatives Tun zur Verfügung.

Der Blick in eine bestimmte Richtung

In der kinesiologischen Arbeit mit Blickrichtungen gehen wir noch einen Schritt weiter. Wir nutzen dabei ein Phänomen, das im NLP (Neurolinguistisches Programmieren) entdeckt wurde: Durch den Blick in verschiedene Richtungen erhalten wir Zugang zu jeweils anderen Teilen des Gehirns. Umgekehrt lässt die Aktivität eines Gehirnteils uns in eine genau festgelegte Richtung sehen.

Probieren Sie selbst: Setzen Sie sich Ihrem Kind gegenüber. Erzählen Sie sich abwechselnd Geschichten aus Ihrem Leben. Achten Sie darauf, wie Ihr Gegenüber beim Schildern von Bildern, Tönen, Gefühlen und Überlegungen seine Augen bewegt. Wenn unser Gehirn Daten abruft, ist es ganz normal, dass die Augen sich kurz hintereinander in viele Richtungen bewegen.

Wohin die Gedanken bei welcher Blickrichtung wandern

Im NLP wurde aufgeschlüsselt, welche Blickrichtung mit welcher Datenbank im Gehirn zusammenhängt.

- Wenn wir die Augen nach oben richten, aktiviert das Gehirn Bilder – von uns selbst aus gesehen **links oben** Bilder aus der Vergangenheit, etwa vom letzten Urlaub, **rechts oben** Bilder aus der Fantasie, wie etwas aussehen wird.
- Bewegen sich die Augen in Ohrenhöhe, liefert das Gehirn innere Geräusche, Töne und Stimmen – blicken wir nach **links zur Seite**, können wir uns vielleicht an unsere Lieblingsmusik oder an ein gestern geführtes Telefongespräch erinnern. Nach **rechts zur Seite** blickend stellen wir uns vor, wie etwas klingen könnte, zum Beispiel die Stimme eines Freundes oder Kindes, dem wir ein Geschenk machen.
- Der Blick nach **links unten** fördert innere Selbstgespräche, die wir alle mehr oder weniger bewusst ständig führen: »Hätte ich doch bloß«, »Hoffentlich klappt es«.

– Die Blickrichtung **rechts unten** aktiviert und verstärkt Gefühle. Wer sowieso schon traurig ist, seinen Kopf hängen lässt und dabei nach rechts unten sieht, wird dadurch noch trauriger.

Stressabbau mit Augenkreisen

Wir testen zum Beispiel bei einem Kind mit Ängsten aus, dass der Körper den emotionalen Stress, den das Kind bei einem Erlebnis im Alter von sechs Jahren hatte, löschen möchte. Es ist nicht notwendig zu wissen, um welches Ereignis es genau geht. Während das Kind die Stirnhöcker und dazu den Hinterkopf hält, führe ich seine Augen langsam im Kreis erst in die eine, dann in die andere Richtung. Dabei aktiviert das Gehirn alle Informationen, die mit diesem Ereignis zu tun haben – bildliche und klangliche Vorstellungen und alle Gefühle dazu.

Blockaden lösen

Manchmal fühlt sich das Kind bei einer bestimmten Augenposition unwohl. Vielleicht flackern seine Augen unruhig hin und her. Das ist ein Zeichen, dass gerade etwas ganz Wichtiges wieder auftaucht und verarbeitet wird. Ich bleibe daher ein bisschen länger an dieser Stelle und bitte das Kind, tief zu atmen. Nach einer Weile lässt das unangenehme Empfinden nach und weicht einem befreiten Gefühl.

Ohne dass Einzelheiten besprochen werden müssen und auch ohne dass das Kind sich aller belastenden Details bewusst wird, wird sein Körper durch Kinesiologie in die Lage versetzt, innerlich mit allen Aspekten und allen Sinneswahrnehmungen zu einem Thema gründlich aufzuräumen. Wenn das Kind beim Blick in alle Richtungen sichtlich entspannt ist und die Augen mühelos ruhig hält, ist der Stressabbau zu diesem Erlebnis erfolgreich abgeschlossen.

Wie Eltern ihr Kind unterstützen

Wichtig ist für Kinder, dass sie sich durch ihre Eltern unterstützt fühlen, egal ob die Kinesiologie als Selbsthilfe- oder Behandlungsmethode angewendet wird. Hier tragen Sie als Eltern eine ganz besondere Verantwortung. Am besten ist es, wenn zu-

So helfen Sie Ihrem Kind

!

Bei dieser Selbsthilfeübung wird das Augenkreisen angewendet, um die positive Wirkung der Überkreuzbewegung noch zu verstärken. Das Kreisen der Augen aktiviert nacheinander verschiedene Gehirnzentren. Gleichzeitig wird durch die Überkreuzbewegung der freie Informationsfluss gefördert. Das Gehirn lernt, bei allen Tätigkeiten voll leistungsfähig und konzentriert zu sein.

Machen Sie diese Übung mit Ihrem Kind erst dann, wenn es alle Überkreuzvarianten mühelos und sicher ausführen kann. Für manche Kinder ist die Kombination von Körper- und Augenbewegungen zunächst schwierig. Der Fortschritt lässt aber meist nicht lange auf sich warten.

1. Sie stehen Ihrem Kind gegenüber. Sagen Sie ihm, dass Sie es gleich bitten, Überkreuzbewegungen zu machen und Sie dabei seine Augen langsam mit einem Gegenstand im Kreis führen werden. Erklären Sie ihm auch, dass diese Übung ihm hilft, beim Lernen ganz wach und konzentriert zu bleiben.
2. Fangen Sie damit an, dass Ihr Kind wie bisher auf der Stelle im Überkreuzmuster Hände und Knie zusammenbringt. Nach einer kurzen Weile halten Sie den Gegenstand in die Mitte seines Gesichtsfelds. Während das Kind immer weiter Überkreuzbewegungen macht und dabei den Gegenstand im Auge behält, machen Sie damit ganz langsam große Kreisbewegungen im und gegen den Uhrzeigersinn. Das Kind bewegt den Kopf möglichst wenig mit und folgt nur mit den Augen.
3. Wenn das Kind durcheinanderkommt, machen Sie eine kurze Pause und beginnen von Neuem.

mindest ein Elternteil die Übungen kennt oder sogar mitmacht. Dann fühlt sich Ihr Kind durch Ihre Unterstützung gestärkt.

Kinder sind gute Detektive. Sie erahnen ganz genau, in welcher Stimmung jemand ist und wie er über sie denkt. Spüren sie, dass Vater oder Mutter nicht an Erfolge glauben, können sie in einen inneren Konflikt geraten und sich selbst sabotieren. Merkt ein Kind dagegen, dass seine Eltern hinter ihm stehen, kann es sich frei entfalten und alle seine Möglichkeiten ausschöpfen. Oft sind Kinder dann in der Familie die Initiatoren und reißen Eltern und Geschwister in ihrem Eifer mit.

Die Einstellung der Eltern

Übungen gemeinsam machen

Viele Kinder finden es einfach schön, wenn sie bei ihrem Brain-Gym®-Programm Gesellschaft haben. Daher mein Tipp an alle Eltern: Machen Sie mit. Haben Sie Spaß dabei, und lassen Sie ein Spiel daraus werden. Vielleicht hören Sie gern Musik dabei oder turnen die Gehirngymnastik lieber nach einer vorgegebenen Reihenfolge auf Brain-Gym®-Kassetten.

Das Mitmachen hat nicht nur für Ihr Kind einen positiven Effekt. Auch Sie selbst werden bald nicht mehr auf diese einfachen, aber effektiven Übungen in Ihrem Alltag verzichten wollen. Sie machen beweglich, geben Energie, und Ärger kann leichter losgelassen werden. Sie tun damit etwas für sich, für Ihr körperliches und seelisches Wohlbefinden, und Ihre ganze Familie profitiert davon.

Kinder brauchen Vertrauen

Allein das Vertrauen in die Fähigkeiten des Kindes kann bei ihm wahre Wunder bewirken. Diese Gewissheit muss allerdings hundertprozentig echt sein. Kinder spüren Bedenken. Ist die Sicherheit da und weiß das Kind, dass seine Eltern Fortschritte bemerken und sich mit ihm daran freuen, ist es auf einmal in der Lage, alle seine Kräfte zu mobilisieren und sich selbst zu übertreffen. Wo kein Raum für Selbstzweifel und Ängste ist, kann die ganze Aufmerksamkeit auf eine Aufgabe gerichtet werden. Klappt es nicht, wird eben von Neuem probiert, bis es klappt. Manchmal erfordert das von den Eltern, ein Stück Kontrolle aufzugeben und das Kind seine eigenen Fehler und Erfahrungen machen zu lassen.

Vorstellungen loslassen

Niemand lässt sich gern von anderen in eine bestimmte Rolle drängen, denn jede Rolle ist nur ein Teil von uns und wird uns als Persönlichkeit in keiner Weise gerecht. Wenn wir eine feste Vorstellung von einem Menschen haben, setzen wir quasi eine Brille mit diesen Etiketten auf unsere Nase und nehmen den anderen durch sie hindurch wahr. Dabei filtern wir aus der Vielschichtigkeit dieser Persönlichkeit nur das

So üben Sie gemeinsam mit Ihrem Kind

!

Hilfe bei Angstgefühlen

Diese Übung können Sie mit Ihrem Kind immer dann machen, wenn es Angst hat vor einem konkreten Ereignis, zum Beispiel einem Diktat am nächsten Tag, oder wenn es unter vagen Ängsten leidet. Sorgen Sie dafür, dass Sie und Ihr Kind ein paar Minuten ungestört sind.

- Ihr Kind sitzt bequem auf einem Stuhl. Die Füße stehen nebeneinander auf dem Boden. Erklären Sie Ihrem Kind, dass Sie seine Stirnhöcker halten werden und es dabei ganz bewusst an das denken soll, was ihm Angst macht, oder einfach seine Angst fühlen soll. Sagen Sie ihm dann, dass seine Angstgefühle dabei immer kleiner werden. Bitten Sie es, Ihnen Bescheid zu geben, wenn sie vollends verschwunden sind.
- Wenn Sie beide bereit sind, stellen Sie sich hinter das Kind und berühren ganz leicht mit drei Fingern jeder Hand seine beiden Stirnhöcker. Das Kind konzentriert sich auf sein Problem, ohne zu reden. Lassen Sie sich für diese Übung ein paar Minuten Zeit. Richten Sie Ihre ganze Aufmerksamkeit dabei liebevoll auf Ihr Kind. In diesen Minuten sind Sie nur für Ihr Kind da.
- Wenn Sie merken, dass Ihr Kind ganz entspannt ist, können Sie es fragen: »Wie geht es dir? Kannst du noch daran denken?« Sie können auch fragen: »Was meinst du? Hat es gereicht oder brauchst du noch mehr davon?« Die Übung ist abgeschlossen, wenn das Kind sich ganz ruhig, stark und sicher fühlt.

Kinder können auch lernen, sich mit der Stirnhöckerübung allein zu beruhigen und stark zu machen. Gemeinsam mit den Eltern bekommt die Übung noch eine besondere Qualität: Sie fördert ein liebevolles Miteinander in der Familie, und das Kind fühlt sich geborgen.

Für besseres Einschlafen

Diese Übung wirkt beruhigend und angstlösend. Sie können sie abends vor dem Einschlafen oder auch mitten in der Nacht machen, wenn Ihr Kind einen schlimmen Traum gehabt hat.

1. Das Kind liegt bequem im Bett. Legen Sie ihm nun eine Hand unter den Hinterkopf an die Schädelbasis und eine leicht auf die Stirn. Wenn das für Sie zu unbequem ist, können Sie sich die Arbeit auch teilen. Ihr Kind hält selbst den Hinterkopf, und Sie

legen ihm die Hand auf die Stirn. Machen Sie es sich beide dabei so gemütlich wie irgend möglich.

2. Seien Sie dabei mit Ihrer vollen liebevollen Aufmerksamkeit bei Ihrem Kind. Nach einer Weile wird es vielleicht einen tiefen Atemzug tun oder aus vollem Herzen gähnen. Machen Sie so lange weiter, bis Ihr Kind völlig entspannt daliegt oder einschläft.

heraus, was dieser Brille entspricht. Das erklärt, warum Menschen so unterschiedlich wahrgenommen und erlebt werden.

Wenn wir unsere Vorstellungen von einem Menschen loslassen, geschieht etwas Erstaunliches. Plötzlich entsteht Raum für Veränderung, und wir entdecken ganz unvermutete Qualitäten beim anderen. Glaubenssätze, die wir über andere haben, können deren Verhalten positiv oder negativ beeinflussen. Heute gibt es viele Vorurteile über Kinder und Schüler. Sind sie wirklich so schlimm, faul, aggressiv, unkonzentriert? Oder sind es vielleicht die Erwartungen der Erwachsenen, die dem Kind gar keine Chance lassen, sich anders zu zeigen?

Sorgen Sie als Eltern gut für sich

Je besser es Ihnen selbst geht, desto mehr haben Sie Ihrem Kind zu geben. Wenn Sie selbst gelassen sind, haben Sie mehr Geduld und Verständnis für Ihr Kind. Daher empfehle ich allen Eltern:

- Bauen Sie von Zeit zu Zeit allein oder mit professioneller Unterstützung Stress ab. Sie tun es auch für Ihre Kinder.
- Überprüfen Sie Ihre Forderungen an das Kind.
- Bauen Sie eigene Ängste ab, und nehmen Sie Ihr Kind, wie es ist.
- Bei Babys und Kleinkindern reicht es oft aus, nur mit der Mutter kinesiologisch zu arbeiten, umso mehr, wenn beide das gleiche Problem oder Symptom aufweisen.

Allergien sind ein sehr gutes Beispiel dafür. Neben genetischer Veranlagung und ernährungsbedingten Ursachen sind in einer Familie gewisse Muster beteiligt, die von den Eltern an die Kinder weitergegeben werden. Die innere Auseinandersetzung der

Mutter oder des Vaters mit diesen Verhaltens- und Denkweisen wirkt sich positiv auf alle Familienmitglieder aus.

Die Bedeutung der Ernährung

Wassermangel im Körper

Wir wissen, wie entscheidend ausreichend Wasser im Körper für die elektrische Weiterleitung von Informationen ist. Vor einer kinesiologischen Balancierung verlangt der Körper oft danach. Genauso ist es auch für Kinder vor dem Lernen empfehlenswert, ein Glas Wasser zu trinken. Der menschliche Körper besteht zu 70 bis 80 Prozent aus Wasser. Gehirn und Nervensystem brauchen klares Wasser, um zu funktionieren.

Oft ist kein Durstgefühl da, und trotzdem besteht Wassermangel im Körper. Viele Menschen trinken permanent zu wenig davon. Denken Sie daran: Saft, Milch, Limonade oder Kaffee sind kein Ersatz für reines Wasser. Wenn wir die natürlichen Bedürfnisse des Körpers berücksichtigen, können wir leichter lernen und uns konzentrieren. **Wenn die Konzentration nachlässt, helfen Bewegung und ein Glas Wasser!**

Zucker schwächt den Körper

In der kinesiologischen Praxis erhalten wir immer wieder das Testergebnis, dass Zucker die Energie schwächt. Im Gegensatz zu rohem Honig, der über Enzyme verfügt, die den hohen Zuckeranteil verarbeiten, ist weißer Zucker ein Energieräuber. Er lässt den Blutzuckerspiegel schnell ansteigen und führt daher kurzfristig zu dem ersehnten Kick.

Aber diese Wirkung hält nicht lange vor. Weißer Zucker ist nur für kurze Zeit Energielieferant. Die Bauchspeicheldrüse schlägt Alarm, schüttet Insulin in großen Mengen aus, und ganz schnell sinkt der Blutzucker noch tiefer. Erschöpfung ist die Folge. Da hilft nur wieder Zucker, und das Karussell dreht sich von Neuem. Jeder, der einmal aus diesem Zuckerkreislauf ausgestiegen ist, kann bestätigen, dass die Gier nach Süßigkeiten bald nachlässt und stark gezuckerte Snacks sogar als widerlich süß empfunden werden.

!

So funktioniert der Nahrungstest bei Ihrem Kind

Für diesen Test nehmen Sie den breiten Rückenmuskel Latissimus dorsi. Er setzt an der Brustwirbelsäule an und ist einer der wichtigsten Stützmuskeln des Rückens. Er hängt mit den Organen Milz und Bauchspeicheldrüse und darüber auch mit dem Blutzuckerspiegel zusammen.

- Sie können den breiten Rückenmuskel gut im Stehen testen. Ihr Kind legt den Arm seitlich an den Körper an, und zwar so, dass die Handfläche nach außen zeigt und der Ellenbogen durchgedrückt ist.
- Legen Sie nun eine Hand zur Stabilisierung auf die Schulter des Kindes und greifen mit der anderen an die zum Körper weisende Seite des Handgelenks. Sagen Sie »Halten«, und versuchen Sie dabei, den Arm wegzuziehen, während es ihn an den Körper drückt.
- Wenn der breite Rückenmuskel schon an sich schwach ist, liegt eine Energiestörung im Muskel, im Milz-Pankreas-Meridian oder in den Organen Milz und Bauchspeicheldrüse vor. Dieser Muskel ist jetzt nicht für den Zuckertest verwendbar.
- Ist der Testmuskel stark, geben Sie Ihrem Kind etwas Zucker auf die Zunge und testen den Muskel sofort noch einmal. In der Regel reagiert er jetzt schwach.
- Führen Sie den gleichen Test mit Honig und Obst durch. Bei den meisten Menschen testen diese Lebensmittel stark.
- Wenn der breite Rückenmuskel bei Zucker stark testet, bedeutet das, dass der Körper nicht mehr in der Lage ist zu unterscheiden, was gut und was schädlich für ihn ist. Er zieht das Destruktive vor.

Schädlich für Energie und Gesundheit

Essen verbraucht im Körper zunächst einmal Energie für die Verdauung. Erst Stunden später hat der Körper die Nahrung aufgeschlüsselt, verwertet und im Idealfall Kraft daraus gezogen. Viele der zugeführten Kalorien sind jedoch wertlos. Sie verbrauchen nur Energie, liefern aber keine neue. Wir nennen sie deshalb leere Kalorien. Weißer Zucker und Weißmehl gehören dazu. Das Frühstück mit Marmeladebrötchen ist bestenfalls ein Energiekiller. Es gibt wirklich nichts, was für einen Zuckergenuss in großer Menge spricht. Dagegen schwächen schon kleinste Mengen Zucker unsere Muskeln und Energien.

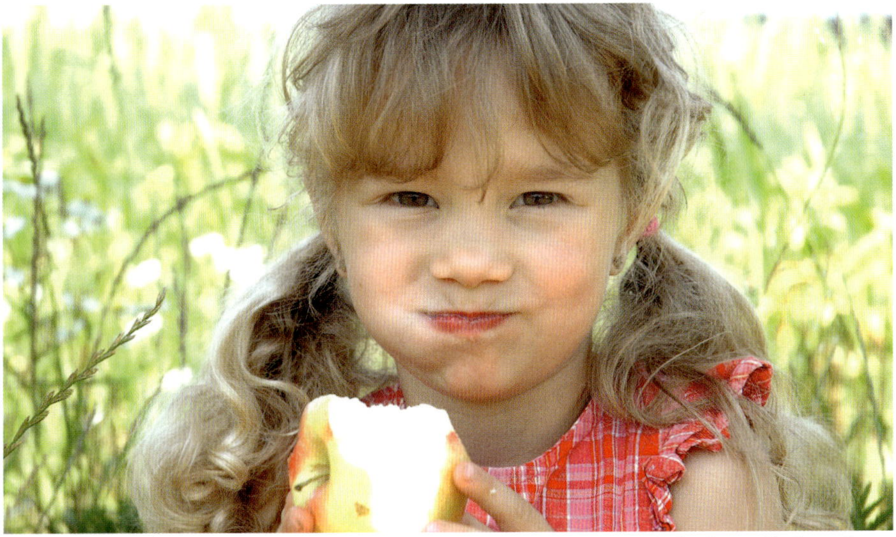

Wer Kindern aktiv vorlebt, wie schmackhaft gesundes Essen ist, wird sehen: Sie brauchen weniger Süßes, als manche Eltern denken.

Eltern, die die Ernährung ihrer Kinder auf naturbelassene Lebensmittel umstellen, berichten von verbesserter Konzentration und weniger aggressivem Verhalten. Es gibt wunderbare Möglichkeiten, weißen Zucker durch frisches Obst zu ersetzen.

Damit Sie Ihr Kind nicht mit Worten überzeugen müssen, testen Sie mit ihm Zucker, Honig und Obst.

Blütenessenzen für die ganze Familie austesten

Bei vielen Kindern, die in eine Therapie gebracht werden, spielt der familiäre Hintergrund eine nicht zu unterschätzende Rolle. Kinder leben oft nur das Symptom der Eltern. Ängstliche Kinder haben zum Beispiel meist ängstliche Eltern oder zumindest einen Elternteil, der unter Angstzuständen leidet. Bekommt das Kind Blütenessenzen für die Seele, kann es sich leichter weiterentwickeln. Sind zusätzlich Mutter, Vater oder Geschwister bereit, die passenden Blüten für sich auszutesten, können alle davon profitieren, und positive Veränderungen zeigen sich schneller – in der ganzen Familie und im Umgang miteinander.

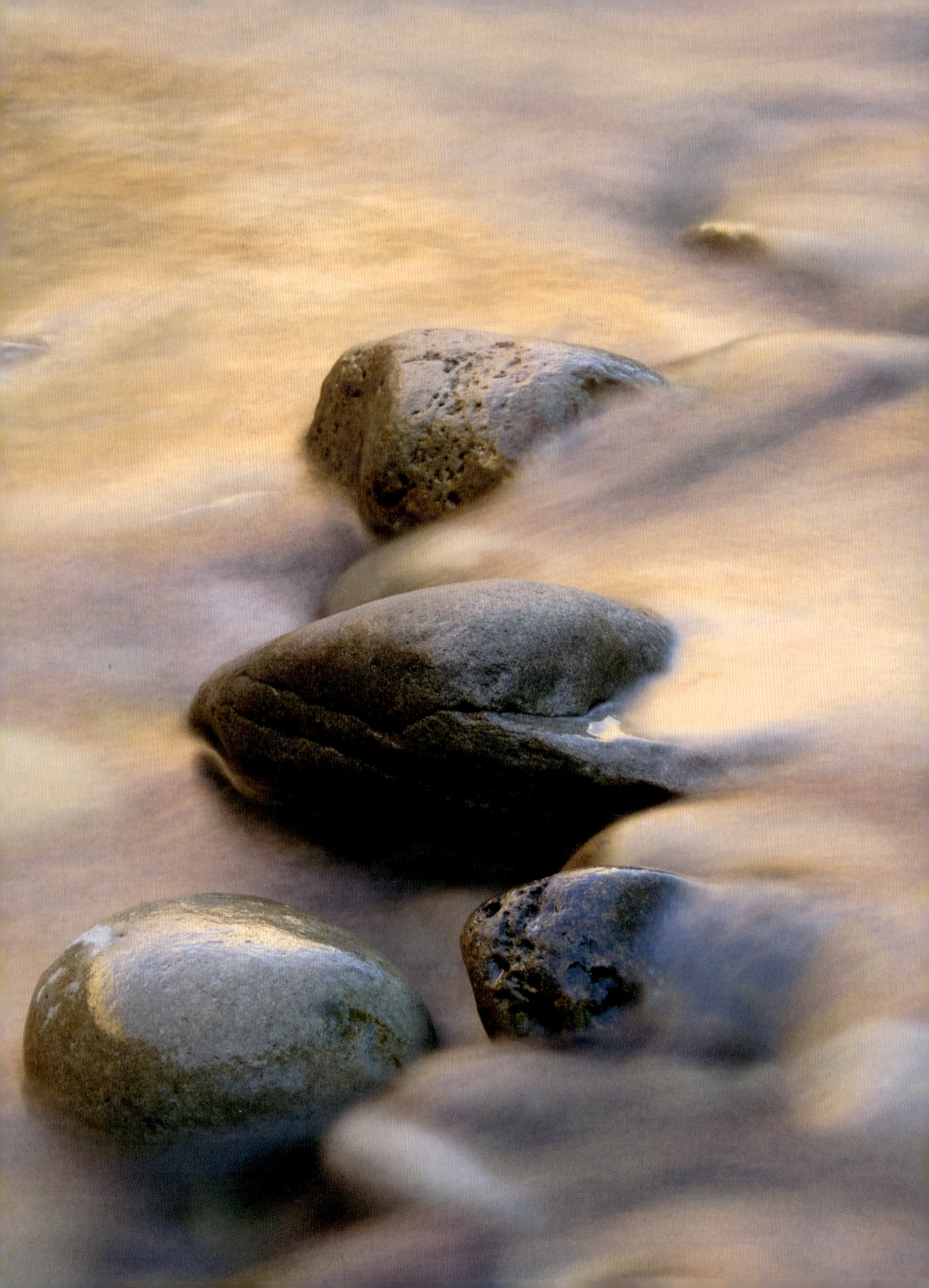

Kinesiologie und NLP

Der Name »NLP« (Neurolinguistisches Programmieren) weist auf Zusammenhänge zwischen Sinneswahrnehmungen, Sprache und innerer Verarbeitung hin. Neuro steht für Nerven und Sinneswahrnehmungen, Linguistisch für Sprache und Programmieren meint innere Programme. Durch das, was wir wahrnehmen, wie wir es verarbeiten, und durch die Wahl unserer Worte programmieren wir uns selbst und unser Verhalten. Umgekehrt beeinflussen unsere inneren Programme unsere Sprache und unser Erleben.

Wir entscheiden selbst bewusst oder unbewusst, was wir wahrnehmen und wie wir es bewerten. Jeder Mensch wählt in jedem Augenblick aus Tausenden von Informationen und Reizen das aus, was ihn gerade am meisten interessiert. Wir steuern diese Auswahl durch unsere Aufmerksamkeit und verschiedene Filter – momentane Bedürfnisse, Überzeugungen, Assoziationen und was jetzt gerade getan oder entschieden werden muss.

Was ist NLP?

Das NLP wurde Anfang der Achtzigerjahre von dem Mathematiker und Gestaltpsychologen Richard Bandler und dem Linguisten John Grinder entwickelt. Sie interessierten sich für die Grundregeln herausragender zwischenmenschlicher Kommunikation. Anhand von Videoaufzeichnungen analysierten sie Körperhaltung, Blickrichtung, Wortwahl und Gesprächsführung einiger berühmter Therapeuten. Dabei machten sie interessante Beobachtungen. Sie entschlüsselten verschiedene Codes, nach denen Menschen ihre Erlebnisse innerlich sortieren und wieder abrufen. Daraus stellten sie Regeln auf und entwickelten Methoden, wie man sich besser auf seine Mitmenschen einstellen und erfolgreich mit ihnen kommunizieren kann.

Praktische Anwendung finden diese Methoden des NLP im Verkaufs- und Managementtraining, im Sport und in der Schule sowie als Kurzzeittherapie, um sich innerlich auf gewünschte Ziele und Veränderungen zu programmieren.

Organisation des Innenlebens

Sie können Ihre inneren Denkmuster mithilfe von NLP grundlegend verändern. Das gelingt, wenn Sie sich zunächst Automatismen in Ihrem Denkschema klarmachen und wissen, dass Sie auf diese Weise Ihre Verhaltensmöglichkeiten einschränken.

Stellen Sie sich vor, Sie gehen durch das Stadtzentrum und begegnen dabei Menschen, kommen an Läden, Plätzen, Grünanlagen vorbei. Je nachdem, ob Sie einen langen Einkaufszettel abhaken wollen oder nur ziellos durch die Stadt schlendern, fällt Ihnen ganz Verschiedenes ins Auge. Sind Sie in Eile, werden Sie andere Menschen kaum genauer wahrnehmen, weil Sie nach den Geschäften Ausschau halten, in denen Sie Ihre Besorgungen erledigen können. Beim gemütlichen Einkaufsbummel ohne Hetze entdecken Sie erst liebevolle Details in der Dekoration von Schaufenstern, vergleichen sie mit Ihren vielleicht lang gehegten Wünschen, betrachten Blumen, Gebäude und Menschen genauer, lassen Ihren Blick schweifen und träumen dazu ein bisschen.

Jeder Mensch hat seine eigene Wahrheit

Der Mensch nimmt die Welt über seine Sinneskanäle wahr, verknüpft die Nervensignale und speichert sie. Jeder organisiert sein inneres Erleben auf seine ganz persönliche Weise:

- Der **Augentyp** lebt stark mit inneren Bildern.
- Der **Ohrentyp** lebt mit Klängen und inneren Kommentaren.
- Der **Körpertyp**, den wir auch Fühl- und Tasttyp nennen könnten, lebt in seinen Emotionen sowie im Ausprobieren und Tun.

Auch Sprache ist dabei ganz wesentlich beteiligt. Je nach Typ benutzen wir gern Worte wie *sehen, klingen* oder *in den Griff bekommen*. Neben Gesprächen mit anderen Menschen führen wir ständig mehr oder weniger bewusst innere Dialoge mit uns selbst. Einige unserer Leitsätze wirken dabei wie Filter, durch die Dinge schon vorab bewertet und eingeordnet werden: »Das Leben ist nicht einfach«, »Ich will Spaß haben«, »Männer sind …«, »Frauen sind …«.

Was im Unbewussten hängen bleibt

Was wir sehen, hören, fühlen und innerlich kommentieren, speichern wir als unsere Wahrheit ab. Das meiste, was wir wahrnehmen, vergessen wir gleich darauf wieder. Es bleibt aber im Gehirn gespeichert und kann jederzeit reaktiviert werden. Später führen genau diese Verknüpfungen manchmal zu Problemen. Im NLP interessiert, wie Menschen ihre Wirklichkeit wahrnehmen und welche Auswirkungen diese individuelle Art der Wahrnehmung auf ihr Verhalten hat.

Oft rufen Kleinigkeiten im Verhalten eines anderen Menschen in uns unangenehme Gefühle hervor. Ein bestimmter Blick, eine Bemerkung oder Körperhaltung oder ein Tonfall löst Erinnerungen an ganz andere Situationen aus und wird fehlinterpretiert. Die Reaktionen können dann heftig und völlig unangemessen sein und haben mit der momentanen Situation nichts zu tun. Das NLP untersucht genau, wie jemand sich etwas vorstellt, und macht innere Programme bewusst. Eigenes Verhalten wird so steuerbar und veränderbar.

Innere Filme aufschlüsseln

Es ist hilfreich für meine Klienten und für mich, wenn wir uns zusammen einmal genauer anschauen, was denn bei der Vorstellung eines Problems oder Stressthemas auf der inneren Leinwand des Klienten abläuft. Innere Filme mit belastenden Vorstellungen können sich im täglichen Leben zum Beispiel in schlaflosen Nächten, beim Fahren durch den Angst einflößenden Tunnel und in allen möglichen anderen Situationen vor unser inneres Auge schieben und uns den Blick auf die Realität verstellen. Wollen wir Klarheit über die dabei entscheidenden Einzelheiten gewinnen, geht es immer um die gleiche Frage: »Wie mache ich es, dass …?« Wie kommt es zustande, dass ich Angst vor meinem Chef, Gier nach Sahnetorte oder keine Lust aufs Kochen habe?

Diese Frage stelle ich meinen Klienten, während ich sie anleite, in ihr Kopfkino zu gehen und mir das Gesehene zu schildern. Dabei interessieren mich auch anscheinend unwichtige Einzelheiten: »Was sehen und hören Sie innerlich bei dem Gedanken an …?« »Welche Selbstgespräche führen Sie dabei mit sich? Und welche Gefühle haben Sie dabei?«

Details ergeben ein Gesamtbild

Ich möchte genau wissen, ob das innere Bild dunkel oder hell, farbig oder schwarzweiß, klar oder verschwommen ist. Sind Sie Beobachter und sehen sich selbst von außen oder sind Sie innerlich mitten in der Szene drin? Wo sind andere Menschen oder Dinge angeordnet?

Oft frage ich meine Klienten, worauf genau ihre meiste Aufmerksamkeit gerichtet ist: auf sich selbst, auf andere Menschen, oder ist sie geteilt? Sind sie gedanklich ganz in der Gegenwart oder eher in der Vergangenheit oder Zukunft? In der Vergangenheit würde bedeuten, dass ein Film aus früherer Zeit sich vor das Bild schiebt oder ein Kommentar wie »Nicht schon wieder!« oder »Das geht jetzt schon Jahre so« sich dazu einblendet. In der Zukunft ist die Aufmerksamkeit, wenn sich aus dem jetzigen Bild ein Film entwickelt, in dem zum Beispiel alles immer schlimmer wird und mit einer Katastrophe endet.

Wichtige Informationen für die kinesiologische Arbeit

Das genaue Aufschlüsseln der inneren Vorstellung zu einem belastenden Thema gibt mir wichtige Informationen. Ich kann sie nutzen, um mit meinen Klienten gemeinsam das Ziel für die kinesiologische Sitzung treffend auf den Punkt zu bringen und ganz gezielt an dem Knackpunkt zu arbeiten, der den Stress verursacht. Nach der Sitzung ist anhand des inneren Films zusätzlich zum Muskeltesten ganz klar ersichtlich, was sich für meine Klienten verändert hat.

Manchen Menschen fällt es anfangs schwer, ihr Kopfkino bewusst wahrzunehmen. Mit ein wenig Übung machen sie es bald ganz selbstverständlich und mit großer Leichtigkeit. Für viele sind Geräusche oder Gefühle wichtiger als innere Bilder, sie nehmen diese dann umso feiner wahr. Dann arbeiten wir mit diesen Wahrnehmungen.

Vorstellung als Abbild der Realität

Ein zwölfjähriges Mädchen beschrieb ihre Angst, beim Reiten die Kontrolle über das Pferd zu verlieren, so: »Ich reite in einer Linie. Vor mir sehe ich ganz vorne meine Lehrerin auf dem Pferd, dann ein anderes Mädchen vor mir. Wir reiten im Galopp.« Bevor ich nachhaken konnte, fügte sie bereits hinzu: »Ich sehe die beiden direkt vor mir, das heißt ich kann mich selbst nicht im Bild sehen.« Da sie schon öfter mit mir an inneren Vorstellungen gearbeitet hatte, wusste sie, dass es für mich wichtig war zu wissen, ob sie sich selbst im Film sah oder nicht. Wenn wir uns in einem Bild von außen sehen, sind unsere Emotionen weniger stark, weil wir distanziert zu uns selbst sind. Sehen wir das innere Bild dagegen so wie in natura vor uns, fühlen wir Angst, Freude, Wut, Scham usw. viel intensiver.

Negative Fantasien auflösen

Wenn ich als Therapeutin weiß, wie jemand es macht, Angst, Gier oder Gleichgültigkeit zu erwecken, kann ich mit diesem Bild, Geräusch oder Gefühl gezielt weiterarbeiten. Wir bauen dann den Stress zu genau dieser Vorstellung mit kinesiologischen Mitteln ab. Anschließend frage ich nach, was aus dem Film geworden ist. Schon so manche Horrorvorstellung ist auf diese Weise im Nebel verschwommen, ganz verschwunden oder hat sich ins Harmlose gewandelt.

Nehmen wir an, eine Mutter macht sich Sorgen, was aus ihrem lethargischen Sohn einmal werden soll. Endet ihr innerer Film damit, dass der Junge sich nach längerem Hängenlassen plötzlich aufrafft, weiß sie, dass sie tief innen Vertrauen zu ihm hat. Läuft der Film darauf hinaus, dass ihr Sohn in der Gosse endet, braucht sie dringend Unterstützung, um diese destruktive Vorstellung aufzulösen.

Veränderungen nach der Sitzung

Zusätzlich zum Feedback durch verschiedene Muskeltests und zu dem subjektiven positiven Gefühl macht der nun plötzlich ganz anders aussehende innere Film zu einem Thema deutlich, dass sich in der Sitzung Entscheidendes getan hat. Wir wissen vom Verstand her, dass wir nur uns selbst verändern können, nicht die anderen. Trotzdem vergessen wir das immer wieder und rutschen bei Problemen in Beziehung, Familie oder Beruf in die Opferrolle.

Durch das genaue Aufschlüsseln der inneren Vorstellung vor und nach der kinesiologischen Sitzung wird klar, dass es allein die eigene Wahrnehmung ist, die Probleme verursacht. Nach der Sitzung haben sich die äußeren Umstände nicht verändert, werden aber von einem anderen Standpunkt aus erlebt. Neuer Schwung führt zu neuen Impulsen und Denkanstößen.

Eine nützliche Fähigkeit für das tägliche Leben

Wenn wir vor und nach der Sitzung innere Filme und die Gefühle dazu genau analysieren, stellen sich einzelne Muster heraus, zu denen ein Mensch neigt. Das Schöne ist, dass ein Muster nun nicht länger etwas rein Abstraktes und wenig Greifbares bleibt. Plötzlich ist konkret fassbar, welche Details in einer Vorstellung das Unwohlsein und die automatischen Reaktionen auslösen. Wenn sich jemand beispielsweise Schokolade innerlich größer, näher und die Verpackung leuchtender vorstellt, als sie tatsächlich ist, hat er wahrscheinlich mehr Appetit auf Schokolade als jemand, der sie auf seiner inneren Leinwand klein, weit entfernt und unscheinbar aussehen lässt.

Mit NLP werden wir wieder zum Regisseur unserer eigenen inneren Filme. Dabei können wir gleichzeitig das Drehbuch schreiben, die Schauspieler einsetzen, für die Beleuchtung sorgen und den Film laufen lassen, aber auch jederzeit anhalten.

Vorher und nachher

Es ist spannend mitzuerleben, was sich durch eine kinesiologische Sitzung innerlich verändert. Da ist der autoritäre Chef in der Fantasie auf einmal kleiner geworden, die ersehnte Sahnetorte weiter weggerückt, und statt der Vorstellung vom mühsamen Kochen taucht plötzlich ein Bild von einer schmackhaften und köstlich duftenden Mahlzeit auf, die zum Schnippeln und Brutzeln animiert.

Eine Prüfungskandidatin, die fachlich bestens vorbereitet war und sich vor dem Termin kinesiologisch in Topform versetzen wollte, malte sich ihre Prüfung so aus: Sie saß auf einer Seite eines langen Tischs, ihr gegenüber auf der anderen Seite drei Prüfer in Reih und Glied. Während sie in Gedanken ihre Fragen beantwortete, sah sie in kritisch prüfende Gesichter. Kein Wunder, dass ihre vorherrschenden Gefühle Bedrückung und Angst waren.

Nach der kinesiologischen Balancierung erlebte sie sich an einem runden Tisch mit den Prüfern in gleichberechtigter Sitzordnung statt wie vorher in Konfrontation. Sie redete begeistert und schöpfte aus dem Vollen. Die Prüfer betrachteten sie dabei aufmerksam und hörten ihr interessiert zu. Wir schlossen die Sitzung ab mit ihrer Vorstellung, was sie nach bestandener Prüfung alles tun könnte – weitere Fortbildungen, eine befriedigende Arbeit usw. Sie ging erfüllt von tiefer Freude und Zuversicht und bestand ihre Prüfung mit Bravour.

Sich positiv einstimmen

Bei solchen Zukunftsvisionen geht es nicht um Hellseherei, und sie müssen auch nicht genau wie in der Vorstellung eintreten. Entscheidend sind die positiven und stärkenden Gefühle, die meine Klientin vor der Prüfung bei den letzten Vorbereitungen unterstützen und die sie in die Prüfungssituation mit hineinnimmt. Dann ist auch die tatsächliche Sitzordnung am Tisch völlig unerheblich. Der energievolle

Zustand ermöglicht ihr, das erworbene Wissen parat zu haben und interessant darzustellen. Auch die Vorstellung ihrer weiteren beruflichen Zukunft kann sich jeden Tag ändern und wird sich auch ändern. Alles ist im Fluss, und neue Informationen, Anregungen und Ideen lenken unser Leben in immer wieder neue Bahnen. Die starken positiven Gefühle zum inneren Film sind eine optimale Voraussetzung, den eigenen Weg zu finden, statt sich in Zweifeln zu verlieren.

Verhalten erzeugt Reaktionen

Ein weiteres Beispiel beschreibt die innere Veränderung vor und nach einer Sitzung und ihre Auswirkungen auf den Lebensalltag. Die alleinerziehende Mutter eines achtjährigen Sohns erlebte mit ihm eine Phase, in der er sehr wütend auf sie war und sie übel beschimpfte. Sie war verzweifelt. Das Aufschlüsseln der inneren Vorstellung zeigte eine Szene in ihrer Wohnung. Ihr Sohn spielte und wandte ihr dabei den Rücken zu. Sie war mit ihrer Aufmerksamkeit ganz bei sich und ihren Problemen und fühlte sich bedrückt.

Am Ende der kinesiologischen Sitzung hatte sich das Blatt gewendet. Der Junge kam auf sie zu und wollte ihr etwas zeigen. Sie wandte sich ihm ganz zu, fühlte sich viel leichter und konnte auch wieder liebevoll für ihren Sohn empfinden. In der letzten Zeit war sie oft in ihre Gedanken versunken und grübelte darüber nach, wie schwer sie es hatte, allein mit ihrem Kind. Unterschwellig brodelte auch eine Menge Wut. Der Junge nahm diese Wut wahr und spiegelte sie wider. Durch ihre innere Veränderung schaffte es diese Mutter, ihre Situation anders wahrzunehmen und wieder offen für ihren Sohn zu sein.

Gemeinsamkeiten von Kinesiologie und NLP

Kinesiologie und NLP gehen von einigen gleichen Grundannahmen aus und lassen sich daher in der praktischen Anwendung so gut verknüpfen. Die Übereinstimmungen im Überblick:

- Das Vorgehen ist lösungsorientiert.
- Veränderung kann leicht und spielerisch geschehen.

Die Lösung ist das Ziel

NLP ist lösungsorientiert. Es sucht nach Erfolgsstrategien, konzentriert sich auf Bereiche, in denen es klappt, und hilft, diese inneren Kraftquellen zur Lösung des Problems zu nutzen. In der Kinesiologie arbeiten wir ebenfalls zielorientiert. Wir bringen im Vorgespräch das Thema genau auf den Punkt, um die Sitzung so effektiv wie möglich zu gestalten. An dieser Zielvorstellung richtet sich das ganze Vorgehen aus. Wir testen Blockaden, Ungleichgewichte und Stressfaktoren aus, die diesem Ziel im Weg stehen. Wir finden heraus, wie sie aufgelöst werden können bzw. wie ihre energieraubende Wirkung neutralisiert wird. Lösungsorientiertes Vorgehen ist ein sehr direkter und einfacher Weg.

- Das Problem liegt in der eigenen Wahrnehmung.
- Überzeugungen spielen eine wichtige Rolle.
- Jeder trägt alle Lösungsmöglichkeiten in sich.
- Alle inneren Teile wollen gewürdigt werden.
- Die subjektive Sicht der Vergangenheit verändert sich.
- Das Ergebnis wird gut verankert.

Neue Ziele leicht und spielerisch erreichen

Es ist nicht notwendig, auf qualvolle Weise vergangene traumatische Erlebnisse noch einmal zu durchleiden, um sich und sein Leben zu verändern. Manchmal reicht es schon, einen anderen Standpunkt einzunehmen, um mit einer Situation leichter zurechtzukommen. Viele Menschen, die jahrelang in leidvollen Prozessen ihre Kindheit aufgearbeitet haben, sind danach nicht glücklicher oder freier als zuvor. Entscheidend ist, ob sich jemand als Opfer fühlt oder selbst die Verantwortung für sein Leben übernimmt und es gestaltet. Genau wie im NLP geschehen in einer kinesiologischen Sitzung Veränderungen häufig ganz mühelos und spielerisch. Klienten, die diesen Weg der Persönlichkeitsentwicklung kennengelernt haben, sind überrascht und fasziniert, wie einfach es sein kann, etwas zu verändern.

Das Problem der eigenen Wahrnehmung

Sowohl in der Kinesiologie als auch im NLP sind wir uns immer der Tatsache bewusst, dass Wahrnehmung subjektiv und oft von Bewertungen geprägt ist. So wie eine Landkarte lediglich ein Abbild der realen Landschaft ist und diese in ihrer Vielfalt nur andeutungsweise wiedergeben kann, ist auch das menschliche Bewusstsein ein Abbild der Realität, das umgezeichnet werden kann. Hierin liegt eine große Chance. Wir brauchen nur unsere Sicht der Dinge zu verändern, um uns von diesem neuen Standpunkt aus das Leben zu erschaffen, das wir wirklich führen wollen.

Überzeugungen spielen eine wichtige Rolle

NLP und Kinesiologie gehen gleichermaßen davon aus, dass unsere Überzeugungen der entscheidende Filter in unserem Leben sind. Sie wirken wie ein Magnet, der nur die ihm entsprechenden Facetten der Wirklichkeit anzieht und alle übrigen unter den Tisch fallen lässt. In unserer Arbeit mit Überzeugungen zwingt niemand die Klienten, sich andere Sichtweisen zuzulegen. Einzig und allein der eigene Wunsch nach einer Veränderung der Glaubenssysteme ist die treibende Kraft. Er ist entweder geleitet von Leidensdruck oder von dem Wunsch nach persönlichem Wachstum.

Jeder trägt alle Lösungsmöglichkeiten in sich

Eine der Grundannahmen in der Kinesiologie und im NLP ist, dass jeder Mensch über alle Möglichkeiten verfügt, um seine Probleme auf die für ihn beste Weise zu lösen. Es geht darum, wieder an diese inneren Kraftquellen oder Ressourcen anzuschließen, um eigene und kreative Lösungen zu finden.

Wenn ich jemandem, der mitten in einem Problem steckt, sage, was er am besten tun kann, führt das entweder zu Widerstand oder bestenfalls zu logischer Zustimmung, aber tatsächlich ändert sich meist nicht viel. Findet jemand in der kinesiologischen Arbeit dagegen plötzlich selbst eine unerwartete Lösung für sein Problem, sind solche Veränderungen wie ein Aha-Erlebnis. Auf einmal sieht die Welt anders aus. Diese Erfahrung ist wesentlich beeindruckender als der beste Ratschlag von außen.

Alle Persönlichkeitsanteile würdigen

Im NLP gibt es ein Modell von verschiedenen Anteilen der Persönlichkeit, die jeder für sich einen guten Zweck für uns erfüllen. Dabei kommen sie sich jedoch manchmal gewaltig in die Quere. Nehmen wir an, Sie sehen in einem Schaufenster einen Pullover in Ihrer Lieblingsfarbe für 300 Euro. Das ästhetische Feingefühl in Ihnen will, dass Sie gut aussehen, und sagt Ihnen, dass dieser Pulli Ihnen perfekt stehen würde. Das kann der Sparsamkeitswille so nicht stehen lassen. Er führt Ihnen unerbittlich vor Augen, dass der Pullover zu teuer für Ihre Geldbörse ist. Schließlich wird der Ruf nach Belohnung laut, denn Sie arbeiten so hart und gönnen sich so wenig, dass Sie jetzt überzeugt sind, sich mit dem schönen Stück verwöhnen zu müssen. Vielleicht gibt es noch mehr innere Stimmen, die etwas zum Thema beizutragen haben. Die Kunst ist nun, alle unter einen Hut zu bringen.

Entscheidungen abwägen

Auch in der Kinesiologie arbeiten wir mit inneren Konflikten. Wenn wir an einem Ziel arbeiten, tauchen oft automatisch widerstrebende Teilpersönlichkeiten auf, die angehört und gewürdigt werden möchten. Niemals ist es unser Bestreben, ein Verhalten zu löschen. Es geht im Gegenteil immer darum, neue Wahlmöglichkeiten hinzuzugewinnen. Auch der »innere Schweinehund« will Wertschätzung dafür, dass er ein bestimmtes Bedürfnis erfüllt. Nur wenn die guten Absichten aller Teile sichergestellt sind, sind sie zufrieden und bleiben in Zukunft still. In dem angeführten Beispiel würde dies bedeuten, dass nur dann, wenn der Sparsamkeitswunsch irgendwie zufriedengestellt wird, beim Kauf des Pullovers kein schlechtes Gefühl bleibt und Genuss ohne Reue möglich ist.

Die subjektive Sicht der Vergangenheit ändert sich

Da unsere Wahrnehmung der Vergangenheit genauso subjektiv ist wie die der Gegenwart, ist auch sie nichts Unveränderliches. Wenn wir uns eine befriedigende Zukunft erschaffen wollen, ist es zuerst notwendig, mit unserem bisherigen Leben Frieden zu schließen. Mit früheren Ereignissen zu hadern oder im Groll stecken zu bleiben, verbraucht nur Energie, die wir besser jetzt für ein schönes Leben nutzen. Bei der Arbeit mit NLP-Prozessen und bei der kinesiologischen Balancierung wandelt sich oft unmerklich eine enge Sicht der Vergangenheit hin zu Akzeptanz und innerem Frieden. Wir können auch ganz bewusst das Ziel setzen, uns von belastenden Emotionen eines vergangenen Erlebnisses zu lösen, um endlich frei zu sein.

Das Ergebnis wird verankert

Ein Anker im NLP ist die Verknüpfung eines Gefühls mit einer Sinneswahrnehmung, zum Beispiel einer Berührung oder einem Schlüsselwort. Ist die neurologische Verbindung einmal da, löst die Berührung oder das Wort automatisch wieder das gekoppelte Gefühl aus. Am Ende einer NLP-Sitzung wird das Ergebnis gut verankert.

In der Kinesiologie verankern wir nach jedem durchgeführten Korrekturschritt das positive Ergebnis mit einem starken Muskeltest. Starke Muskeln bei einem bisher schwächenden Thema fühlen sich gut an, und der Körper lernt, die Veränderung zu integrieren.

NLP als ideale Ergänzung zur Kinesiologie

Neben den Gemeinsamkeiten beider Methoden können wir in der Kinesiologie auf vielfältige Weise vom NLP profitieren und unsere Arbeit erleichtern und bereichern. Außer der Tatsache, dass Veränderungen dadurch bewusster erlebt werden und ein neues Bewusstsein für die innere Wahrnehmung entsteht, betrifft diese Ergänzung auch:

- die Zielerkennung
- die Augenrichtungen
- die Lerntypen

Die Zielerkennung

Die Standardfrage im NLP zu Beginn einer Sitzung lautet: Woran werden Sie erkennen, dass Sie Ihr Ziel erreicht haben? Was werden Sie sehen, hören und fühlen, um zu merken, dass sich etwas positiv verändert hat? Diese Fragestellung zwingt uns, ganz konkret zu werden. Für die Zielformulierung brauchen wir klare Standards.

Das ist sehr hilfreich für die kinesiologische Arbeit. Jemand, der unter Unsicherheit leidet und als Ziel »Ich bin sicher« wählt, macht sich dabei genau deutlich, was innere Sicherheit für ihn bedeutet. Er könnte sie zum Beispiel daran messen, ob er ruhig und locker einen Vortrag halten kann, dabei mit fester und lauter Stimme spricht, aufrecht und entspannt dasteht und im Publikum wohlwollende und aufmerksame Gesichter wahrnimmt. Auf diese Weise kann anhand der tatsächlichen Erfahrung überprüft werden, was in einer Sitzung erreicht wurde und wo es vielleicht noch hakt. Es ist daher sinnvoll, ein Ziel zu wählen, das bald realisiert werden kann. Aus der vagen Vermutung, wie Sicherheit sich anfühlen könnte, werden messbare Erfolge. Diese Erfahrung macht Mut, sich zu weiteren neuen Ufern aufzumachen.

Die Augenrichtungen

Wie diese interessante Entdeckung des NLP in den kinesiologischen Stressabbau mit einbezogen wird, ist bereits im Kapitel über Kinesiologie für Kinder ausführlich dargestellt. Wir nutzen dabei die Tatsache, dass einzelne Blickrichtungen verschiedene Gehirnzentren aktivieren, um Stress bei Erinnerungen und Fantasievorstellungen noch umfassender aufzulösen.

Die Lerntypen

In der kinesiologischen Lernberatung kann das Wissen über die verschiedenen Lerntypen fruchtbar eingesetzt werden. Zunächst finden wir dazu heraus, welchem der drei Lerntypen man zugeordnet werden kann. Der Lieblingskanal Auge, Ohr oder Fühlen lässt sich dann auch auf das Lernen übertragen.

- **Augentypen** gehören zum visuellen Lerntyp und erinnern sich am besten an Gesehenes. So können sie ganze Wörter in Gedanken vor sich sehen und sie buchstabieren. Mit ihrem fotografischen Gedächtnis speichern sie Daten im Überblick und können sich genau erinnern, dass die gesuchte Vokabel auf der linken Seite des Englischbuchs rechts unten steht.

- **Ohrentypen** sind der auditive Lerntyp. Sie lernen gut durch Zuhören und speichern Gehörtes der Reihe nach ab. Wenn sie es abrufen, bewegen sich dabei leise die Lippen. Da sie sich Worte nach dem Gehör merken, fällt ihnen korrekte Rechtschreibung manchmal nicht ganz leicht. Ein Kind mit diesem Lernprofil wird, wenn Sie es fragen, welcher Buchstabe im Alphabet nach dem S kommt, leise das ganze Alphabet vor sich hinmurmeln, bis es bei S und T angelangt ist. Die Ohrentypen brauchen daher oft länger zum Antworten als Augentypen, weil sie in Gedanken ihr inneres Tonband erst zur richtigen Stelle spulen müssen.
- Der **Körpertyp**, der kinästhetische Lerntyp, lernt durch Aktivierung seines Muskelgedächtnisses. Er muss Dinge ausprobieren und tun. Er denkt ganzheitlich und kann nur lernen, wenn er an eigene Erfahrungen anknüpfen kann. Er bewegt sich gern und lernt gut im Gehen auswendig.

Wie Lernberatung das Wissen von den Lerntypen nutzt

Die Entwicklung eines Kindes durchläuft verschiedene Phasen. In den ersten beiden Klassen der Grundschule sind die meisten Kinder rein kinästhetische Lerntypen. Sie basteln, schneiden gern aus oder zerlegen Dinge, um sie zu begreifen. Ab der dritten Klasse wechseln die meisten Kinder zu mehr auditivem Lernen. Sie nehmen nun leichter über das Hören auf. Ab der fünften Klasse entwickeln Kinder in der Regel ihren visuellen Lernkanal. Nun können sie Gesehenes schnell auf einen Blick speichern.

Abweichend von der Norm durchlaufen viele Kinder diese Phasen in unterschiedlicher Geschwindigkeit. Je schneller und früher sie den nächsten Lernkanal – das Hören und dann das Sehen – benutzen, desto müheloser lernen sie in der Schule. Kinder, die früh visuell werden, nehmen Informationen um ein Vielfaches schneller auf als ihre auditiven oder kinästhetischen Kameraden und tun sich allein deshalb viel leichter.

Was kann man tun?

Ergänzend zu Brain-Gym®-Übungen und Abbau von Stress beim Lernen kann mit NLP das Wissen von den Lerntypen effektiv eingesetzt werden. Liegt ein Kind in seiner Entwicklung hinter seinen Altersgenossen zurück, können gezielte Übungen das visuelle Auffassungsvermögen verbessern. Das fotografische Gedächtnis lässt sich trainieren. Mit ihm lassen sich Vokabeln leichter lernen, Sätze auf einen Blick speichern und Informationen schnell innerlich abrufen. Das bedeutet konkret, dass das Kind dabei lernt, Dinge bewusst innerlich zu sehen, mit ihnen in Gedanken zu spielen und sie sich so leichter zu merken.

Die meisten Kinder mit Lernschwierigkeiten sind Ohren- oder Körpertypen. Das Training ihrer visuellen Fähigkeiten kann für sie nicht früh genug beginnen. So manchem Kind mit Leserechtschreibschwäche haben solche Übungen, kombiniert mit Gehirnintegration und Stressabbau, geholfen, sein Lesen und seine Rechtschreibung erheblich zu verbessern.

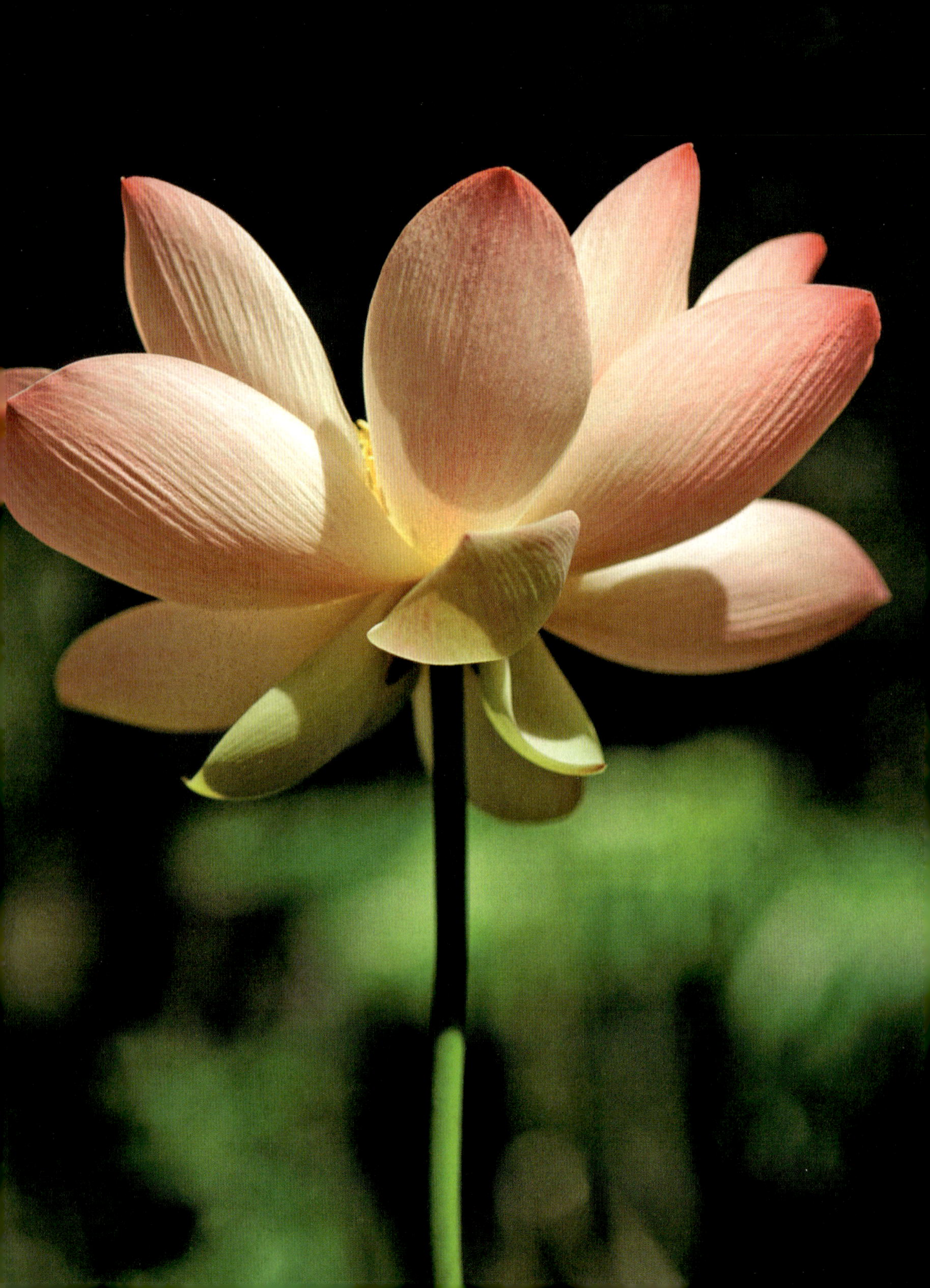

Beispiele aus der Praxis

Die kinesiologische Praxis ist so facettenreich wie das Leben. In belastenden Lebensphasen drehen wir uns innerlich im Kreise und finden mit dem Verstand allein keine Lösung. Dann ist es sinnvoll, den Muskeltest einzusetzen und die Weisheit des Körpers mit einzubeziehen.

Mithilfe kinesiologischer Tests können wir in alltäglichen Stresssituationen unbewusste innere Blockaden aufdecken, erkennen und gezielt lösen.

Auch körperliche Krankheiten entstehen nur scheinbar von heute auf morgen. Negative Emotionen über einen langen Zeitraum schwächen immer die gleichen Meridiane und bilden dadurch den Nährboden für verschiedene Erkrankungen.

Wenn wir regelmäßig emotionalen Stress abbauen und das Energiegleichgewicht im Körper wiederherstellen, halten wir unsere Lebensenergie hoch und schaffen die beste Voraussetzung für ein langes, gesundes und glückliches Leben.

Ich habe Angst vorm Fliegen

Vor einiger Zeit arbeitete ich mit einem 33-jährigen Mann, der unter Flugangst litt. Der Anlass für die kinesiologische Sitzung war ganz aktuell. Er musste beruflich eine Rundreise mit mehreren Flügen antreten. Bisher hatte es sich immer vermeiden lassen zu fliegen, aber diesmal gab es keine Möglichkeit, die Reise zu umgehen. Er hatte zum letzten Mal vor acht Jahren in einem Flugzeug gesessen und dabei panische Ängste ausgestanden. Seitdem er wusste, dass er vier Wochen später mehrere lange Flüge absolvieren sollte, plagten ihn Horrorvorstellungen und Angstträume.

Sich innerlich befreien

Zunächst analysierte ich gemeinsam mit meinem Klienten, was genau die Panik bei ihm auslöste. Es war die Vorstellung, in einem engen, geschlossenen Raum zu sitzen und nicht hinauszukönnen. Das Thema der Sitzung lautete: »Ich bin im Flugzeug ruhig und sicher.« Als Erstes testeten wir aus, dass sein Körper die traumatische Erinnerung an den letzten Flug und einige andere davor löschen wollte. Danach fühlte mein Klient sich schon wesentlich wohler.

Schließlich ging es um ein Erlebnis, das er als achtjähriger Junge gehabt hatte. Die zugehörige Emotion war Panik. Er hatte keine bewusste Erinnerung daran. Erst während der stresslösenden Korrektur fiel es ihm wieder ein. Er war damals von einem größeren Jungen in einen Verschlag gesperrt worden, aus dem er sich nicht befreien konnte. Die Angst, dass ihn niemand finden würde und er die Nacht in seinem Gefängnis verbringen musste, übermannte ihn. In Panik verharrte er regungslos. Zum Glück wurde er irgendwann entdeckt und befreit. In der Zeit danach verdrängte er das Erlebnis so gründlich, dass er bis zu unserer Korrektur nie wieder daran dachte.

Fliegen wird zum Genuss

Nachdem wir diesen Stress vollends abgebaut hatten, erklärte mein Klient, der Gedanke an die bevorstehenden Flüge bereite ihm keine Probleme mehr. Er war gespannt auf seine neuen Erfahrungen beim Fliegen. Er testete jetzt beim Aussprechen seines Themas stark, und wir konnten die Sitzung abschließen. Nach der Reise berichtete er, dass er lediglich drei Tage vor dem ersten Flug noch einmal unruhig geträumt hatte. Als es so weit war, stieg er gelassen ins Flugzeug und konnte zum ersten Mal in seinem Leben das Fliegen richtig genießen, vor allem, wenn er am Fenster saß und hinausschauen konnte.

Hilfe, ich bleibe sitzen!

Ein ehemaliger Klient rief mich in Sorge um seinen Sohn an. Der 15-jährige Junge hatte immer leicht gelernt und in der Schule nie Schwierigkeiten gehabt. Bis zur achten Klasse im Gymnasium schrieb er immer gute Zensuren. In der neunten Klasse geschah das Unerwartete. Er bekam Probleme erst in Mathematik, dann in Englisch und schließlich auch noch in Französisch. Hatte er im ersten Halbjahr noch Vieren geschrieben, waren es jetzt nach dem Zwischenzeugnis lauter Fünfen, und die Versetzung war gefährdet. Seine Eltern machten sich ernsthaft Sorgen. Im Unterricht verstand der Junge alles, aber zu Hause, beim Lernen, war er blockiert, und sobald er während einer Arbeit anfangen wollte zu schreiben, hatte er einen völligen Blackout. Nichts ging mehr. Er konnte sich nicht erklären, woran es lag. Er war fest entschlossen, etwas zu verändern und kam zu einer kinesiologischen Sitzung.

Unerwartete Emotionen

Da er die bevorstehenden Osterferien zum Lernen nutzen wollte, wählten wir als Ziel der Sitzung: »Ich lerne leicht und erfolgreich.« Überraschenderweise testete ich als zum Thema zugehörige Emotion Zorn aus. Ich fragte ihn, worauf oder auf wen er zornig sei. Ihm fiel nichts ein. Beim weiteren Testen stießen wir auf ein Muster, das wieder mit Zorn zu tun hatte, und zwar machte dieser Zorn ihn völlig hilflos. Ich erinnerte mich, dass sein Vater mir gesagt hatte, sein Sohn wolle die ganze Welt verändern, und bohrte nicht weiter nach. Wenn nicht junge Menschen die Welt verbessern wollen, wer dann? Und natürlich kann es dabei zu Wut, Zorn auf Schule, Lehrer und Gesellschaft und zur gleichen Zeit zu Hilflosigkeit kommen, diesem System ausgeliefert zu sein. Durch das Muskeltesten waren nun alle Informationen, die wir brauchten, im Körper aktiviert, und wir konnten dem Muster auf den Grund gehen. Es stellte sich heraus, dass in kritischen Augenblicken seine Gefühle sein logisches Denken blockierten. Deshalb konnte er in letzter Zeit nur mühsam lernen und in Arbeiten keinen klaren Gedanken fassen.

Entspanntes Lernen üben

Zunächst halfen ihm Überkreuzbewegungen, sich zu integrieren. Dann testeten wir weiter und kamen zu dem Zeitpunkt, als er seine zweite Fünf geschrieben hatte. Sein Körper verlangte, dass wir an seiner Angst vor der Zukunft arbeiteten. Plötzlich wurde ihm klar, dass er damals in Panik geraten war bei dem Gedanken, sitzen zu bleiben. Und diese Mühle hatte sich seitdem unaufhaltsam gedreht. Innerhalb von Minuten kam sie jetzt zum Stillstand. Der Bann war gebrochen. Er war sich jetzt absolut sicher, lernen zu können, und ein starker Muskeltest bestätigte sein Gefühl.

Ich knirsche nachts mit den Zähnen

Bei einer Sitzung mit einem 13-jährigen Mädchen zum Thema »Schulstress« testete ich aus, dass sie eine Blüte für die Seele brauchte. Es war die kalifornische Blüte Snapdragon. Sie ist angezeigt bei Verspannungen der Kiefergelenksmuskulatur und wenn jemand dazu neigt, die Zähne auch in wörtlichem Sinn zusammenzubeißen. »Woher wissen Sie das?«, fragte das junge Mädchen überrascht. »Mir ist schon oft gesagt worden, dass ich nachts mit den Zähnen knirsche.« Sie nahm die Blütenessenz ein, und zusätzlich arbeiteten wir weiter an den tiefer liegenden Ursachen. Hier waren verschiedene Korrekturen wie Farblichtbestrahlung, Energieausgleich und Stressabbau zu vergangenen Erlebnissen notwendig. Parallel dazu führte ich mit ihr eine sorgfältige Entspannung der Kiefergelenkmuskeln bis hinauf zur Schläfe und entlang des Ober- und Unterkiefers durch.

Ich befürchte, vor lauter Stress krank zu werden

»Mir schlägt alles auf den Magen. Ich habe Angst, dass ich eines Tages ein Magengeschwür bekomme bei meinem Stress.« Eine 48-jährige Geschäftsfrau wollte mit Kinesiologie jetzt etwas für ihre Gesundheit tun und nicht warten, bis es zu spät war.

Wenn sich der Körper nicht mehr selbst hilft

Krankheiten entstehen nur scheinbar von heute auf morgen. Wird eine kritische Menge an Stress überschritten, ist der Körper mit seiner Regeneration überfordert. Dies ist z. B. dann der Fall, wenn negative Emotionen über einen langen Zeitraum immer die gleichen Meridiane schwächen. Schon ein Gedanke schaltet manchmal einen starken Muskel sofort ab. Erst recht können übermäßige Wut, Frust oder Unzufriedenheit im Lauf der Jahre zu einer permanenten Energiestörung führen. Dies ist der Nährboden für Krankheit. Nach neueren Erkenntnissen werden Magengeschwüre bakteriell verursacht und können mit Antibiotika beseitigt werden. Nach der traditionellen chinesischen Medizin können bakterielle Krankheitserreger nur dann Fuß fassen, wenn bereits eine Energiestörung vorliegt. Ein energetisch ausgeglichenes System ist nicht anfällig für Krankheiten.

Das gilt auch für den Choleriker, der häufig Wutausbrüche fabriziert und unter einem Ungleichgewicht des Gallenblasenmeridians leidet. Nach Jahren oder Jahrzehnten der Energiestörung können dann scheinbar aus heiterem Himmel eine Erkrankung der Gallenblase oder Gallensteine auftreten.

Seit Jahren arbeitete sie pausenlos, verdiente viel Geld und war doch nicht zufrieden. Sie fühlte eine große innere Leere und litt unter Fressanfällen, bei denen sie ihre Gier nicht kontrollieren konnte. Jetzt wollte sie ihrer inneren Getriebenheit ein Ende bereiten, zur Ruhe kommen und Verantwortung an ihre Mitarbeiter abgeben. Für die erste Sitzung wählten wir das Thema: »Ich bin gelassen und zufrieden.«

Für die Gegenwart leben lernen

Unzufriedenheit, Gier und Enttäuschung sind Emotionen, die den Magenmeridian schwächen. Enttäuschung tritt ein, wenn eine Erwartung sich nicht erfüllt und sich als Täuschung entpuppt. Während der Sitzung stellte sich heraus, dass meine Klientin ihre Zufriedenheit immer in die Zukunft verschob. So konnte sie ihre Erfolge nie richtig genießen. Wir arbeiteten mit diesem Muster, verfolgten es zurück bis zu seiner Entstehung und testeten geeignete Korrekturen aus, um Raum zu schaffen für neue Programme.

Kombination von Behandlungsschritten

Bei meiner Klientin wurde durch chronische Unzufriedenheit der Magenmeridian geschwächt. Um dauerhaft das Gleichgewicht wiederherzustellen, brauchte sie neben weiteren Sitzungen regulierende Bewegungsübungen, täglichen Stressabbau mit der Stirnhöckerübung und individuelle Blütenessenzen. Nach zwei Monaten war sie wie ausgewechselt. Sie konnte sich Pausen gönnen und ihren Erfolg auskosten. Das Schönste aber war, dass sie sich körperlich wohlfühlte und keine Angst mehr vor einem Magengeschwür hatte.

Ich habe Angst, meinen Partner zu verlieren

Eine 43-jährige, beruflich erfolgreiche Frau suchte Hilfe in einer Beziehungskrise. Neben seelischem Stress litt sie zunehmend unter körperlichen Symptomen wie Magenschmerzen und Schlafstörungen. Allmählich war sie kaum noch in der Lage zu entspannen. Sie befürchtete, ihre Arbeit bald nicht mehr leisten zu können, und hatte Angst vor einem totalen Zusammenbruch. Ihr Mann zog sich gefühlsmäßig von ihr zurück, und sie sah sich mit massiven Verlustängsten konfrontiert. Auf meine Frage, was ihr denn Halt geben könne, entwickelte sie überhaupt keine Vorstellung. Fragen über Woher und Wohin, über den Sinn des Lebens waren ihr fremd. Sie hatte ihr Glück immer vom Partner bezogen. Nun war das Glücksgebäude im Begriff zusammenzustürzen.

Hilfe durch die Chakrenlehre

Neben einigen stresslösenden Maßnahmen testete ich schließlich aus, dass zwei Chakren aufeinander reagierten: das Basis- und das Scheitelchakra. Die Chakrenlehre stammt aus Indien. Sieben Energiezentren, genannt Chakren, entlang der Wirbelsäule bilden nach dieser Lehre unser Energiesystem. Durch den Energieausgleich in den Chakren können wir uns auch seelisch-geistig ins Gleichgewicht bringen.

Das Basischakra ist unser unterstes Energiezentrum und dafür zuständig, wie wir das Leben bewältigen. Ist dieses Chakra im Gleichgewicht, stehen wir mit beiden

Beinen fest im Leben und erledigen unseren Alltag mit Freude und Leichtigkeit. Ist es gestört, sind wir realitätsfern, und das Leben wird mühsam. Das Scheitelchakra oberhalb vom höchsten Punkt des Kopfes ist unser spirituelles Energiezentrum. Ist es nicht in der Balance, fühlen wir uns getrennt von allem, allein, angstvoll und düster.

Meine Klientin brauchte zum Ausgleich rotes Licht auf das Basis- und gelbes Licht auf das Scheitelchakra. Die Emotion, um die es ging, war Liebe. Unter der Farblichtbestrahlung begann sie nach einer Weile tief zu entspannen. Hinterher beschrieb sie, das rote Licht hätte sich angenehm fest und warm angefühlt, das gelbe dagegen leicht und weit. Zuletzt fühlte sie sich vollkommen in ihrer Mitte und den Anforderungen ihres Lebens gewachsen. Sie hatte wieder Boden unter den Füßen bekommen. Gleichzeitig war sie aus ihrer inneren Enge befreit und fühlte sich auf eine bisher nicht gekannte Art und Weise weit und offen. Sie sah wieder Licht und beschloss, in zusätzlichen Sitzungen ihre neue Lebenskraft weiter zu stärken.

Ich will Verantwortung – oder nicht?

Eine junge Frau, alleinerziehende Mutter einer kleinen Tochter, litt unter ihrem schwachen Selbstwertgefühl und ihrer Ängstlichkeit. Vor einiger Zeit hatte sie sich aus ihrer Ehe mit einem 20 Jahre älteren Mann gelöst. Ihr war klar geworden, dass sie in ihm immer nur einen Vaterersatz gesucht hatte. Nachdem ihre Tochter geboren war, veränderte sich ihr ganzes Lebensgefühl. Jetzt war sie plötzlich verantwortlich für dieses kleine Wesen, und die beiden Rollen – die sorgende Mutter und das anlehnungsbedürftige kleine Mädchen in ihr – brachte sie nicht mehr unter einen Hut. Sie trennte sich von ihrem Mann, um allein die Verantwortung für ihr Leben und ihr Kind zu übernehmen. »Ich will endlich selbst für mich verantwortlich sein« – es klang fast trotzig. Wenn da nur diese Ängstlichkeit nicht wäre.

Verdrängte Wünsche aufdecken

Im Lauf der Sitzung testeten wir den Grad an Selbstverantwortung aus, den meine Klientin tatsächlich für ihr Leben zu übernehmen bereit war. Es waren null

Warum es gut ist, seine Gefühle zu kennen

Emotionen sind eine treibende Kraft in unserem Leben. Mitunter gestehen wir uns aber nur eine Seite der Medaille ein, die andere wird unter Verschluss gehalten. Wenn es gelingt, die unterdrückte Seite ans Licht zu holen, kann Integration stattfinden. Der Muskeltest erleichtert es sehr, ein Thema auf den Punkt zu bringen. Ohne Umwege können wir dann zum Kern eines Problems vorstoßen und nach einer Lösung suchen. Ist die Bereitschaft da, sich auf die eigenen Gefühle einzulassen, wird Veränderung leicht. Heilung im Sinne von Ganzwerden kann dann erfolgen.

Prozent. Sie fing an zu lachen. Dann fragte ich behutsam: »Könnte es sein, dass Sie sich manchmal sehr danach sehnen, dass jemand für Sie sorgt und für Sie die Verantwortung übernimmt?« Sie stutzte einen Augenblick und brach dann in Tränen aus. Endlich konnte sie sich eingestehen, wie sehr sie sich nach einer Familie sehnte und dass es gar nicht so sehr ihr Wunsch war, allein mit ihrem Kind im Leben zu stehen. Als ihr dies bewusst wurde, fühlte sie sich sehr lebendig und in Frieden mit sich.

Ich will endlich wieder normal leben

Ein 15-jähriger Schüler litt seit einiger Zeit unter Ängsten vor einer Bande von Jungen. Jeden Tag auf dem Weg zur Schule und nach Hause musste er mit dem Fahrrad an ihnen vorbeifahren. Oft waren sie gar nicht dort, aber die Möglichkeit bestand immer: Die Angst begleitete ihn bald den ganzen Tag. Ständig lauerte in seinem Hinterkopf die Vorstellung, dass diese Horde ihn anpöbeln und bedrohen würde. »Ich weiß, es ist völlig blödsinnig, aber ich bin wie besessen. Dabei machen sie jeden an, es hat überhaupt nichts mit mir zu tun. Ich will endlich wieder normal leben«, sagte er verzweifelt. Wir machten einige Aufmerksamkeitsübungen, bei denen er seine Konzentration bewusst steuerte. Allmählich wurde ihm klar, dass er das Problem aufrechterhielt, indem er fast ununterbrochen daran dachte. Das Ganze war für ihn regelrecht zu einer fixen Idee geworden.

Die Angst vor der Angst

Als Thema der kinesiologischen Sitzung wählten wir: »Ich bestimme, woran ich denke.« Inzwischen war der Junge bereits in einem wesentlich stärkeren Zustand. Er hatte sich aus der Opferrolle zurück in die Position der Selbstverantwortung begeben, in der er etwas ändern konnte.

Zunächst testeten wir aus, dass seine Muskeln beim Blick nach rechts oben schwach wurden. Hier sitzt die visuelle Vorstellung, das Gehirnzentrum, mit dem wir uns ausmalen, wie etwas aussehen könnte. Mein Klient hatte bei dieser Blickrichtung sofort das Bild der gefürchteten Bande vor seinem inneren Auge. Wir testeten weiter und stießen auf schwache Muskeln an der hinteren Wade und am Oberschenkel, die den Fuß senken und das Bein auswärtsdrehen. Es waren genau die Muskeln, die beim Radfahren gebraucht werden.

Nachdem wir die Muskeln behandelt hatten, ging es um tief sitzende Angst und Wut. Wir arbeiteten erst mit der Panik, die den Stressmeridian Dreifacher Erwärmer beeinträchtigte, dann mit der Wut. Und dabei traten erstaunliche Dinge zutage. Der Junge hatte jede Menge Vorurteile über diese Typen, wie er sie nannte: Sie waren faul, lebten auf Kosten des Staats, ärgerten anständige Bürger usw. All diese Vorurteile heizten seine Wut nur noch mehr an.

Vorurteile abbauen

Während der Korrektur des gestörten Gallenblasenmeridians musste er plötzlich lachen. Ihm war bewusst geworden, dass er mit seinen vernichtenden Meinungen nur sich selbst schadete, diese Jungen davon aber gar nicht berührt wurden. Er atmete befreit auf. Damit war die Sitzung beendet. Er testete stark auf sein Ziel und war wieder Herr über seine Aufmerksamkeit. Er fühlte sich kraftvoll und neugierig auf das, was er mit seinen neuen Erkenntnissen ausprobieren und erleben würde. Nach drei weiteren Balancierungen konnte er sich ohne Angst wieder frei und sicher bewegen.

Meine Schüler tanzen mir auf der Nase herum

Eine 33-jährige Lehrerin hatte Probleme mit dem Wiedereinstieg in den Beruf nach der Babypause. Sie hatte immer gern unterrichtet, sich aber nach der Geburt des zweiten Kindes ganz auf die Mutterrolle konzentriert. Wider Erwarten fiel ihr der Neuanfang schwer. Nach der Schule war sie ausgelaugt und lustlos, und immer öfter zweifelte sie an sich selbst. »Meine Schüler tanzen mir auf der Nase herum. Sie machen, was sie wollen. Früher war das nicht so. Die Kinder sind in den letzten Jahren immer schwieriger geworden. Ich möchte gern energischer werden und mich durchsetzen können.«

Unsere Erwartungen färben unsere Erfahrungen

Ich erzählte ihr von einem Experiment in den USA, bei dem neue Lehrer ein- und dieselbe Klasse für einige Probestunden zugeteilt bekamen. Der einen Hälfte der Lehrer wurde gesagt, es handle sich um eine angenehme, leichte Klasse mit vielen guten Schülern, den anderen wurde mitgeteilt, die Klasse sei schwierig und nur mit harter Hand zu führen. Bei der Befragung nach dem Unterricht berichteten die Lehrer mit der Erwartung, die Klasse sei leicht zu handhaben, durchweg über positivere Erfahrungen als ihre Kollegen, die dieselben Schüler mehr durch die Brille »schwierig« angesehen und dementsprechend erlebt hatten.

Neue Ziele formulieren

Ich fragte meine Klientin, wie sie ihre Schüler vor der Erziehungspause wahrgenommen hatte. Sie erinnerte sich mit Freude, wie leicht sie damals zu führen waren. Ich schlug ihr vor, das Ziel der Sitzung auch so zu formulieren: »Meine Schüler sind leicht zu führen.« Sie stimmte sofort begeistert zu.

Die Sitzung half ihr, zu ihrer früheren Einstellung zurückzufinden und wieder offener auf ihre Schüler zuzugehen. Nachdem wir Stress aufgrund frustrierender Erlebnisse der jüngsten Zeit abgebaut hatten, spürte sie auf einmal wieder statt Kämpfen und Sich-durchsetzen-Müssen eine angenehme Leichtigkeit und neue Motivation beim Gedanken an den nächsten Schultag. Später berichtete sie mir, dass sie mit ihren Schülern wieder gut zurechtkomme.

Ich will raus aus meiner Isolation

Eine 46-jährige Frau, die unter Einsamkeit litt, wollte etwas in ihrem Leben verändern. Sie lebte sehr zurückgezogen. Neben ihrer Arbeit in einem Labor verbrachte sie ihre Freizeit fast nur zu Hause. Jetzt wollte sie wieder Kontakte knüpfen und sich einen neuen Freundeskreis schaffen. Im Vorgespräch stellte sich heraus, dass sie, wenn sie jemanden kennenlernte, ungern Dinge von sich preisgab. Sobald es drohte, vertrauter zu werden, wurde sie verschlossen und wich auf belanglose Themen aus.

Das Sabotageprogramm

Wir wählten als Ziel der Sitzung: »Ich kann Nähe zulassen.« Zunächst zeigte sich ein Muster, das sie sofort abblocken ließ, wenn ihr jemand zu nahe kam. Während der stresslösenden Korrektur in den nächsten Minuten lenkte sie ihre Aufmerksamkeit auf Situationen in ihrem Leben, in denen es darum ging, sich anzunähern, aufeinander zuzugehen usw. Ihr wurde klar, dass sie sehr häufig signalisierte, keinen Kontakt zu wollen. Gleichzeitig litt sie darunter.

Damit andere Menschen wahrnehmen können, dass wir in Ruhe gelassen werden wollen, genügt es meist schon, dieses Programm zu haben. Wir erfassen von einem Menschen viel mehr, als wir denken.

Alte Glaubenssätze ablegen

Bei meiner Klientin wirkte ihr Programm »Komm mir nicht zu nahe« äußerst erfolgreich und sabotierte engere Kontakte von vornherein. Sie war sehr betroffen und gleichzeitig fasziniert, weil sie nun neue Möglichkeiten sah, ihre Situation zu verändern. Um dieses Muster aufzulösen, testeten wir kinesiologisch das Entstehungsalter aus. Während ihr Körper die Erinnerung aktivierte und wir dann mit verschiedenen balancierenden Maßnahmen Stress lösten, gingen ihr einige Lichter auf. Bei einer schmerzhaften Trennung vor einigen Jahren hatte sie sich eine Reihe von Überzeugungen zugelegt, die sie in Zukunft schützen sollten: »Ich vertraue niemandem«, »Ich muss vorsichtig sein«, »Wenn ich zu viel Persönliches von mir erzähle, kann das gegen mich verwendet werden«, »Ich will nicht verletzt werden«.

Mehrere Handlungsmöglichkeiten

Nach der Sitzung fühlte meine Klientin sich weicher, offener und zugleich sicherer. Sie wollte ihre veränderte Ausstrahlung erproben und sehr wachsam in der Begegnung mit Menschen sein. In einer Reihe anschließender Sitzungen ging sie durch einen Bewusstseinsprozess, der es ihr allmählich erlaubte, sich anderen Menschen wieder vertrauensvoll zu öffnen. Heute bekommt sie, wenn sie will, leicht Kontakt und kann echte Freundschaften schließen.

Ich kann meinen rechten Arm nicht heben

Zu Beginn einer kinesiologischen Sitzung mit einer 53-jährigen Klientin stellte sich heraus, dass wir nicht ohne Weiteres anfangen konnten zu testen. Sie hatte Schmerzen im rechten Arm und konnte ihn nicht heben.

Ich bat sie, mir genau zu zeigen, in welcher Position der Arm am meisten wehtat. Mit verschiedenen Muskeltests überprüfte ich behutsam alle Muskeln um das Schultergelenk. Zum Glück können wir in der Kinesiologie mit ganz wenig Kraft feststellen, ob Muskeln halten oder nicht. Beim Test des Pectoralis major sternalis, der vom Brustbein zum Oberarm verläuft, sagte sie spontan: »Der ist es.« Es stellte sich heraus, dass der Muskel abgeschaltet war. Ich massierte die neurolymphatischen Punkte, um ihn von Schlacken zu befreien. Der Schmerz ließ sofort nach. Während meine Klientin den Arm vorsichtig in der kritischen Richtung hin- und herbewegte, stimulierte ich weiterhin die Lymphpunkte. Nach rund zwei Minuten konnte sie ihren Arm vollkommen frei und ohne Schmerzen bewegen.

Sofortheilung von Muskelschmerzen

Wir wandten uns dann dem eigentlichen Thema der Sitzung zu, und ich konnte mit ihrem rechten Arm uneingeschränkt Muskeltests durchführen. Nach dem Abschluss der Balancierung zeigte ich ihr noch einmal, wie sie selbst die Lymphpunkte des Pectoralis-Muskels massieren konnte, falls der Schmerz wieder auftreten sollte. Bei unserer nächsten Sitzung erzählte sie, dass sie mit ihrem Arm wieder alles machen könne und gar nicht mehr an ihn gedacht habe.

Ich fühle mich wie vergiftet

Nur eine einzige kinesiologische Korrektur brauchte ein 40-jähriger Mann, der sich seit Monaten unwohl und wie vergiftet fühlte. Ärztliche Untersuchungen ergaben keinen Befund. Er hatte schon alles Mögliche ausprobiert, trotzdem blieb das Gefühl von Erschöpfung und Schwere. Er arbeitete sehr viel, aber das hatte bei ihm noch nie zu solchen Gesundheitsstörungen geführt.

Organische Ursache

Die benötigte Muskelbalancierung, die wir aus dem Behandlungsmenü austesteten, erklärte sein Unwohlsein sofort. Es ging um eine Schwäche der Ileozökalklappe. Sie liegt am Übergang vom Dünndarm zum Dickdarm und besteht aus verschiedenen Muskelgeweben. Längliche Muskeln befördern den Nahrungsbrei aus dem Dünndarm in den Dickdarm weiter. Ringförmige Muskeln schließen die Klappe, damit die Masse im Dickdarm mit den nur dort vorkommenden Bakterien nicht zurück in den Dünndarm gelangen kann. Sind die Muskeln der Ileozökalklappe schwach, wird der Darminhalt nicht weiterbefördert. Es kommt zu Völlegefühl und Blähungen. Bei einer Schwäche der Ringmuskeln fließt Dickdarminhalt zurück in den Dünndarm. Dort werden Giftstoffe über die Darmwand ins Blut aufgenommen und führen zu Vergiftungserscheinungen mit Kopfschmerzen und Schweregefühl.

Die Entgiftung leistet der Körper selbst

Bei meinem Klienten schloss die Ileozökalklappe nicht richtig. Daher wurde sein Körper mit Giften belastet, und er fühlte sich schwer und schlapp. Wir führten eine kinesiologische Korrektur durch, bei der durch Halten von Akupunkturpunkten das Energiegleichgewicht im Muskelgewebe der Klappe wiederhergestellt wird. Zusätzlich wurden Lymphpunkte massiert, um die Entgiftung und Entschlackung anzuregen. Die Ursache für das Problem war behoben, der Darm funktionierte normal, und sein Körper konnte nun die Giftstoffe abbauen. Nach zwei Tagen war das Schweregefühl komplett verschwunden und tauchte nie wieder auf. Wenn mein Klient jetzt überarbeitet ist, kann er sich schnell durch eine Pause regenerieren.

Ohne sie ist mein Leben sinnlos

Ein 47-jähriger Mann wurde nach fast 20 Jahren Ehe von seiner Frau verlassen. Sie hatte sich schon seit einiger Zeit seinem besten Freund zugewandt, und er hatte es als Letzter gemerkt. Er fiel in ein tiefes Loch, aus dem er ohne Hilfe nicht herauskam. »Ohne sie ist mein Leben sinnlos«, sagte er verzweifelt. »Ich halte es nicht aus, abends in die leere Wohnung zu kommen. Und erst die Wochenenden. Warum hat sie mir das angetan? Unsere Ehe war doch glücklich. Ich weiß manchmal nicht, wie es weitergehen soll.«

Besinnung auf die eigene Person

Das Ziel der ersten Sitzungen war, meinen Klienten so weit zu stabilisieren, dass er keine Kurzschlusshandlungen beging und allmählich die Trennung akzeptierte. Es war ein langer Prozess, in dem wir mit Energiebalancierung, Blütenessenzen, Farblichtbestrahlung usw. an seiner Empörung und Wut auf seine Frau, seinen ehemals besten Freund und schließlich auch auf sich selbst arbeiteten. Erst ganz langsam begann er zu begreifen, dass es kein Zurück mehr gab.

Allmählich besann er sich wieder mehr auf sich selbst, unternahm etwas in seiner Freizeit und lernte neue Menschen kennen. Schließlich zog er aus der ehemals gemeinsamen Wohnung in ein nettes Appartement. Es ging aufwärts. Aber wenn er ehrlich zu sich war – und der Muskeltest stieß ihn unerbittlich auf den Punkt – hegte er immer noch eine Menge Groll und fühlte sich als Opfer. Insgesamt begleitete ich ihn fast ein Jahr lang durch diese schwierige Phase seines Lebens. Die kinesiologischen Sitzungen halfen ihm dabei, eine Zeit lang allein zu leben und wieder einen Sinn im Leben zu finden.

Ich schaffe es nicht, meinen Schreibtisch aufzuräumen

Ein 35-jähriger Lehrer bekam nach eigenen Aussagen in dem Chaos seiner Wohnung keine Luft mehr. Die unbeschreibliche Unordnung, die er verbreitete, hatte ein Ausmaß erreicht, das er kaum noch aushielt. Er verbrachte Stunden damit, etwas zu suchen, und es kam vor, dass er Klausuren nicht zurückgeben konnte, weil er sie nicht mehr fand. Im Bekanntenkreis hatte er erlebt, wie mit Kinesiologie erstaunliche Veränderungen in kurzer Zeit vor sich gingen, und mit dieser Unterstützung wollte er nun in seinem Leben aufräumen.

Die selbst gewählte Falle

Im Lauf der Sitzung stellte sich heraus, dass der Kern des Problems ein Glaubenssatz war, den er sich in seinem Elternhaus zugelegt hatte. Zu Hause war alles streng geregelt, und als Jugendlicher empfand mein Klient diese Ordnung als eng und erdrückend. Er löste sich, wie er glaubte, davon und wollte ein freies, unkonventionelles Leben führen. Dann wählte er den Lehrerberuf und wurde Beamter. Aber er war nie richtig glücklich dabei – ein innerer Konflikt begleitete ihn sein Leben lang und zerriss ihn fast. Seine Art, sein bürgerliches Dasein zu sabotieren, äußerte sich zum Beispiel darin, Klausuren in seinem Chaos untergehen zu lassen oder Lehrpläne eigenmächtig zu ändern. Er protestierte mit Unordnung und passivem Widerstand.

Wie man zu sich selbst steht

Während wir kinesiologisch mit Muskelkorrekturen und Energieausgleich an seinen aufgestauten Aggressionen arbeiteten, wurde er allmählich lockerer. Nach und nach kamen ihm die Vorteile seines Berufs wieder zu Bewusstsein. Er erkannte, wie wichtig ihm Sicherheit war und dass er sich aus freien Stücken entschieden hatte, Lehrer zu werden. Sein Bedürfnis nach Absicherung war groß und wurde durch seinen Beruf vollauf befriedigt. Er brauchte sich um seine Existenz keine Sorgen zu machen. Das gab ihm endlich die Freiheit, nach der er sich so sehnte.

Literaturverzeichnis

Andreas, Connirae u. Steve: Mit Herz und Verstand. Junfermann Verlag. Paderborn 2004

Andrews, Elizabeth: Muskel Coaching. VAK Verlags GmbH. Kirchzarten 1998

Callahan, Roger J.: Leben ohne Phobie. VAK Verlags GmbH. Freiburg 2009

Connelly, Dianne: Traditionelle Akupunktur. Verlag Bruno Endrich. Heidelberg 1995

Csikszentmihalyi, Mihaly: FLOW. Das Geheimnis des Glücks. Klett-Cotta Verlag. Stuttgart 2007

Diamond, John: Der Körper lügt nicht. VAK Verlags GmbH. Kirchzarten 2006

Dennison, Paul E. u. Gail: Brain Gym. VAK Verlags GmbH. Kirchzarten 2011

Dilts, Robert B.: Die Veränderung von Glaubenssystemen. Junfermann Verlag. Paderborn 2010

Grinder, Michael: NLP für Lehrer. VAK Verlags GmbH. Kirchzarten 2007

Grüber, Isa: Angstfrei in Minuten. Südwest Verlag. München 2007

Grüber, Isa: Das Geheimnis Ihrer Ausstrahlung. Walter Verlag. Düsseldorf u. Zürich 2000

Grüber, Isa: Kinesiologie. Energiebalance für mehr Gelassenheit und Lebensfreude. Südwest Verlag. München 2009

Hellmiß, Margot: Kalifornische Blütenessenzen zur sanften Heilung. Südwest Verlag. München 1996

Keding, Christa: Gesund durch analytische Kinesiologie: Der Muskeltest als Brücke zu ganzheitlicher Heilung. Oesch Verlag. Zürich 2007

la Tourelle, Maggie/Courtenay, Anthea: Was ist Angewandte Kinesiologie? VAK Verlags GmbH. Kirchzarten 2006

Levine, Peter: Sprache ohne Worte. Wie unser Körper Trauma verarbeitet und uns in die innere Balance zurückführt. Kösel Verlag. München 2011

Thie, John F. u. Matthew: Touch for Health. Das umfassende Standardwerk für die Praxis. VAK Verlags GmbH. Kirchzarten 2011

Zehentbauer, Josef: Körpereigene Drogen. Artemis & Winkler Verlag. München 2010

Impressum

Hinweis

Die Ratschläge / Informationen in diesem Buch sind von Autorin und Verlag sorgfältig erwogen und geprüft, dennoch kann eine Garantie nicht übernommen werden. Eine Haftung der Autorin bzw. des Verlags und seiner Beauftragten für Personen-, Sach- und Vermögensschäden ist ausgeschlossen.

Bildnachweis

Cover: Getty Images / Altrendo

Corbis: 156 (lizenzfrei); Flora-Press: 116 (GAP Photo Ltd.), 192 (BIOSPHOTO); Getty Images: 18 (Keren Su / Stone); 122, 252 (digitalvision); jump fotoagentur: 86, 104 (Kristiane Vey), 109 (Martina Sandkühler), 235 (T. Pfannenberg); lizenzfrei: 60; 196; mauritius images: 38 (Dirk von Mallinckrodt); pitopia: 70; shutterstock: 12; SWV-Verlag München: 128, 219 (2) / D. Parzinger; Foto der Autorin (hintere Umschlagklappe): Ulrich Dohle; Alle Grafiken: Theis Heidolph

Projektleitung Sabine Gnan
Typografisches Konzept, Layout und Satz TypoGrafika | Anke Buschkamp
Redaktion und DTP-Koordination Dr. Doortje Cramer-Scharnagl
Bildredaktion Christa Jaeger
Umschlaggestaltung Reinhard Soll
Herstellungskoordination Reinhard Soll
Druck und Verarbeitung Alcione, Lavis

Printed in Italy

FSC
www.fsc.org
MIX
Papier aus verantwortungsvollen Quellen
FSC® C021956

Verlagsgruppe Random House FSC-DEU-0100
Das für dieses Buch verwendete FSC®-zertifizierte Papier *Profimatt* liefert Sappi, Ehingen.

ISBN: 978-3-517-08781-8

9817 2635 4453 6271

Register

P

Q

R

S

T

U

V

W

Z